高等医药院校教材

医学统计学

（第 4 版）

U0380462

主　编：陈炳为

副主编：余小金　闵　捷

编　者：（按章节顺序）

　　　　白志茂（东南大学）

　　　　孙金芳（东南大学）

　　　　余小金（东南大学）

　　　　闵　捷（东南大学）

　　　　刘　沛（东南大学）

　　　　苏春娟（苏州卫生职业技术学院）

　　　　陈炳为（东南大学）

　　　　许碧云（南京大学医学院附属鼓楼医院）

　　　　王诗远（东南大学）

主　审：陈启光（东南大学）

东南大学出版社

·南京·

内容提要

全书包括绪论、统计资料的整理与描述、研究设计基础、常用概率分布、统计推断基础、单因素方差分析、多因素方差分析、分类资料的假设检验、基于秩次的非参数检验、简单直线相关与回归、多元线性回归与协方差分析、logistic回归分析、医学随访资料的统计分析、临床试验中的统计学应用基础、诊断试验设计与统计分析方法等内容。书末附有 13 个统计表,每章节都有小结与复习思考题。

本书适用于医学院各专业本科生、硕士研究生的医学统计学课程教学,也可作为参考书供临床医师使用。

图书在版编目(CIP)数据

医学统计学 / 陈炳为主编. —4 版. —南京:东南大学出版社,2023.2(2025.1重印)

ISBN 978 - 7 - 5766 - 0426 - 9

Ⅰ.①医…　Ⅱ.①陈…　Ⅲ.①医学统计—统计学—教材　Ⅳ.①R195.1

中国版本图书馆 CIP 数据核字(2022)第 225206 号

责任编辑:张慧　　**责任校对:**韩小亮　　**封面设计:**余武莉　　**责任印制:**周荣虎

医学统计学(第 4 版)

Yixue Tongjixue　(Di-si Ban)

主　　编	陈炳为
出版发行	东南大学出版社
社　　址	南京四牌楼 2 号　邮编:210096
网　　址	http://www.seupress.com
电子邮件	press@seupress.com
经　　销	全国各地新华书店
印　　刷	南京迅驰彩色印刷有限公司
开　　本	850 mm×1 168 mm　1/16
印　　张	16.75
字　　数	484 千字
版　　次	2023 年 2 月第 4 版
印　　次	2025 年 1 月第 3 次印刷
书　　号	ISBN 978 - 7 - 5766 - 0426 - 9
定　　价	60.00 元

东大版图书若有印装质量问题,请直接与营销部联系。电话(传真):025-83791830

第 4 版前言

医学统计学是基于应用概率论和数理统计的基本原理和方法,研究医学研究领域中科研设计及数据的收集、整理和分析的一门科学。《医学统计学》自 2002 年初版、2007 年修订第二版及 2013 年修订第三版以来,作为江苏省内外高等医学院校本科、研究生医学教学用书,得到了广大教师与学生的鼓励与支持,其中既有肯定的意见,又有友好的建议与批评。读者普遍认为该书内容简洁严谨、重点突出、思路清楚、实用性强,适用于医学各专业本科、研究生的医学统计学课程教学,同时他们对该书也提出了很多宝贵意见。原书的编委们通过多年的教学实践并接受广大读者对该书所提出的意见,经过认真讨论,对教材中的内容进行了修订,增加了一些统计方法,旨在适应时代需求,培养高质量、创新型、研究型医学人才。

本书编委们希望修订后的教材除了继续保持原教材的特点外,还能反映医学统计学的学科发展,并有助于学生今后开展科研工作。为此,在上一版的基础上,本版教材中将原"统计表与统计图"章节合并到"统计资料的整理和描述"一章中;在"统计推断基础"一章中增加了率的 Clopper - Pearson 置信区间计算方法;将原"方差分析"章节调整为"单因素方差分析"与"多因素方差分析"两章,增加了交叉设计方差分析、析因设计方差分析及重复测量方差分析;将原"多元线性回归与 logistic 回归"章节拆分为"多元线性回归与协方差分析"与"logistic 回归分析"两章,增加了协方差分析、多项 logistic 回归及有序 logistic 回归;"医学随访资料的统计分析"一章增加了 Cox 模型的比例风险假定相关内容;修改了"临床试验中的统计学应用基础"一章使之更符合目前临床试验的法规,并增加了样本量估算;在"诊断试验设计与统计分析方法"一章中增加了样本量估算及灵敏度的比较方法。

本书例子中 SPSS 数据及复习思考题参考答案可通过扫描封底二维码下载。

本书在修订的过程中得到了东南大学出版社和张慧编辑的大力支持,我们表示衷心感谢!

我们敬请广大师生和读者对本书不足之处提出宝贵意见。

编　者

2023 年 1 月

目　　录

1 绪论

1.1 引言

客观世界总是处于永恒的变化之中,生物体间的差异也是客观存在的。只有从变化中去认识世界,才能对它有深刻的了解。事物的变化就其现象来说,有必然和偶然之分,且往往偶然性(不确定性)掩盖了必然性,妨碍了我们对客观规律的认识。统计学的根本任务在于揭露隐藏在偶然现象背后的必然性,是认识世界的重要手段。具体地说,统计学是研究数据的收集、整理、分析、表达及解释的科学。它基于确定数据做出科学的推断或预测,直至为采取一定的决策和行动提出依据和建议。也就是说,统计不是孤立地研究各种现象,而是通过一定数量的观测,从这些现象里研究事物间的相互关系,阐明事物客观存在的规律性,从而对同类事物加以估计、推断或预测。因此,统计研究必须基于一定数量的观测。

人类实践是统计学产生的源泉,人类认识又是统计学发展的动力。统计学起源于 17 世纪中叶,最初的统计是一种计数活动,意指事实与数据,称为古典统计学。在西方,统计学(statistics)一词源于 state,意指政府部门对国情的叙述,内容主要是人口出生和死亡信息、财富和军事等,其研究方法主要采用简单的比较法和文字记述。18 世纪后叶,数字资料和图表描述受到重视,标志着近代统计学的开始,其研究方法主要是建立在大样本上的大量观察法。其间,误差理论和大数定律得到了发展。然而,大量观察法并非适用于所有情况,例如,武器的试验、某些产品的检查等不容许也不可能进行大量的试验或观察,其局限性和不足在应用中不断暴露。直到 1908 年,英国统计学家戈赛特(W. S. Gosset)在 *Biometrika* 杂志上以笔名 student 发表了小样本统计量的经验分布(t 分布),开始了小样本统计的研究,从而使统计学由“描述统计”向“推断统计”发展,开创了现代统计学的新纪元。20 世纪 50 年代,电子计算机技术的发展和普及促进了统计方法的应用和发展。近年来,随着互联网和信息技术的迅速发展,数据的量和多样性快速膨胀,数据挖掘(data mining)方法作为传统统计方法的延伸,迅速渗透到传统统计学方法体系中,成为发展迅速又活跃的重要交叉领域。数据产生于当今各个行业和不同领域中,成为重要的生产因素。因此,对于有效地收集数据,进行分析和推断,做出科学决策的需求日益迫切。统计学在不同领域产生了许多应用性分支,如生物统计学、经济统计学、工业统计学、农业统计学等。

医学统计学是以医学理论为指导,借助统计学的原理和方法研究医学现象中数据的收集、整理、分析和推断的一门应用性科学。医学统计学、生物统计学和卫生统计学既有区别,又有交叉。三者均为统计学原理和方法在互有联系的三个学科领域的应用,其中生物统计学应用于整个生物学范畴的有关研究,卫生统计学应用于医学与卫生学领域社会性方面的有关研究(包括健康统计和卫生服务统计)。生物统计学与卫生统计学范围均比医学统计学更为广泛。

1.1.1 医学统计学的主要内容

医学研究和统计学的关系日益密切。可以说,大部分医学科研项目需要统计思维与方法;同时,几乎所有的统计学原理与方法均可直接或间接地应用于医学研究。根据目前医学生学习与科研的实际需求,本书着重介绍以下主要内容:

(1) 医学研究统计设计 所谓统计设计,是指除了必要的医学专业知识外,应用统计设计的基本原理,对研究的每个环节进行周密、科学的设计,目的在于创造一致的对比条件,有效控制研究偏倚或误差,以较少的人力、物力和时间获得较好的效果。此外,本书还结合新药临床试验介绍了临床试验中的设计。详见第3、14章。

（2）分布理论　是统计学的基础理论,主要用于探讨生物学指标和疾病等的分布规律,为选择相应的统计分析方法(如假设检验、统计建模、质量控制等)提供依据,是制订临床参考值范围,研究疾病等在空间上、时间上或人群中的分布规律的重要手段。详见第4章。

（3）统计描述　是对原始资料的一般性描述,如数据的平均水平、离散程度、分布特征等,以期得到初步的了解和直观印象,可用相应指标或统计图表表示。详见第2章。

（4）参数估计与假设检验　是推断统计学的重要组成部分。参数估计是指在大多数医学科研中,需要根据样本信息对研究对象的全体(总体)的某些参数(如均数、率等)做出恰当的估计。假设检验是对样本资料是否来自具有某种属性的总体进行检验,常用于新药鉴定、病因分析、理化检验方法和技术水平的考核等,包括 t 检验、方差分析、χ^2 检验和秩和检验等。详见第5~9章。

（5）相关与回归　主要研究两个或多个变量之间的关系,常用于病因学研究、发育或生理功能评价,以及各种预测、分类等分析,包括简单线性相关、简单直线回归、多元线性回归与 logistic 回归。详见第10~12章。

（6）随访资料的生存分析　生存时间及生存结局(生存或死亡)是临床随访研究工作者关心的主要指标,生存分析是将生存时间与结局结合起来分析的一种统计分析方法。它可用于分析随访对象的生存规律及影响生存期长短的危险因素,包括生存率的估计、log-rank 检验、Cox 回归等。详见第13章。

（7）诊断试验　对机体的体液、细胞等进行化验是临床诊断的重要措施,诊断试验的科学评价是正确认识某诊断试验在临床上的应用价值的重要方法。详见第15章。

（8）综合应用　学习统计学的目的是正确应用。本书对各种统计分析方法进行了系统的讲解,但在介绍各种统计分析方法时都是逐一介绍的,即一种方法用于解决一类问题。本书从实际出发,对综合应用各种方法解决具体的实际问题的分析策略进行讲解,目的是帮助读者提高解决实际问题的能力。详见第16章。

1.1.2　学习医学统计学的目的与要求

学习医学统计学,并非要使人们成为统计专业人员,其目的在于以医学理论及其研究内容为载体,培养医学生的医学统计学思维,即学会如何从医学实际出发,运用统计理论和方法,分析阐述某个医学实际问题。具体表现为:树立起生物个体变异的观念,学会从不确定性和概率的角度去考虑问题,具备从个别到一般的归纳推理型思维;学会结合专业问题合理严密地设计试验,并通过精细的试验观察获得可靠、准确、完整的资料;学会正确运用统计方法充分挖掘资料中隐含的信息,并能恰如其分地做出理性概括;至少掌握一种统计软件的应用技能,并能够撰写规范、具有一定学术水平的研究报告或学术论文,提高自身的科研素养和医学研究能力。

1.1.3　如何学好医学统计学

统计学的思维是用变异与不确定性、机遇与概率的观点去考虑问题,在同质的基础上去比较、分析,依据概率用逻辑推理得出结论,属归纳推理型思维。这在一定程度上与人们在其他学科学习和日常生活中养成的确定性的、偏于演绎推理型的思维方法有所不同,初学统计应注意这一点。

统计离不开数字,每个数字都有其实际意义。表面上看起来杂乱无章的数字,其间往往隐含着内在的规律。因此,不要厌烦数字,应重视原始数据的完整性和准确性,对数据处理持严肃、认真、实事求是的科学态度,反对伪造和篡改统计数字,尊重原始实验数据的真实性,养成诚信的科研态度。

统计亦离不开公式和计算。统计学中的公式都是由实际问题引申出来的,一般都有其实际意义,虽不要求掌握其数学推导,但了解其直观意义、用途和应用条件是必要的,学习时要留心有关解释,并多加思考,有助于对公式的理解和正确应用。学习医学统计学还应该多练习,本书的每一章均配有一定数量的习题,通过练习,帮助大家学会思考,熟悉概念,学会正确运用统计方法处理实际问题。统计分析软件(如 SPSS、SAS、R 语言等)的应用可以省去烦琐的计算,但如果对统计概念或统计方法应用的条件理解不透,可能会造成统计方法选择不当,对软件输出的结果亦不会有更深刻的认识。因此,我们要熟悉统计软件包中数据的管理、统计方法的实现、统计结果的输出等操作,进行一些简单的、数据量少的练习,只有这样才能加深对书本知识的理解,体会出其中滋味。

正确应用统计方法能帮助我们正确认识客观事物,阐明事物的固有规律,从而把感性认识提高到理性认识。但统计不是万能的,它决不能改变事物的本来面目,把原本不存在的规律"创造"出来。在临床试验前需要对样本量、试验设计方法及统计方法等进行充分考虑。如果在试验之前没有充分考虑设计,收集了一些不准确、不可靠或不全面的资料,希望用统计方法来弥补是不可能的。正如英国著名统计学家费舍尔(R. A. Fisher)所说,在试验完成后再找统计学家,无异于请统计学家进行"尸体解剖",所能分析的也许只能是失败的原因。

最后必须注意,统计分析手段需要有正确的医学理论作指导,不能将医学问题归结为纯粹的数量问题,否则会归纳出错误的甚至是荒谬的结论。要知道,医学统计学是科学研究的一种工具,它所面对的问题必须来自医学领域;统计学上所得到的结论都具有概率性,它不能证明什么,但可提高研究者的分辨能力和判断能力,为科学决策提供依据。

1.2 几个基本概念

1.2.1 同质

性质相同称为同质(homogeneity),否则称为异质或间杂(heterogeneity)。观察单位间的同质性是进行研究的前提,也是统计分析的必备条件。缺乏同质性的观察单位是不能笼统地混在一起进行分析的,如将不同性别正常成年人的身高或红细胞计数混在一起分析显然是不合理的。因为性别不同,这些指标相应的水平和参考值范围不同,合并分析结果没有意义。

不同研究中或同一研究中不同观测指标的分析对观察对象的同质性的要求不同,即同质是相对的。例如:男性身高与女性身高有着本质的差别,因此,在考虑身高这一指标时,不能把不同性别的人混在一起,此时,不同性别表示不同质;而在研究白细胞计数这一指标时,因性别对该指标没有影响或影响甚微,故可以把不同性别的人的白细胞计数放在一起分析。又如:在某新药的临床试验中,计算有效率的观察病例必须患同一疾病,甚至具有相同的病型、病情、病程等,对同质性的要求很严格;而计算不良反应发生率时,通常可将不同病种的病例合起来统计,此时对同质性的要求只有一条,即按规定服用该新药。

1.2.2 变异

宇宙中的事物千差万别,各不相同,即使是同质事物,就某一观测指标来看,各观察单位(亦称个体)之间也有差别,这种同质事物间的差别称为变异(variation)。变异是宇宙事物的个性反映,在研究生物学和医学现象中尤为重要。例如,研究儿童的生长发育时,同性别、同年龄段儿童的身高有高有矮,各不相同,称为身高的变异。由于观察单位通常是观察个体,故变异亦称个体变异(individual variation)。

变异是一种或多种已知或未知的不可控因素以不同程度、不同形式作用于生物体的综合表现。

如果我们完全掌握了所有因素对生物体的作用机制,那么生物体某指标的观测值就可以预察了。有些指标的变异原因已被人们认识,例如染色体决定了新生儿的性别;有些指标的变异原因被认识一部分,比如,人的身高受遗传和后天营养的影响,但尚有一部分影响因素是未知的;更多的情况下,影响变异的因素是未知的。就每个观察单位而言,其观测指标的变异是不可预测的,或者说是随机的。当观测值的个数足够多时,其分布将趋于稳定,并最终服从于总体分布。换句话说,虽然每个个体的变异表现出一定的随机性和不可预测性,但有变异并不等于杂乱无章,指标的变异往往是有规律可循的,当所观察的个体数足够多时,观测值的分布将出现一定的规律性,这是总体的反映。从这个意义上讲,变异也是医学研究中必须运用各类统计指标进行统计分析的缘由。统计学就是探讨变异规律,并运用其规律性进行深入分析的一门学科,可以说,没有变异就没有统计学。

1.2.3 总体、个体和样本

总体(population)是根据研究目的所确定的同质观察单位的全体,个体(individual)是构成总体的最基本的观察单位,样本(sample)是从总体中随机抽取的一部分个体,样本中所包含的个体数称为样本含量(sample size)。

例如,调查某年某地正常成年男子的红细胞计数,则观察对象是该地这一年全体正常成年男子,观察单位是该年该地的每个正常成年男子,观测值(变量值)为测得的红细胞计数。该年该地全部正常成年男子的红细胞计数构成了一个总体,其同质基础是相同的地区、年份、正常成年男性。现从中抽取了 20 名正常成年男性,测得他们的红细胞计数,构成了一个样本含量为 20 的样本。这里的总体明确规定了时间、空间、人群范围内的有限个观察单位,称为有限总体(finite population)。有时,总体是设想或抽象的,如研究某种辅助疗法对肾移植病人生存时间的影响,这里总体的同质基础是同为肾移植病人,同用某种辅助疗法,总体包括设想用该辅助疗法的所有肾移植病人的治疗效果,没有时间和空间范围的限制,因而观察单位是无限的,称为无限总体(infinite population)。医学研究中,很多总体是无限总体,要直接研究总体的情况是不可能的;即使是有限总体,如果包含的观察单位过多,为节省人力、物力、财力和时间,通常采取从总体中随机抽取样本,根据样本信息来推断总体特征的方法,这是统计推断的基本内容。从总体中抽取部分观察单位的过程称为抽样(sampling)。为保证样本的代表性,抽样应遵循随机化(randomization)的原则,且需要有足够的样本含量。

1.2.4 变量、随机变量与资料类型

医学科学研究感兴趣的不是观察单位(个体)本身,而是研究总体中每个个体的某个(些)指标或特征。这些特征或指标表现了观察单位的变异性,称为变量(variable)或随机变量(random variable)。变量的取值称为变量值或观测值,变量值构成了资料。

例如,调查某年某地新生儿,"性别"变量的观测结果为男和女;"体重"与"身长"变量的观测结果为不同单位、不同大小的数值;"是否畸形"变量的观测结果为正常、可疑、畸形;"ABO 血型"变量的观测结果为 A、B、O、AB 型;"母龄"变量的观测结果亦有大有小;"母亲曾生胎次"变量的观测结果可取 0,1,2,…;"母亲文化程度"变量的观测结果为文盲、小学、初中、高中、大学等。可见,变量的取值可以是定量的,如体重(kg)、身长(cm);亦可以是分类的,如性别(男或女)。按变量取值的特性,可将变量分为定量变量、分类变量及有序变量三类,不同类型的变量所构成的资料须采用不同的统计方法描述和分析。

(1) 定量变量(quantitative variable) 或称数值变量(numerical variable),其取值是定量的,表现为数值大小,一般有度量衡单位。上述"体重""身长""母龄""胎次"均属定量变量,由定量变量构成的资料称为定量资料。常用于第 5、6、7、9 章的统计分析方法。

(2) 分类变量(categorical variable) 一般是指无序分类变量,又称为定性变量(qualitative

variable)，或名义变量（nominal variable），其取值是定性且无序的，表现为互不相容的类别或属性，有两种情况：① 二分类（binary，dichotomous）变量，表现为互相对立的两种结果，如"性别"；② 多分类（multinomial，polytomous）变量，表现为互不相容的多类结果，如"血型"。分类资料常用的统计方法见第 8 章。

（3）有序变量（ordinal variable） 又称为等级变量（ranked variable）或有序分类（ordered categories）。分类的数目≥3，且各类别之间有程度（或等级顺序）上的差别，具有"半定量"的意义。严格地讲，等级之间只有顺序上的差别，而无数值的大小，故等级之间的差别是不能精确度量的。如上述"母亲文化程度""是否畸形"变量。常用第 9 章的统计分析方法。

假如一个变量的取值依赖于随机现象的基本结果，则称此变量为随机变量，常用大写字母 X、Y、Z 等表示，其取值用小写字母 x、y、z 等表示。随机现象是概率论和数理统计的研究对象。在一定条件下，并不总是出现相同结果的现象称为随机现象。由定义可见，随机现象的结果至少有两个，至于出现哪一个，人们事先并不知道，这是随机性的特征。所谓"基本结果"，是指随机现象会出现的最简单的结果。抛硬币、掷骰子是两个简单随机现象，如抛一枚硬币，可能出现正面或反面，至于哪一面出现，事先并不知道，正面和反面是抛一枚硬币的两个基本结果。如果一个随机变量的取值仅可在数轴上排列出有限个或可数无穷多个孤立点，则称其为离散型随机变量（discrete variable），如胎次、癫痫患者一周内癫痫发作的次数等；如果一个随机变量的可能取值布满数轴上的一个区间，则称其为连续型随机变量（continuous variable），如身高、体重等。

在有关专业指导下，各类变量间可以相互转化，以满足不同分析目的或不同分析方法的需要。如上述新生儿"体重"属定量变量，如按体重＜2 500 g 为低体重儿、≥2 500 g 为非低体重儿的标准，则"体重"变量可视为二分类变量。临床上很多检验指标如白蛋白、尿红细胞等，可以用具体的数值表示，亦可按临床上的具体表现，将其分为－、＋、＋＋、＋＋＋的等级。

1.2.5 统计量与参数

由样本所算出的统计指标称为统计量（statistic）。例如，为了解南京市 2022 年 7 岁男童的身高，从该地随机抽取 120 名 7 岁男童并测量身高，计算该 120 名男童的身高的均数及标准差。再如，为研究江苏省 2022 年新生儿的出生缺陷的发生率，随机抽取江苏省 2022 年新生儿 3 万名，将出生缺陷的例数除 30 000 获得出生缺陷的发生率。以上所计算的样本均数、样本标准差及样本率均为样本统计量。在统计推断中，利用这些样本的统计量去估计 2022 年江苏省 7 岁男童身高的总体均数与总体标准差、2022 年江苏省新生儿出生缺陷的总体率等。这些总体的统计指标称为参数（parameter）。

总体参数是事物本身固有的、不变的，而统计量则随着试验的不同而不同，但统计量的分布是有规律的，这种规律是统计推断的理论基础，详见第 5 章。

1.2.6 抽样误差

由于总体中个体间存在着变异，因此从同一总体中随机抽取若干个体所组成的样本，其统计量如均数、标准差或样本率等与相应的总体参数不一定恰好相等。如 120 名 7 岁男童的平均身高为 128.64 cm，但 2022 年江苏省 7 岁男童身高的总体均数（参数）并不一定为该数值。又如，随机抽取的 3 万名新生儿中出生缺陷的发生率为 10.90‰，这个率也不一定恰好等于 2022 年江苏省新生儿的总体出生缺陷发生率（参数）；再抽取另外 3 万名新生儿得到的出生缺陷发生率也不一定是 10.90‰。这种样本统计量与总体参数间的差别，或不同样本统计量之间的差别，称为抽样误差（sampling error）。

由于生物体的变异总是客观存在的，因而样本的抽样误差是不可避免的；但抽样误差的规律是可以被认识的，因而是可以控制的。"统计推断"就是运用抽样误差的这种规律对总体的某些特征进行估计和推断。

一般来说,样本含量愈大,抽样误差就愈小,用样本推断总体的精确度就愈高。当样本无限接近总体时,抽样误差就会逐渐消失。

1.2.7 频率与概率

在 n 次随机试验中,事件 A 发生了 m 次,则比值:

$$f = \frac{m}{n} = \frac{\text{事件 } A \text{ 发生的次数}}{\text{试验的总次数}} \tag{1.1}$$

称为事件 A 在这 n 次试验中出现的频率(frequency)。其中 m 称为频数。频率常用小数或百分数表示,显然有:$0 \leqslant f \leqslant 1$。医学上通常所说的患病率、病死率、治愈率等都是频率。

如检查某药品的合格率,其结果如下:

表 1.1 不同样本例数下所检验某药品的次品率

抽出样品数 n	50	100	600	1 500	6 000	9 000	18 000
次品数 m	0	2	7	19	56	93	176
次品率 f/%	0	2	1.17	1.27	0.93	1.03	0.98

可以看到,抽到次品数的多少具有偶然性,但随着抽取的样品数逐渐增加,次品率 f 将愈来愈接近常数 1%。

实践表明,在重复试验中,事件 A 的频率随着试验次数的不断增加将愈来愈接近一个常数 p,频率的这一特性称为频率的稳定性。

频率的稳定性充分说明随机事件出现的可能是事物本身固有的一种客观属性,因而是可以被认识和度量的。这个常数 p 就称为事件 A 出现的概率(probability),记作 $P(A)$ 或 P。这一定义称为概率的统计定义。它是事件 A 发生的可能性大小的一个度量。容易看出,频率为一变量,是样本统计量,而概率为常数,是总体参数。实践中,当试验次数足够多时,可以近似地将频率作为概率的一个估计值。

显然,$0 \leqslant P \leqslant 1$,概率通常用小数或百分数表示。事件 A 出现的概率愈接近于 0,表示 A 出现的可能性愈小;愈接近于 1,表示出现的可能性愈大。A 为不可能事件,即 A 不可能发生,则有 $P(A) = 0$;A 为必然事件,即 A 必然要发生,则有 $P(A) = 1$。

1.2.8 小概率事件及小概率原理

医学研究中,将 $P \leqslant 0.05$ 或 $P \leqslant 0.01$ 者称为小概率事件。这种小概率事件虽不是不可能事件,但一般认为小概率事件在一次试验中是不会发生的,这就是小概率原理。小概率原理是统计推断的一个重要原理。有关概率推断及其在统计分析中的应用详见第 5 章。

2 统计资料的整理与描述

2.1 频数表

对收集来的资料，无论是定量资料，还是分类资料或有序分类资料，都要进行整理，使其条理化、系统化，以了解资料的数量特征、分布规律，便于进一步计算统计指标和分析。本节讲述定量资料的整理。

2.1.1 频数表的编制

频数表(frequency table)是一种同时列出观测指标的可能取值区间及在各区间出现频数的统计表。

【例 2.1】 2022 年某市 120 名 7 岁男童身高(cm)资料如下，试编制频数表。

126.5	132.0	133.0	128.0	134.5	125.0	120.5	135.0	132.5	128.5
132.5	126.0	127.5	132.5	138.5	134.5	126.5	129.5	129.5	131.5
129.0	132.0	133.0	134.5	127.0	122.5	131.5	135.0	132.5	126.0
131.5	129.0	127.5	133.5	126.5	121.0	128.5	136.0	128.5	130.0
130.0	128.0	132.0	125.5	126.0	139.0	129.5	135.0	127.5	133.5
131.5	131.5	128.5	**144.0**	128.0	140.5	129.0	128.0	132.5	129.5
134.2	123.5	125.5	127.0	123.9	130.0	120.0	122.0	131.0	122.5
133.0	131.0	127.5	129.0	124.5	122.3	118.4	123.5	127.0	127.5
130.0	130.0	133.8	121.0	130.0	129.0	123.0	125.0	130.0	121.6
117.4	123.0	132.0	126.0	128.3	126.0	123.6	118.7	134.7	120.0
123.2	126.0	126.0	122.7	133.2	126.7	126.0	130.5	131.0	125.5
127.3	122.5	127.0	126.5	132.2	128.3	123.2	128.9	138.0	137.5

频数表的编制方法如下：

（1）求极差　找出观测值中的最大值和最小值，最大值与最小值之差称为极差(range)；极差反映了观测值分布的跨度。本例中最大值为 144.0 cm，最小值为 117.4 cm，因此

$$R = 144.0\ \text{cm} - 117.4\ \text{cm} = 26.6\ \text{cm}$$

（2）决定组段数、组段和组距　频数表一般设 8～15 个组段，视观察单位数的多少而定。观测数少时，组段可适当少一些，观测数多时，组段可酌情多一些，其原则是要充分反映数据的分布特征。

组距即各组的跨度，是每一组内的范围，常采用等距分组，组距可用下式估计：

$$组距 = \frac{极差}{组数}$$

为方便汇总，组距常取方便数。

各组段应界限分明，上下衔接，互不交叉，遵循"不重不漏"的原则。"不重"是指一项数据只能分在其中的某一组，不能在其他组中重复出现；"不漏"是指在所分的全部组别中，每项数据都能分在其

中的某一组,不能遗漏。第一组段要包括最小值,最后一组段要包括最大值。每一组段的起点称"下限",终点称"上限"。为避免交叉,各组段从本组段的"下限"开始(包括下限),到本组段的"上限"为止(不包括上限)。注意,最后一组应同时写出下限和上限。

在组距分组中,如果全部数据中的最大值或最小值与其他数据相差悬殊,为避免出现空白组(即没有变量值的组)或漏掉个别极端值,第一组或最后一组可采取"××以下"及"××以上"这样的开口组。开口组通常以相邻的组距作为其组距。

本例如分 10 组左右,则组距=26.6/10=2.66,取为 2.5。第一组段下限为 117.0,上限为 119.5,记为"117.0~",包括最小值;第二组段下限为 119.5,上限为 122.0,记为"119.5~";最后一组段下限为 142,上限为 144.5,记为"142.0~144.5",包括最大值。见表 2.1 第(1)栏。

(3) 列表划记 计算各组段包含的观察单位个数,即频数。各组频数之和应等于总观测数。见表 2.1 第(2)、(3)栏。

表 2.1　2022 年某市 120 名 7 岁男童身高的划记和频数

身高组段 (1)	划记 (2)	频数 (3)
117.0~	下	3
119.5~	正一	6
122.0~	正正下	14
124.5~	正正正下	19
127.0~	正正正正正一	26
129.5~	正正正正	20
132.0~	正正正下	18
134.5~	正下	8
137.0~	下	4
139.5~	一	1
142.0~144.5	一	1
合计		120

2.1.2　频数分布的图示

以身高为横轴、频数为纵轴,每一组段画一直条,直条的面积与该组频数成正比,如图 2.1 所示。

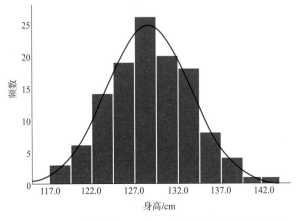

图 2.1　2022 年某市 120 名 7 岁男童身高的频数分布

2.1.3 频数分布的分析

频数表或频数分布图作为陈述资料的一种基本形式,常见于文献、科研报告、工作总结和统计报表中,被称为加工过的资料,可以代替繁杂的原始资料,便于进一步分析。对频数表的分析主要在于以下几个方面:

(1) 有无可疑值 通过对频数分布的分析,发现某些特大或特小的离群值(outlier)、可疑值。例如,有时在频数表的两端,出现连续几个组段的频数为 0 后,又出现一些特大或特小的值,使人怀疑这些数据是否准确,需进一步核查,如有错应予纠正。

(2) 分布的类型 频数分布可分为对称分布和偏态分布两种类型。所谓对称分布,是指观测值向中央部分集中,以中等数据居多,左右两侧分布大体对称。所谓偏态分布(skew distribution),是指观测值偏离中央。尾部偏向数轴正侧(或右侧),称正偏态(或右偏态);反之,尾部偏向数轴负侧(或左侧),称负偏态(或左偏态)。如食物中毒引起腹泻的潜伏期一般在几个小时之内,但也有个别拖到十几个小时的,其分布为正偏态;又如,某些慢性病患者以老年人为主,则其年龄分布偏向于年龄大的一侧,为负偏态分布。不同分布类型的数据,应采用不同的统计分析方法。例 2.1 资料的分布属对称分布。

(3) 分布特征 从频数表还可看到分布的两个重要特征,即集中趋势(central tendency)和离散趋势(tendency of dispersion)。集中趋势在表 2.1 资料中表现为 120 名 7 岁男童的身高大多集中在 "127~"cm。但 120 个数据仍参差不齐,从最小的 117.4 cm 到最大的 144.0 cm,且由中间向两侧逐渐减少,数据的这种分布特征体现了离散趋势。

2.2 集中趋势的描述

平均数(average)是反映一组观测值的集中趋势、中心位置或平均水平的统计指标。它是该组数据的代表,能对一群同类事物或现象的数量特征做出概括的说明,是统计学中应用最广泛、最重要的一个指标体系。

常用的平均数有均数、几何均数和中位数。

2.2.1 均数

均数(mean)是算术均数(arithmetic mean)的简称,习惯上用希腊字母 μ(读作 mu)表示总体均数,用 $\bar{X}$(读作 X bar)表示样本均数。均数反映一组观测值在数量上的平均水平,最适用于单峰对称分布资料的平均水平的描述。

(1) 未分组资料的均数计算 即将所有观测值 $X_1, X_2, \cdots, X_n$ 直接相加,再除以总观测数 n,其公式为:

$$\bar{X} = \frac{X_1 + X_2 + \cdots + X_n}{n} = \frac{\sum\limits_{i=1}^{n} X_i}{n} \tag{2.1}$$

式中 $\sum\limits_{i=1}^{n}$(读作 sigma)是求和的符号,$\sum\limits_{i=1}^{n} X_i$ 表示对所有观测值 $X_1, X_2, \cdots, X_n$ 求和。

【例 2.2】 求例 2.1 中 120 名 7 岁男童的平均身高。

$$\bar{X} = \frac{126.5 + 132.0 + 133.0 + \cdots + 128.9 + 138.0 + 137.5}{120} = 128.64 \text{(cm)}$$

(2) 分组资料的均数计算　有时我们面对的资料不是原始数据,而是经过加工整理后的分组资料。这时用加权法求均数。

$$\bar{X} = \frac{f_1 X_1 + f_2 X_2 + \cdots + f_k X_k}{\sum f_i} = \frac{\sum f_i X_i}{\sum f_i} \tag{2.2}$$

式中 f_i 是第 i 组的频数, $\sum f_i$ 表示各组段频数之和,即总观测数 n; X_i 是第 i 组的组中值,即该组的(下限＋上限)/2。由于只知道有 f_i 个观测值属于该组段,而不知道具体的数值,故该组的 f_i 个观测值均以组中值代替。显然,根据频数表中的数据求出的均数与直接用原始数据求得的均数稍有出入,在有原始数据的情况应尽量用原始数据直接计算。

【例2.3】　求表 2.1 资料的均数。

用公式(2.2)求频数表资料的均数:

$$\bar{X} = \frac{\sum f_i X_i}{n} = \frac{3 \times 118.25 + 6 \times 120.75 + \cdots + 1 \times 140.75 + 1 \times 143.25}{120} = 128.88 \,(\text{cm})$$

直接用原始资料求得的均数为 128.64 (cm),两者稍有出入,但在单峰对称分布时近似程度甚好。

2.2.2　几何均数

有些医学资料,如抗体的滴度、细菌计数等,其频数分布呈明显偏态,各观测值之间呈倍数变化(等比关系),算术均数对这类资料集中趋势的代表性较差,这时宜用几何均数(geometric mean)反映其平均增(减)倍数。几何均数一般用 G 表示,适用于描述各变量值之间的倍数关系,但做对数变换后指标呈单峰对称分布的资料。

(1) 未分组资料的几何均数计算。　将 n 个观测值 $X_1, X_2, \cdots, X_n$ 直接相乘,再开 n 次方,即为几何均数,其公式为:

$$G = \sqrt[n]{X_1 X_2 \cdots X_n} \tag{2.3}$$

当各观测值甚小(接近于 0)或过大,或当 n 较大时,连乘运算常使计算器(机)内存溢出,因而无法运算,这时可借助于对数变换来计算。即先求各观测值的对数值之算术均数,再用反对数变换得其几何均数,其公式为:

$$G = \lg^{-1}\left[\frac{\lg X_1 + \lg X_2 + \cdots + \lg X_n}{n}\right] = \lg^{-1}\left[\frac{\sum \lg X_i}{n}\right] \tag{2.4}$$

【例2.4】　5 人的血清抗体滴度分别为 1:10,1:20,1:40,1:40,1:160,求平均滴度。

由于数据间呈倍数关系,因此以用几何均数为宜。

$$G = \sqrt[5]{10 \times 20 \times 40 \times 40 \times 160} = 34.8$$

或 $G = \lg^{-1}\left[\dfrac{\lg 10 + \lg 20 + \lg 40 + \lg 40 + \lg 160}{5}\right] = 34.8$

故平均滴度为 1:34.8。

(2) 分组资料的几何均数计算

$$G = \lg^{-1}\left[\frac{f_1 \lg X_1 + f_2 \lg X_2 + \cdots + f_k \lg X_k}{\sum f_i}\right] = \lg^{-1}\left[\frac{\sum f_i \lg X_i}{n}\right] \tag{2.5}$$

【例 2.5】 某地 107 人接种疫苗后抗体滴度见表 2.2 第(1)、(2)栏,求平均滴度。

表 2.2 107 例试验受试者免疫后麻疹 H1 抗体滴度及平均滴度计算

抗体滴度	人数(f)	滴度倒数(X)	lg$X$	$f \cdot \lg X$
(1)	(2)	(3)	(4)	(5)
1∶1	1	1	0.000 0	0.000 0
1∶8	7	8	0.903 1	6.321 7
1∶16	22	16	1.204 1	26.490 6
1∶32	30	32	1.505 1	45.154 5
1∶64	39	64	1.806 2	70.441 0
1∶128	8	128	2.107 2	16.857 7
合计	107	—	—	165.265 5

$$G = \lg^{-1}\left[\frac{\sum f_i \lg X_i}{n}\right] = \lg^{-1}\frac{165.265\ 5}{107} = 35.04$$

故该 107 人的平均抗体滴度为 1∶35.04。

计算几何均数时注意:① 变量值中不能有 0,因为 0 与任何数的乘积均为 0,且 0 不能取对数。② 同一组变量值不能同时存在正、负值。③ 若变量值全为负值,可在计算时将负号省略,算出结果后再冠以负号。

2.2.3 中位数与百分位数

如果资料是偏态分布的,资料中的少数数据过分偏大(或偏小),或分布不规则,一端或两端有不确定数据(开口资料)时,均数不能很好地反映这组数据的平均水平,此时用中位数表示他们的集中趋势比算术均数合理。

中位数(median,简记为 M)是将一组观测值从小到大按顺序排列,位次居中的观测值。因而全部观测值中,大于和小于中位数的观测值的个数相同。

百分位数(percentile)是一种位置指标,用 P_X 表示。一个百分位数 P_X 将总体或样本的全部观测值分为两个部分,理论上有 $X\%$ 的观测值比 P_X 小,有 $(100-X)\%$ 的观测值比 P_X 大。故百分位数是一个界值,也是分布数列的一百等份分割值。由此可见,P_{50} 分位数即是中位数。因此,中位数是一个特定的百分位数。

(1) 未分组资料的中位数计算 设 n 个观测值为 $X_1, X_2, \cdots, X_n$,将其按从小到大的顺序排列,则:

$$M = \begin{cases} X_{\frac{n+1}{2}}, \text{当 } n \text{ 为奇数} \\ \dfrac{\left[X_{n/2} + X_{\frac{n}{2}+1}\right]}{2}, \text{当 } n \text{ 为偶数} \end{cases} \tag{2.6}$$

百分位数 P_X 所对应的位置 i 等于 $(n+1) \times X\%$。如果 i 为整数,则第 i 个数就是所求的百分位数 P_X;如果 i 不为整数,则令 i 的整数部分为 j,则百分位数计算公式为:

$$P_X = X_j + (X_{j+1} - X_j) \times (i - j) \tag{2.7}$$

【例 2.6】 9 名沙门氏菌食物中毒患者的潜伏期(h)为:2,5,9,12,14,15,18,24,60。求其中位数及 P_{20}。

本例数据已按从小到大的顺序排列，$n=9$，为奇数，则中位数为第 5 个数。

$$M=X_{\frac{9+1}{2}}=X_5=14$$

当 $X=20$ 时，$i=(9+1)\times20\%=2$，可得到 $P_{20}=X_2=5$。

【例 2.7】 8 名杆菌痢疾治愈者的住院天数如下，求其中位数及 P_{20}。

$$4,9,10,12,14,20,24,61$$

本例 $n=8$，为偶数，数据已按从小到大的顺序排列，则中位数为：

$$M=\frac{\left[X_{\left(\frac{n}{2}\right)}+X_{\left(\frac{n}{2}\right)+1}\right]}{2}=\frac{[X_4+X_5]}{2}=\frac{[12+14]}{2}=13$$

当 $X=20$ 时，$i=(8+1)\times20\%=1.8$，根据式（2.7）可得到：

$$P_{20}=X_1+(X_2-X_1)\times(1.8-1)=4+(9-4)\times0.8=8$$

（2）分组资料的中位数和百分位数计算　我们从一个实例来看分组资料的中位数和百分位数是如何计算的。

【例 2.8】 157 名杆菌痢疾治愈者的住院时间（d）如表 2.3 第（1）（2）栏所示，试计算其中位数及 25% 和 75% 百分位数。

表 2.3　157 名杆菌痢疾治愈者的住院时间

住院时间/d (1)	治愈人数 (2)	累计频数 (3)	累计频率/% (4)
0～	3	3	1.9
5～	38	41	**26.1**
10～	49	90	**57.3**
15～	24	114	72.6
20～	13	127	80.9
25～	8	135	86.0
30～	7	142	90.4
35～	4	146	93.0
40～	4	150	95.5
45～	1	151	96.2
50～	1	152	96.8
55～	2	154	98.1
60～	3	157	100.0

中位数的位置在总频数的一半处，第三组段"10～"的累计频率为 57.3%，故中位数在 10～15 之间。该组有 49 个数据，假设这 49 个数据在 10～15 之间等间隔分布，如图 2.2 所示，每一短竖线表示一个数值，每相邻两数据间的距离为：$\frac{(15-10)}{49}=0.102$，第 $\frac{157}{2}=78.5$ 个数即为所求。这个数为：$10+0.102\times(78.5-41)=13.8$(d)。

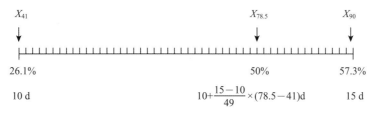

图 2.2　中位数计算示意

更一般地,先从小到大计算累计频数和累计频率,找出 P_X 所在的组段,再按公式(2.7)求中位数 M 及其他百分位数 P_X。

$$P_X = L + \frac{i}{f_X} \times [n \times X\% - \sum f_L] \tag{2.8}$$

其中,f_X 为 $X\%$ 百分位数所在组段的频数,i 为该组段的组距,L 为其下限,Σf_L 为小于 L 各组段的累计频数。特别地,在求中位数时,$X = 50$,f_{50} 是中位数所在组段的频数,i 为中位数所在组段的组距。本例:

$$M = 10 + \frac{15 - 10}{49} \times [157 \times 50\% - 41] = 13.8(\text{d})$$

同理求得 25% 百分位数和 75% 百分位数:

$$P_{25} = 5 + \frac{10 - 5}{38} \times [157 \times 25\% - 3] = 9.8(\text{d})$$

$$P_{75} = 20 + \frac{25 - 20}{13} \times [157 \times 75\% - 114] = 21.4(\text{d})$$

应用中位数和百分位数时注意:① 中位数和百分位数的计算对资料分布没有特殊要求,所有资料均可计算中位数和百分位数。一般情况下,在例数较多时,分布在中间的百分位数较稳定,靠近两端的百分位数仅在样本含量足够大时才趋于稳定,所以当样本含量较少时不宜用靠近两端的百分位数来估计频数分布范围。② 由于中位数不是由全部变量值综合计算所得,它只受位置居中的变量值影响,与两端的极端值无关,因此在抗极端值的影响方面,中位数比均数具有较好的稳定性,但不如均数精确,因此,当资料适合计算均数或几何均数时,不宜用中位数表示其平均水平。

2.3　离散程度的描述

对资料的分析,首先要抓住两个主要特征,一是其平均水平,二是其离散程度,只有把两者结合起来才能较为全面地做出分析。为了进一步说明这个问题,请看下例:

【例 2.9】　三组同性别、同年龄儿童的体重(kg)如下,分析其集中趋势和离散程度。

$$\begin{array}{lccccc} \text{甲组} & 26 & 28 & 30 & 32 & 34 & \bar{X}_{甲} = 30 \text{ kg} \\ \text{乙组} & 24 & 27 & 30 & 33 & 36 & \bar{X}_{乙} = 30 \text{ kg} \\ \text{丙组} & 26 & 29 & 30 & 31 & 34 & \bar{X}_{丙} = 30 \text{ kg} \end{array}$$

如仅从集中趋势来分析,因三组的均数相同,故三组儿童的体重没有差别。然而这三组数据的分布特征却各不相同,也就是说各组的 5 个数据间参差不齐(即变异)的程度是不一样的。因而仅用均数就不能全面地描述这组资料的特征,而必须考虑离散程度。描述离散程度的指标有极差、四分位数间距、方差、标准差及变异系数,尤以方差和标准差最为常用。现分述如下:

2.3.1　极差

极差(range,简记为 R)亦称全距。即一组数据中最大值与最小值之差,反映个体的变化范围,是描述数据离散程度的最简单的指标。极差大,说明变异程度大;反之,说明变异程度小。如例 2.9,

$$R_{甲} = 34 - 26 = 8 \text{ (kg)}$$

$$R_{乙} = 36 - 24 = 12 \text{ (kg)}$$

$$R_{丙} = 34 - 26 = 8 \text{ (kg)}$$

甲组的极差小,乙组的极差大,说明甲组的体重较为集中,而乙组的体重较为分散,即是说甲组的变异程度小,而乙组的变异程度大,这样甲、乙两组在变异程度上的差别就反映出来了。

用极差反映变异程度的大小,简单明了,故广泛采用,如用以说明传染病、食物中毒等的最短、最长潜伏期等。其缺点是:① 除了最大值和最小值外,不能反映组内其他数据的变异程度,如例 2.9 中 $R_\text{甲}=R_\text{丙}$,但两组的数值分布是不同的,极差没能很好地反映这一特征;② 抽样误差较大,极不稳定,尤其在样本例数较多时,抽到较大或较小的观测值的可能性较大,极差就有可能较大,故在样本例数相差悬殊时,不宜比较其极差。

2.3.2　四分位数间距

四分位数(quartile,简记为 Q),是特定的百分位数,即 P_{25} 和 P_{75}。对 P_{25} 来说,有 25%(四分之一)的观测值小于它,故称为下四分位数,记为 Q_L;对 P_{75} 来说,有 25%(四分之一)的观测值大于它,故称为上四分位数,记为 Q_U。所谓四分位数间距(inter-quartile range,IQR)就是上四分位数与下四分位数之差,即:

$$\text{IQR}=Q_\text{U}-Q_\text{L} \tag{2.9}$$

其间包含了全部观测值的一半。所以四分位数间距又可看成中间一半观测值的极差。其意义与极差相似,数值大,说明变异程度大;反之,说明变异程度小。如例 2.8 中求得 157 名杆菌痢病治愈者住院天数的 25% 和 75% 百分位数分别为 9.8 d 和 21.4 d,故 IQR=21.4−9.8=11.6 (d)。

用四分位数间距反映变异程度的大小,比极差稳定,但仍未考虑全部观测值的变异程度。类似地,可用 $P_{95}-P_5$,$P_{90}-P_{10}$ 或 $P_{80}-P_{20}$ 来表示变异程度,有时几个合用,但四分位数间距最为常用,而极差即为 $P_{100}-P_0$。一般地,愈靠近分布中部的分位数间距愈稳定。

如集中趋势用中位数描述,则相应的离散趋势用四分位数间距描述。

2.3.3　方差与标准差

极差和四分位数间距均未考虑全部观测值的变异情况,只是利用了个别的百分位数,因而可能会出现相比较的两个组极差或四分位数间距相同,但观测值的分布不一样的情形。这提醒我们必须考虑全部观测值的离散情况,这就需要用到方差(variance)和标准差(standard deviation)。先谈总体,即应考虑总体中每个变量值 X 与总体均数 μ 之差,即 $X-\mu$,称为离均差。因 $X-\mu$ 有正有负,其总和 $\sum(X-\mu)$ 恒为 0,故不能反映变异程度的大小。将离均差平方后再相加,得 $\sum(X-\mu)^2$,称为离均差平方和(sum of squares)。但 $\sum(X-\mu)^2$ 的大小,除了与变异程度有关外,还与变量值的个数 N 的多少有关。因 $(X-\mu)^2$ 总是非负,故变量值的个数 N 愈大,$\sum(X-\mu)^2$ 就愈大。为消除这一影响,将离均差平方和除以 N,这就是总体方差,记为 σ^2,即

$$\sigma^2=\frac{\sum\limits_{i=1}^{N}(X_i-\mu)^2}{N} \tag{2.10}$$

方差的度量单位是原变量值的度量单位之平方,不方便用于统计描述。为了与观测值和均值的单位一致,将总体方差开平方,就是总体标准差,记为 σ,即

$$\sigma=\sqrt{\frac{\sum\limits_{i=1}^{N}(X_i-\mu)^2}{N}} \tag{2.11}$$

如果变量值的变异度大,则离均差平方和 $\sum (X-\mu)^2$ 就大,因而方差及标准差就大。方差或标准差愈大,说明个体的变异程度愈大;反之,说明个体的变异程度愈小。

实际工作中常常得到的是样本资料,而总体参数是未知的,故只能用样本统计量代替之,即用 $\sum (X-\overline{X})^2$ 代替 $\sum (X-\mu)^2$,用样本容量 n 代替 N。这样得到的结果比实际的 σ 低,英国统计学家戈赛特提出用 $n-1$ 代替 n 来校正。即用下式计算样本标准差 S:

$$S = \sqrt{\frac{\sum_{i=1}^{n}(X_i - \overline{X})^2}{n-1}} \tag{2.12}$$

实际计算时用公式(2.13):

$$S = \sqrt{\frac{\sum_{i=1}^{n}X_i^2 - (\sum_{i=1}^{n}X_i)^2/n}{n-1}} \tag{2.13}$$

样本的方差即为 S^2。

对例 2.9 中三组资料求得标准差分别为:

$$S_甲 = 3.162\,3 \text{ kg}$$
$$S_乙 = 4.743\,4 \text{ kg}$$
$$S_丙 = 2.915\,5 \text{ kg}$$

$S_甲 > S_丙$,即甲组的变异程度大于丙组。可见标准差在度量观测值的变异程度方面比极差要准确。

【例 2.10】 求例 2.1 中资料的标准差。

因 $\sum X = 15\,436.60$,$\sum X^2 = 1\,988\,533.72$,故

$$S = \sqrt{\frac{1\,988\,533.72 - \dfrac{15\,436.60^2}{120}}{120-1}} = 4.85 \text{ (cm)}$$

2.3.4 相对离散度

极差、四分位数间距和标准差都是有单位的,其单位与原观测值的单位相同,这不利于不同单位的资料间的比较。相对离散度(relative dispersion)指标可克服这一缺点。常用的相对离散度指标有极差与中位数之比、四分位数间距($Q_U - Q_L$)与($Q_U + Q_L$)之比,而最常用的是变异系数(coefficient of variation,CV)。

变异系数亦称离散系数,意指标准差与均数之比,常用百分位数表示。

$$CV = \frac{S}{\overline{X}} \times 100\% \tag{2.14}$$

变异系数是没有单位的,便于资料间的比较。主要用于:

(1)度量单位不同的几组资料间的比较

【例 2.11】 某地 20 岁男子 100 人,其身高的均数为 171.06 cm,标准差为 4.95 cm;体重的均数为 61.54 kg,标准差为 5.02 kg。试比较身高与体重的变异程度。

由于身高和体重的单位不同,故不能直接比较标准差,而应比较其变异系数。

$$CV_{身高} = \frac{4.95}{171.06} \times 100\% = 2.89\%$$

$$CV_{体重} = \frac{5.02}{61.54} \times 100\% = 8.16\%$$

可见,该地男子体重的变异程度大于身高的变异程度,或者说身高比体重稳定。

(2)均数相差悬殊的几组资料间的比较

【例 2.12】 表 2.4 是四个不同年龄组儿童身高的均数、标准差,试比较 4 个组的变异程度。

从标准差来看,儿童身高的变异随年龄的增加而增加。但不同年龄组儿童的身高相差较大,在比较时不能只看标准差的大小。若从变异系数来分析,就可看出四个年龄组儿童身高的变异程度随年龄的增加而减少。

表 2.4　四个不同年龄组儿童身高的变异程度

年龄组(1)	人数(2)	均数(3)	标准差(4)	变异系数(5)
1～2 月龄	100	56.3 cm	2.1 cm	3.7%
5～6 月龄	120	66.5 cm	2.2 cm	3.3%
3～3.5 岁	300	96.1 cm	3.1 cm	3.2%
5～5.5 岁	400	107.8 cm	3.3 cm	3.1%

当均数太接近于 0 时,不宜计算 CV。

2.4　分类资料的率和比

对分类资料来说,其变量值是定性的,常用的描述性指标是一些相对数(relative number),如率(rate)、比(ratio)等。

处理这类资料,首先应根据分析要求将其观察结果按类别进行整理、汇总,并列出分类资料的频数表。再根据相对数的分子指标和分母指标的性质,选用相应的统计分析方法。

表 2.5　某市某年各区急性传染病发生数及其相对数

市区(1)	年平均人口数(2)	急性传染病发生数(3)	各区与Ⅰ区发病数之比(4)	各区急性传染病发生数构成/%(5)	各区急性传染病发病率/(1/万)(6)
Ⅰ	636 723	2 433	—	18.9	38.21
Ⅱ	389 540	3 033	1.25	23.5	77.86
Ⅲ	699 712	1 650	0.68	12.8	23.58
Ⅳ	328 363	1 503	0.62	11.6	45.77
Ⅴ	286 967	1 282	0.53	10.0	44.67
Ⅵ	317 504	1 853	0.76	14.4	58.36
Ⅶ	153 838	1 130	0.46	8.8	73.45
合计	2 812 647	12 884	—	100.0	45.81

2.4.1　比

比(ratio)亦称相对比,是 A、B 两个有关指标之比,用以说明 A 为 B 的若干倍或百分之几,是对比的最简单形式。两个指标可以性质相同,也可以性质不相同,公式为:

$$比 = \frac{A}{B} \tag{2.15}$$

表 2.5 第(4)栏中Ⅱ区与Ⅰ区的急性传染病发生数之比 $=\frac{3\ 033}{2\ 433}=1.25$，即Ⅱ区急性传染病发生数相当于Ⅰ区的 1.25 倍，而Ⅲ区急性传染病发生数则为Ⅰ区的 68%。相比较的两个指标可以是绝对数，也可以是两个相对数或平均数等。

2.4.2 构成比

构成比(proportion) 又称构成指标，是指一种事物内部各组成部分所占的比重或分布，常用百分数表示，计算公式为：

$$构成比 = \frac{某一组成部分的观察单位数}{同一事物各组成部分的观察单位总数} \times 100\% \tag{2.16}$$

如表 2.5 第(5)栏，是由第(3)栏数据算得的构成比，其中Ⅰ区急性传染病发生数占全市急性传染病总数的比重为 2 433/12 884×100%＝18.9%，依次可求出Ⅱ，Ⅲ，…，Ⅶ区急性传染病发生数所占比重。各部分构成比之和为 1 或 100%。

2.4.3 率

率(rate)又称频率指标，用以说明某现象发生的频率或强度。常用百分率(%)、千分率(‰)、万分率(1/万)、十万分率(1/10 万)等表示。计算公式为：

$$率 = \frac{实际发生某现象的观察单位数}{可能发生某现象的观察单位总数} \times 比例基数(K) \tag{2.17}$$

比例基数(K)根据需要选用，可以是 100%、1 000‰……，选用的标准是使算得的率至少保留一到两位整数。

医学中有些频率指标的定义并不符合率的定义，如：(某病)发病率的分子为"某时期内发病人数"，而被观察对象某时期内可能发病多次，所以发病人数是人次数；分母为"同时期平均人口数"，而按率的定义应为"同时期暴露总人数"。这些都是约定俗成、相沿习用的，应用中要注意区分。

2.4.4 应用相对数时应注意的问题

(1) 计算相对数的分母不宜过小 根据频率的稳定性，当观察单位足够多时，计算的相对数才比较稳定，能够正确反映实际情况，而例数较小时则不宜计算相对数。如某医师用组织埋藏法治疗了两例视网膜炎患者，1 例有效，即报道有效率为 50%，显然是不可靠的，不但不能正确反映事实真相，还会造成错觉，这时最好用绝对数表示。如果必须用率表示时，可同时列出其置信区间。

一般来说，发生率较大时，观察单位数可少一些；发生率较低时，观察单位数应多一些。对观察单位数的要求也不是千篇一律的，不同的研究内容，其要求可不同。如研究某药的疗效，在动物实验阶段，由于采用周密设计，精选对象，严格控制试验条件，故每组只用十只或数十只小白鼠即可；而到了临床试验阶段，数千例乃至数万例亦不算多。

(2) 分析时不能用构成比代替率 构成比只能说明事物各组成部分的比重或分布，并不能说明某现象发生的频率或强度。如表 2.5 中Ⅶ区急性传染病发生数的比重最低(8.8%)，但不能说明该区急性传染病发病率为全市区最低，欲知其发病频率，应用该区急性传染病发病率，实际该区急性传染病发病率居于全市第二位(73.45/万)。尽管该区发病率高，但由于该区人口数最少，故急性传染病发生数低于其他区，致使比重最低，而发病率就不同了，它是以该区的人口数为基础来衡量其发生的强度。

（3）对观察单位数不等的几个率，不能直接相加求其平均率　如表 2.5 资料，应当用合计急性传染病发生数除以合计年平均人口，才是总发病率。即

$$平均发病率 = \frac{12\,884}{2\,812\,647} \times 10\,000/万 = 45.81/万$$

（4）对比时应注意资料的可比性　决定率（或构成比）大小的因素往往是多方面的，除了研究因素外，其余的影响因素应相同或相近，要在相同条件下对比。通常应注意：

① 观察对象同质，时间相近，研究方法相同，以及地区、民族等客观条件一致。例如比较几种药物治疗流行性脑脊髓膜炎带菌者的阴转率，各组疗效的观察时间应相同，因为疗效与治疗时间有关，即使使用同一药物，若观察时间不等，其阴转率也会不同。

② 其他影响因素在各组的内部构成应相近。如比较两个地区总死亡率时，当两组资料的年龄、性别构成不同时，只能按性别、年龄分别比较。

2.4.5　标准化法

（1）标准化法的概念　当比较两类事物的总率时，如果此两类事物的内部构成，特别是某项能影响指标水平的重要特征在构成上不同，往往会造成总率的上升或下降。在这种情况下，贸然进行两总率的比较，会得到错误的结论，必须设法消除这种内部构成上的差别，才能进行比较。统计学上特将这种方法称为率的标准化（standardization method of rate），即采用统一的标准对内部构成不同的各组频率进行调整和对比的方法，调整后的率为标准化率，简称为标化率（standardized rate），亦称调整率（adjusted rate）。

例如，表 2.6 中的资料是某市甲、乙两院某病治愈人数的资料，就任一种病型看，甲院的治愈率均优于乙院，然而总的治愈率 45% 却低于乙院的 48%，似乎甲院病人治愈情况不如乙院，出现截然相反的两种现象，原因何在？试看表 2.6，甲、乙两院各病型人数构成不同，甲院重型病人多，乙院普通型病人多，由于重症病人的治愈率相对较低，而普通型病人的治愈率在各病型中是最高的，因此造成了甲院总治愈率低于乙院。显然，上述矛盾是甲、乙两院治疗人数病型构成不同造成的。为了消除这种影响，可用标准化法。

表 2.6　某市甲、乙两院某病治愈人数

病型	甲院			乙院		
	病例数	治愈数	治愈率/%	病例数	治愈数	治愈率/%
(1)	(2)	(3)	(4)	(5)	(6)	(7)
普通型	20	13	65	60	36	60
重型	60	27	45	20	8	40
暴发型	20	5	25	20	4	20
合计	100	45	45	100	48	48

本例标准化法的基本思想就是采用统一的标准治疗人数病型构成，以消除各病型人数构成不同对总治愈率的影响，使算得的标准化治愈率具有可比性。推而广之，两人群出生率、患病率和病死率等的比较，常要考虑人群性别、年龄构成的标准化；试验组和对照组治愈率的比较，常要考虑两组病情轻重、病程长短的标准化等。率的标准化思想也可以用于均数的标准化，如试验组和对照组平均治愈时间的比较，也应考虑两组的病型、病情、病程等的标准化。了解标准化法的基本思想以后，我们在分析资料的可比性时，应特别注意某方面的构成不同是否会影响总率（或均数）的可比性，这在实际工作中是很有意义的。

（2）标准化率的计算 标准化率(standardized rate)实际上是一种加权平均，现以治愈率的病型构成标准化为例来说明。表2.7是计算标准化率的数据符号的模式。

表 2.7 计算标准化率的数据符号

病型	被标化组			标准组			
	病例数	治愈数	治愈率	病例数	构成比	治愈数	治愈率
1	n_1	r_1	p_1	N_1	N_1/N	R_1	P_1
2	n_2	r_2	p_2	N_2	N_2/N	R_2	P_2
…	…	…	…		…	…	…
i	n_i	r_i	p_i	N_i	N_i/N	R_i	P_i
…	…	…	…		…	…	…
k	n_k	r_k	p_k	N_k	N_k/N	R_k	P_k
合计	n	r	p	N	1	R	P

已知标准组病例数或构成比时，各被标化组均以标准组病例数构成比作为权数，对被标化组各小组率求加权平均，即为直接标准化率 p'。用公式表示为：

$$p' = \sum \frac{N_i}{N} p_i = \frac{\sum N_i p_i}{N} \tag{2.18}$$

其中，$\dfrac{N_i}{N}$ 为标准组病例数构成比。

【例 2.13】 根据表 2.6 中的资料，求某市甲、乙两院的标准化治愈率。

以该市甲、乙两院病例数合计作为共同标准，见表 2.8 第(2)栏。按式(2.18)计算甲、乙两院标准化治愈率，见表 2.8。

表 2.8 某市甲、乙两院标准化治愈率

病型(1)	标准组治疗人数 N_i(2)	甲院		乙院	
		原治愈率/% p_i(3)	预期治愈人数 $N_i p_i$(4)	原治愈率/% p_i(5)	预期治愈人数 $N_i p_i$(6)
普通型	80	65	52	60	48
重型	80	45	36	40	32
暴发型	40	25	10	20	8
合 计	200		98		88

甲院标准化治愈率 $p'_{甲院} = \dfrac{98}{200} \times 100\% = 49\%$

乙院标准化治愈率 $p'_{乙院} = \dfrac{88}{200} \times 100\% = 44\%$

可见甲院治愈率高于乙院，与分病型比较治愈率结论一致，解决了未标化前出现的矛盾。

（3）标准组的选择 标准组应选择有代表性的、较稳定的、数量较大的人群的指标作为标准，例如世界的、全国的、全省的、本地区的或本单位历年累计的数据等；也可选择相互比较的人群之一或合并的数据作标准，如比较甲、乙两组资料时，可用甲、乙两组合并的数据作标准。

同一被标化组在不同的标准下所求得的标化率可能不等，但相互对比的趋势基本一致。然而，有时也会出现趋势相反的结果,所以在对比几组资料时,应该注意的是,标准化的目的是进行合理的比较,其使用价值仅限于相互比较时判明孰大孰小的相对关系,并不反映具体的实际水平。因此,若要反映实际情况,则需用未标化前的率。

2.5 统计表

医学科学研究资料经过整理和计算得到所需的各种统计指标后,常用统计表或统计图来表达分析结果。统计表与统计图是对资料进行统计描述的重要工具。设计良好的统计表与统计图不仅简洁明了、对比鲜明,便于阅读和分析比较,而且能正确概括并表达资料特征,反映事物内在的规律性或关联性。统计表和统计图的绘制须符合编制原则和基本要求。

统计表(statistical table)是将研究指标或统计指标及其取值以特定表格的形式列出,便于阅读、比较和计算。

2.5.1 统计表的结构与编制基本要求

统计表的基本结构有标题、标目、线条、数字。编制原则是内容简明、重点突出、层次清楚、数据准确。内容简明是指一个统计表通常说明1~2个中心内容或主要问题,使人一目了然;重点突出,即突出所描述事物的主要特征及相互关系,不能包罗万象;层次清楚,即表的标目安排合理,主次关系清楚;数据准确,即统计表的数据应该真实准确、实事求是。制表基本要求如下:

(1)标题及编号 标题是表的名称,概括说明统计表的主要内容,通常要注明获取资料的时间和地点;统计表应具有自明性,标题应简洁明确。编号位于标题前,用“表”加阿拉伯数字表示,如“表2.1”。标题及编号应写在表的上方中央。

(2)标目 标目用来说明统计表中行和列的内容,分为横标目和纵标目两类。横标目位于表格左侧,说明被研究事物的主要标志及其分组的各项内容,是表的“主语”;纵标目列在表格上端,说明横标目的各项统计指标,是表的“谓语”。主语和谓语连贯起来应能读成一句完整而通顺的话。如表2.9,左侧横标目为死因及其类别分组,上端纵标目死亡数和构成比是各死因类别的统计指标;横纵标目连起来可读成,某医院1979—1988年住院死亡病人中因恶性肿瘤死亡174人,占死因构成的26.9%。

横纵标目的安排应充分利用表格的交叉形式,需要时,在横标目或纵标目之上还可冠以总标目,见表2.6。横标目下方和纵标目右侧可设合计栏。有单位的标目要注明单位。

(3)线条 不宜过多,除顶线、底线、纵标目下面与合计上面的分隔线以及总标目下面的横线外,其余线条一般均省去。表中不宜出现竖线和斜线。

(4)数字 表内数字用阿拉伯数字表示,同一指标的小数位数应一致,位次对齐。表内不宜留空格,暂缺或未记录可用“…”表示,无数字用“—”表示,数值为0者记为“0”。

(5)备注 表格内文字区一般不插入备注,必要说明时可用“＊”等符号标出,在表的下方以备注形式注明。

2.5.2 统计表的种类

统计表分为简单表和组合表两类。简单表(simple table)是只含一个分组变量的统计表,即只有一组横标目,如表2.9,仅有死因一个分组标志。

组合表(combinative table)是含两个或两个以上分组变量的统计表,如表2.6将2个医院和3种病型结合起来分组,分析不同医院、不同病型的治愈率,属于组合表。

表 2.9 某医院 1979—1988 年住院死亡病人死因构成

死因	死亡数	构成比/%
恶性肿瘤	174	26.9
呼吸系统疾病	109	16.8
脑血管病	105	16.2
心脏病	76	11.7
泌尿系统疾病	59	9.1
损伤和中毒	54	8.3
其他	70	10.8
合计	647	99.8

2.6 统计图

统计图(statistical graph)是用图形将统计资料形象化,利用点的位置、线条长短或面积大小等形式来表达或对比事物间的数量关系。统计图较统计表更直观,便于理解和比较,但从统计图中往往不易获得确切数字,不便于进一步做细致深入的分析,所以不能完全替代统计表,需要时可将相应的统计表一起列出。

2.6.1 制图通则

(1) 根据资料性质和统计分析目的,选择恰当的图形。

(2) 要有贴切的标题和编号,标题扼要说明图的内容,必要时注明时间、地点;编号一般用"图"加阿拉伯数字表示,如"图 2.1",标题及编号写在图的下方。

(3) 统计图一般有纵轴和横轴,横轴尺度自左而右,纵轴尺度自下而上,数值一律由小到大,等距或有一定规律性地标明。纵横轴应有标目,注明单位。通常纵横轴相交点即原点处定为 0,条图与直方图纵坐标须从 0 点开始。为美观起见,纵横坐标长度的比例一般约为 5 : 7。

(4) 在同一图形内比较不同事物或对象的统计量时,须用不同的线条或颜色表示,并附图例加以说明。图例一般可放在图的右上角空隙处或下方中间位置。

医学统计学中常用的统计图有条图、圆图、线图、半对数线图、直方图、箱式图和散点图等。

2.6.2 条图

条图(bar graph)用等宽直条的长短来表示相互独立的各指标的数值大小。按分析对象的分组变量是一个还是两个或两个以上,常见的条图可分为单式(图 2.3)和复式(图 2.4)两种。

作图时,纵轴尺度必须从 0 开始,如图 2.3,甲、乙两直条高度比为 2 : 1,但若纵轴尺度从 2 开始,将给人 4 : 1 的错误印象。各直条(或各组直条)宽度相等,直条之间应有相等的间隙,其宽度一般与直条宽度相等或为直条宽度的一半。为了便于对比,直条排列顺序一般按指标值大小排列。复式条图的制图要求与单式条图相同,但每组直条最好不要过多,同组直条间不留空隙,组内各直条的排列次序要前后一致。

【例 2.14】 根据表 2.10 中的资料绘制条图。

表 2.10 1989 年某市婴儿、新生儿、幼儿死亡率

地区	婴儿死亡率/‰	新生儿死亡率/‰	幼儿死亡率/‰
市区	11.68	7.35	0.58
郊县	13.62	9.24	1.24

图 2.4 中不同年龄段儿童是相互独立的不连续指标，地区变量又将不同年龄段的儿童死亡率按市区和郊县分别绘出，因此用复式条图进行描述。

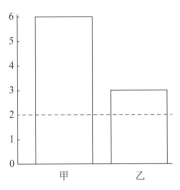 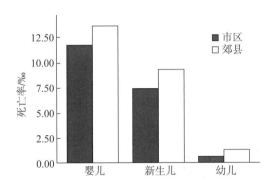

图 2.3 条图的纵轴尺度起点必须从 0 点开始的示意　　图 2.4 1989 年某市婴儿、新生儿、幼儿死亡率

在表示不同组别定量资料的均数时，经常在条图基础上加上误差线（亦称误差条或误差棒等）显示数据的变异或不确定度，绘制误差条图（error bars）。

【例 2.15】 根据例 6.1 中的数据绘制误差条图。

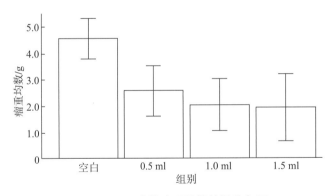

图 2.5 四组小鼠瘤重均数的误差条图

条图的高度表示均值的大小，用"工"字图表示置信区间的上限、下限及长度，或用直条上方的"T"字图表示均数的标准差或标准误。图 2.5 中条形高度为四个组别小鼠体重的均数，加上了 1 倍标准差图以体现数据变异的大小。

2.6.3 圆图

圆图（circle graph）又称为饼图（pie chart），用以表示全体中各部分的比重，适用于描述分类资料各类别的构成比。以圆面积为 100%，将其分割成若干大小不等的扇形来表示构成比。

【例 2.16】 根据表 2.9 中的资料绘制圆图。

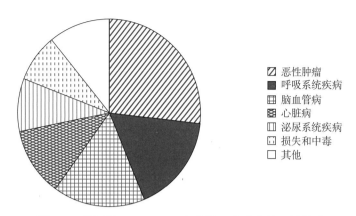

图 2.6　某医院 1979—1988 年住院死亡病人的死因构成

如将表 2.9 中的资料绘成图 2.6,先将各类构成百分比分别乘以 360°得圆心角,按其自然顺序或大小顺序排列,"其他"排在最后。一般从 12 时开始,用量角器沿顺时针方向划分一系列扇形,不同的扇面用不同颜色或花纹区别。

2.6.4　线图和半对数线图

线图(line graph)用线段的升降来表示某统计指标随时间或其他连续性变量变化而变化的趋势。横轴常是时间或其他连续性变量,有时也可以是等级变量,纵轴一般是连续性变量,多表示为率、均数或频数。如果横轴和纵轴都是算术尺度,则称为普通线图;如果纵轴是对数尺度,则称为半对数线图,特别适宜做不同指标变化速度的比较。

【例 2.17】表 2.11 为 2005—2016 年我国农村地区脑血管病与冠心病死亡率(1/10 万),根据该数据绘制线图。

表 2.11　2005—2016 年我国农村地区脑血管病与冠心病死亡率

年份	脑血管病死亡率/(1/10 万)	冠心病死亡率/(1/10 万)
2005	111.74	22.2
2006	105.48	33.74
2007	119.69	45.29
2008	134.16	51.89
2009	152.09	71.27
2010	145.71	69.24
2011	136.68	75.72
2012	135.95	68.62
2013	150.17	98.68
2014	151.91	105.27
2015	153.63	110.67
2016	158.15	118.74

普通线图纵轴与横轴均可不从 0 点开始。如果图形的最低点与 0 点差距很大,则可在纵轴基部作折断口,使线段降低,以求美观。横轴如果以组段为单位,则每组均以组段下限为起点,但绘制的坐

标点应以组段中点为宜。纵横尺度的比例要恰当,避免给人以夸大或缩小的印象。同一图内如有几条线做对比,则用不同的线形来区别,并用图例说明。

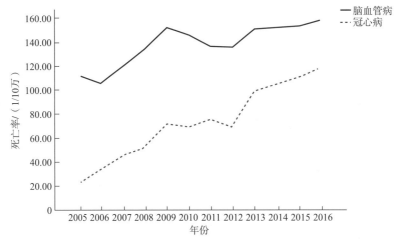

图 2.7　2005—2016 年我国农村地区脑血管病与冠心病死亡率线图

将表 2.11 中的资料绘成普通线图 2.7,用横轴表示年份,纵轴表示死亡率(1/10 万),相邻两点用直线连接,以反映两种疾病不同年度的变化趋势。结果表明我国农村地区脑血管病与冠心病死亡率均呈现上升趋势。

半对数线图(semilogarithmic graph)是在横轴为算术尺度,纵轴为对数尺度的半对数坐标纸上绘制线图,以反映数据变化的相对关系,即变化速度。其纵坐标没有 0 点,起点根据资料的情况可为 0.1、1、10 等。0.1~1、1~10、10~100 等各单元距离相同,但同一单元内不等距。

【例 2.18】　根据例 2.17 中的资料绘制半对数线图。

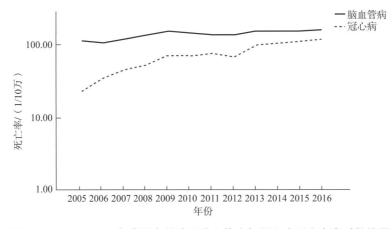

图 2.8　2005—2016 年我国农村地区脑血管病与冠心病死亡率半对数线图

线图可反映事物的变化趋势,其 y 轴上的差异为绝对差异(即差值关系);而半对数线图可用来反映事物的变化速度,其 y 轴上的差异为相对差异(即相除关系)。图 2.8 为半对数线图,2005—2013 年冠心病死亡率上升速度比脑血管病快,2013—2016 年两者上升速度相似。

类似于误差条图,当线图的纵坐标表示定量资料的均数时,同样可以通过添加误差线来表示数据的标准差、标准误或者置信区间,如本书第 7 章图 7.1 与 7.2。

2.6.5 箱式图

箱式图(boxplot)也称箱须图(box-whisker plot),它用一组数据中的最小值、下四分位数(Q_L)、中位数、上四分位数(Q_U)和最大值来反映数据分布的中心位置和离散范围,可以粗略地看出数据是否具有对称性。将多组数据的箱式图画在同一坐标上,可以清晰地显示各组数据的分布差异。

【例2.19】 表2.12为13例正常人与13例高血压患者的低密度脂蛋白(LDL,mmol/L)观测值,根据数据绘制箱式图。

表 2.12 正常人与高血压患者的低密度脂蛋白观测值

单位:mmol/L

正常人	1.94	1.98	1.39	1.66	1.69	2.15	2.19	2.89	2.32	2.26
	1.64	1.14	2.13							
高血压患者	3.69	1.62	3.02	3.02	3.98	3.62	3.65	3.96	3.47	4.00
	2.65	**0.53**	4.55							

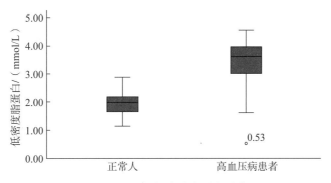

图 2.9 两组低密度脂蛋白分布

箱体的两端分别是 $Q_U(P_{75})$ 和 $Q_L(P_{25})$,箱体长度表示四分位数间距(IQR);中间横线表示中位数,两端连线是除异常值外的最大值和最小值,并对可能的异常值进行标记。异常值也称为离群点,如果有样本点落到最小值($Q_L-1.5 \times$ IQR)与最大值($Q_U+1.5 \times$ IQR)区间之外,就可以判定为异常值。箱式图箱体越长,表示数据离散程度越大,中间横线若在箱体中心位置,则表示数据分布对称;此外,箱式图识别异常值的结果比较客观,在识别异常值方面有一定的优越性。可见正常人组 LDL 中间横线位于中心位置,而高血压患者的 LDL 中间横线偏向于 Q_U,因此,正常人组可能是一个正态分布,而高血压患者可能为偏态分布。高血压患者有一个异常值,其数值为 0.53。

2.6.6 散点图

散点图(scatter diagram)用点的密集程度和趋势表示两种现象或事物间的相关关系。横轴与纵轴各代表一种事物,横轴表示自变量 X,纵轴表示应变量 Y,每组数据(X_i,Y_i)在坐标系中用一个点表示,n 组数据在坐标系中形成的 n 个点称为散点,由坐标及其散点构成的二维数据图称散点图。其中,纵轴与横轴尺度的起点均不一定从 0 点开始。

【例2.20】 为描述肺活量与体重的依存关系,调查了某地 12 名女大学生的体重 X(kg)与肺活量 Y(L),数据如表2.13,绘制散点图。

表 2.13　某地 12 名女大学生的体重与肺活量

体重/kg	42	42	46	46	46	50	50	50	52	52	58	58
肺活量/L	2.55	2.20	2.75	2.40	2.80	2.81	3.41	3.10	3.46	2.85	3.50	3.00

肺活量与体重的相关关系可以用图 2.10 表示。必要时还可以添加趋势曲线或直线。

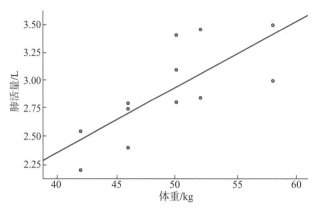

图 2.10　12 名女大学生的体重与肺活量的关系

2.7　医学常用相对数指标

医学上常用的相对数指标有：

（1）发病率（incidence）　表示某一时期一定人群中新发生的某病病例的频率。

$$某病发病率 = \frac{该期间内新发生的某病病例数}{一定时期内可能发生某病的平均人口数} \times K$$

K 为比例基数，以下同。

（2）患病率（prevalence）　指在某时点检查时可能发生某病的一定人群中现患病人的频度。

$$某病患病率 = \frac{观察时点内发现的某病现患病人总数}{该时点人口数} \times K$$

（3）检出率（detection rate）

$$某病检出率 = \frac{检查时发现某病的病例数}{该时点受检人数} \times K$$

（4）感染率（infection rate）　又称为带菌率。

$$某病感染率（或"带菌率"）= \frac{检查出某病病原体（或病菌）的人数}{受检人数} \times K$$

（5）疾病构成比（proportion）　用以表明一定期间内某种疾病的病例数在总病例数中的比重，不反映某病的具体发病水平。

$$某病新病例百分比 = \frac{某时期内某病新发病例数}{同时期内全部新发病例数} \times 100\%$$

$$某病现患病例百分比 = \frac{检查出某病例数}{某时点检查出的疾病总例数} \times 100\%$$

（6）治愈率（cure rate）　表示受治病人中治愈的频率。

$$治愈率=\frac{治愈病人数}{受治病人数}\times100\%$$

（7）有效率（effective rate）　表示受治病人中治疗有效的频率。

$$有效率=\frac{治疗有效人数}{受治病人数}\times100\%$$

（8）病死率（fatality）　表示在规定的观察期内，某病患者中因该病而死亡的频率。

$$某病病死率=\frac{观察期间因某病死亡人数}{同期某病患者数}\times100\%$$

（9）死亡率（mortality）　表示在某一时期内，人群中因某病而死亡的频率。

$$某病死亡率=\frac{观察期间因某病死亡人数}{同期平均人口数}\times10^5/10万$$

2.8　统计描述的 SPSS 操作

2.8.1　定量资料统计描述的 SPSS 操作

SPSS 的"Descriptives"模块专门用于计算各种描述性统计量。现以例 2.1 的数据为例介绍描述性统计量在 SPSS 中的计算方法。

Analyze→Descriptive statistics→descriptives 　＊打开"描述"对话框

Variables：身高（height）　＊将待分析的变量移入列表框

Options ：☑ Variance ☑ Range　＊除默认的均值、标准差、最小值和最大值外，可另外勾选需要计算的描述性统计量

Continue

OK　＊确认，进行分析

Continue 继续确认该界面的选择并返回上一级界面。OK 确认所有操作提交 SPSS 进行分析。这两个操作在所有 SPSS 操作中相同，后面 SPSS 步骤中不再给出。

在结果输出窗口给出了所选变量的相应描述统计量，如表 2.14 所示。从表中可以看出，120 名 7 岁男童的极差（全距）是 26.6，均数是 128.638 3，标准差是 4.846 57 等。

表 2.14　描述统计量分析结果

	N	Range	Minimum	Maximum	Mean	Std. Deviation	Variance
height	120	26.60	117.40	144.00	128.638 3	4.846 57	23.489
Valid N（listwise）	120						

除了可以用"Descriptives"模块进行描述外，还可采用"Frequencies""Explore"及"Reports"下的"Case summaries"这行统计描述。另外，在进行 t 检验、方差分析等假设检验时也可以进行统计描述。表 2.15 为 SPSS 四个描述模块对应的主要统计量。

表 2.15 SPSS 四个描述模块对应的主要统计量

SPSS 模块	主要统计量
Descriptives	均数、方差、标准差、最大值、最小值等
Frequencies	均数、方差、标准差、最大值、最小值、极差、中位数、百分位数、峰度、偏度等
Explore*	均数、方差、标准差、最大值、最小值、正态性检验等
Case summaries*	均数、方差、标准差、最大值、最小值、极差、中位数、几何均数、峰度、偏度等。

注:* 可分组进行描述。

2.8.2 条图的 SPSS 实现

图 2.4 中的数据包括 3 个变量:年龄分组(age)、地区(area)与死亡率(MR)。步骤如下:

Graphs→Legacy dialogs→Bar charts→Clustered　　　　　*绘制复式条图

Define:other statistics:死亡率(MR)　　　　　*选择统计量,默认为均数

　　　　　Categories:年龄分组(age)

　　　　　Define cluster by:地区(area)

图 2.5 中的数据包括两个变量:瘤重(weight)、组别(group)。步骤如下:

Graphs→Legacy dialogs→Bar charts→Simple　　　　　*绘制单式条图

Define:Other statistics:瘤重(weight)

Categories:组别(group)　　　　　*选择统计量,默认为均数

Options:☑ Display error bars

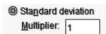

　　　　　*增加误差条
采用均数与 1 倍标准差形式来表达

2.8.3 圆图的 SPSS 实现

图 2.6 的数据集包括两个变量:死因(disease)和死亡数(number)。在进行圆图分析前,由于所给的数据为频数资料,因此需要对数据进行加权,步骤如下:

Data→Weight case by　　　　　*对频数资料进行加权

◉ Weight cases by
Frequency Variable:
🖉 死亡数 [number]

Graphs→Legacy dialogs→Pie charts　　　　　*绘制圆图

Define:Define slices by:死因(disease)

2.8.4 普通线图与半对数线图的 SPSS 实现

图 2.7 中的数据包括三个变量:年份(year)、死亡率(mortality)与疾病(disease)。步骤如下:

Graphs→Legacy dialogs→line charts→multiple   *绘制线图

Define：Other statistics：死亡率（mortality）

Categories：年份（year）

Define cluster by：疾病（disease）

注：如果需要误差条可在 Options 中勾选"Display error bars"及误差条图的表征选项。

在输出窗口获得图2.7后，双击图形弹出"Chart editor"对话框，双击纵轴弹出"Properties"对话框，在"Scale"选项卡的"Scale"中选择"Logarithmic"，同时将最小刻度改为 1，即可获得半对数线图2.8。

2.8.5　箱式图的 SPSS 实现

图2.9中的数据集有2个变量：低密度脂蛋白（LDL）与组别（group）。步骤如下：

Graphs→Legacy dialogs→Boxplot→simple   *绘制箱式图

Define：Variable：低密度脂蛋白（LDL）

Categories：组别（group）

2.8.6　散点图的 SPSS 实现

图2.10中的数据集包括2个变量：体重（X）与肺活量（Y）。步骤如下：

Graphs→Legacy dialogs→Scatter/dot→Simple scatter   *绘制散点图

Define：Y Axis：肺活量（Y）

X Axis：体重（X）

双击输出窗口图形弹出"Chart editor"，可对图形进行进一步编辑。

本 章 小 结

统计数据的整理与描述是描述性统计的重要组成部分。对于定量资料，通过编制频数分布表、绘制频数分布图，可以了解资料的分布类型和分布特征。在数据的分布特征中，用均数、几何均数和中位数等描述数据的集中趋势和平均水平；用极差、四分位数间距、方差和标准差描述数据的离散程度。

对于分类资料，常用比、构成比、率等相对数描述资料。在实际应用时，应当注意相对数的使用条件，特别是不要把构成比与率的概念混淆。当所比较的资料内部构成不同时，应当采用标准化率进行比较。

统计图与统计表是表达资料的分布与统计结果的重要工具。规范的统计表应层次清楚、线条从简、数据准确，一般具有标题、标目、线条、数字。医学统计学中常用的统计图有条图、圆图、线图、半对数线图、直方图、箱式图和散点图等，需要根据资料来选择不同的统计图。

复习思考题

一、单选题

1. 某地易感儿童注射乙肝疫苗后，从中随机抽取 100 名儿童测量其乙肝表面抗体滴度水平，欲描述其平均水平，宜采用（   ）。

A. 均数　　　　　　B. 几何均数　　　　C. 中位数　　　　D. 四分位数间距

2. 均数与标准差适用于(　　　　)。

　　A. 正偏态分布资料　　　　　　　　　B. 负偏态分布资料

　　C. 正态分布资料　　　　　　　　　　D. 频数分布类型不明的资料

3. 描述一组偏态分布资料的平均水平,最常用(　　　　)。

　　A. 算术均数　　　　　　　　　　　　B. 百分位数

　　C. 几何均数　　　　　　　　　　　　D. 中位数

4. 欲比较红细胞计数与空腹血糖值这两组数据的变异程度,宜采用(　　　　)。

　　A. 极差　　　　　　B. 方差　　　　　C. 标准差　　　　D. 变异系数

5. 计算标准差时,如果从每个变量值中减去常数 a,标准差与原标准差相比较(　　　　)。

　　A. 变大　　　　　　B. 变小　　　　　C. 不变　　　　　D. 小了一个 a 值

6. 相对比是两个有关指标之比,要求两个指标(　　　　)。

　　A. 性质必须相同　　　　　　　　　　B. 性质必须不同

　　C. 性质可以相同也可以不同　　　　　D. 性质最好相同

7. 某医院某日门诊病人数为 1 000 人,其中内科病人为 400 人,求得 40%,这 40% 是(　　　　)。

　　A. 率　　　　　　　B. 构成比　　　　C. 相对比　　　　D. 绝对数

8. 关于构成比,不正确的是(　　　　)。

　　A. 构成比中某一部分比重的增减相应地会影响其他部分的比重

　　B. 构成比说明某现象发生的强度大小

　　C. 构成比说明某一事物内部各组成部分所占的分布

　　D. 构成比之和必为 100%

9. 有 8 名某传染病患者,潜伏期(d)为：2,1,21,7,12,1,4,13。其平均潜伏期为(　　　　)d。

　　A. 4　　　　　　　　B. 5.5　　　　　C. 7　　　　　　D. 12

10. 描述某地 1975—1980 年肝炎发病率的变动趋势,应绘制(　　　　)。

　　A. 条图　　　　　　B. 圆图　　　　　C. 普通线图　　　D. 半对数线图

11. 比较甲、乙、丙三地两种传染病的发病率时,宜绘制(　　　　)。

　　A. 条图　　　　　　B. 圆图　　　　　C. 普通线图　　　D. 半对数线图

12. 比较某地 10 年间结核与白喉两病死亡率的下降速度,宜绘制(　　　　)。

　　A. 条图　　　　　　B. 圆图　　　　　C. 普通线图　　　D. 半对数线图

13. 调查某地 6 至 16 岁学生近视情况,需描述近视学生的年龄分布,可用(　　　　)。

　　A. 条图　　　　　　B. 直方图　　　　C. 线图　　　　　D. 圆图

14. 关于统计表的制作,正确的叙述是(　　　　)。

　　A. 统计表的内容越多越好　　　　　　B. 统计表的标题需放在表的上方

　　C. 统计表可用竖线和斜线　　　　　　D. 统计表中的数字小数位位数需相同

15. 为描述身高与体重之间是否有某种关系,适合采用的图形是(　　　　)。

　　A. 条图　　　　　　B. 圆图　　　　　C. 散点图　　　　D. 箱式图

二、简答题

1. 描述集中趋势的指标有哪些? 其适用范围有何异同?

2. 描述离散趋势的指标有哪些? 其适用范围有何异同?

3. 常用相对数的指标有哪些? 它们的意义和计算上有何不同?

4. 标准化的意义是什么?

5. 表 2.16 为儿童健康检查登记表的一部分,试说出下列各指标哪些属数值变量,哪些属分类变量,哪些属有序分类变量。

表 2.16 儿童健康检查的部分资料

姓名	性别	年龄/岁	既往史	身高/cm	坐高/cm	体重/kg	收缩压/mmHg	舒张压/mmHg	血型	肝大
张×	男	7	—	116.7	66.3	22.5	100	80	A	＋
李×	女	8	结核	120.0	68.3	—	110	80	AB	—
陈×	女	10	麻疹	126.8	71.5	28.2	100	70	O	—
赵×	男	9	—	123.7	70.0	26.5	120	80	A	—
钱×	男	8	肺炎	118.5	65.1	23.3	112	75	B	＋＋

三、计算分析题

1. 某市 102 名 7 岁男童的坐高(cm)如下：

64.4	63.8	64.5	66.8	66.5	66.3	68.3	67.2	68.0	67.9	63.2	64.6
64.8	66.2	68.0	66.7	67.4	68.6	66.8	66.9	63.2	**61.1**	65.0	65.0
66.4	69.1	66.8	66.4	67.5	68.1	69.7	62.5	64.3	66.3	66.6	67.8
65.9	67.9	65.9	69.8	71.1	70.1	64.9	66.1	67.3	66.8	65.0	65.7
68.4	67.6	69.5	67.5	62.4	62.6	66.5	67.2	64.5	65.7	67.0	65.1
70.0	69.6	64.7	65.8	64.2	67.3	65.0	65.0	67.2	70.2	68.0	68.2
63.2	64.6	64.2	64.5	65.9	66.6	69.2	**71.2**	68.3	70.8	65.3	64.2
68.0	66.7	65.6	66.8	67.9	67.6	70.4	68.4	64.3	66.0	67.3	65.6
66.0	66.9	67.4	68.5	68.3	69.7						

(1) 编制频数分布表并绘制频数分布图,简述这组数据的分布特征。

(2) 计算中位数、均数、几何均数,用何者表示这组数据的集中趋势好?

(3) 计算极差、四分位数间距、标准差,用何者表示这组数据的离散趋势好?

2. 测得某工厂 204 名轧钢工人白细胞中大单核细胞数如下,试计算其平均水平。

表 2.17 某工厂 204 名轧钢工人大单核细胞数观测结果

大单核细胞数/(个/100 白细胞)	0～	2～	4～	6～	8～	10～	12～	14～	16～	18～	20～
人数	24	40	55	37	27	18	1	0	1	0	1

3. 52 名麻疹患者恢复期血清麻疹病毒特异性 IgG 荧光抗体滴度如下,试求平均滴度。

表 2.18 52 名麻疹患者恢复期 IgG 荧光抗体滴度观测结果

IgG 抗体滴度	1:40	1:80	1:160	1:320	1:640	1:1280
例数	3	22	17	9	0	1

4. 抽样调查某单位 2 839 名职工高血压病发病情况,结果如表 2.19。据此,某医生认为：① 该企业单位职工高血压发病率为 8%,并随年龄递增,其中 40 岁以上患者占全部病例的 90.3%,60 岁以上者发病率为 100%；② 高血压发病率与性别有关,男性为 10.2%,女性为 4.5%,男性明显高于女性。以上分析是否妥当?

表 2.19　某单位男女职工各年龄组高血压病例分布

年龄组	男			女		
	受检人数	病例数	发病率/%	受检人数	病例数	发病率/%
20～	333	5	1.5	712	4	0.6
30～	301	4	1.3	142	9	6.3
40～	517	64	12.4	185	27	14.6
50～	576	93	16.1	61	9	14.8
60～	12	12	100.0	—	—	—
合计	1 739	178	10.2	1 100	49	4.5

5. 根据表 2.20 资料中两种传染病的死亡率,分别绘制普通线图及半对数线图,并说明两种图示法的不同意义。

表 2.20　某市 1949～1957 年 15 岁以下儿童结核病和白喉死亡率

单位:1/10 万

病种死亡率	1949	1950	1951	1952	1953	1954	1955	1956	1957
结核病死亡率	150.2	148.0	141.0	130.0	110.4	98.2	72.6	68.0	54.8
白喉死亡率	20.1	16.6	14.0	11.8	10.7	6.5	3.9	2.4	1.3

6. 某地 1952 年和 1972 年三种死因别死亡率如表 2.21,试根据该资料绘制统计图。

表 2.21　某地 1952 年和 1972 年三种死因别死亡率

单位:1/10 万

死因别死亡率	1952	1972
肺结核死亡率	165.2	27.4
心脏病死亡率	72.5	83.6
恶性肿瘤死亡率	57.2	178.2

3 研究设计基础

3.1 研究设计概述

研究设计是医学科学研究必不可少的步骤之一。医学科学研究包含选题、设计、实施、分析和总结等 5 个阶段(图 3.1)。研究设计是从研究目的出发,结合专业知识和统计学知识,制定研究的全过程的计划。可靠充分的数据是获得科学研究结论的重要基础,而研究阶段的统计设计就是关于如何获得可靠充分数据的重要保证。任何精巧的统计方法都无法弥补数据收集阶段的缺陷和错误。因此,研究设计是科学研究顺利进行的重要保证。

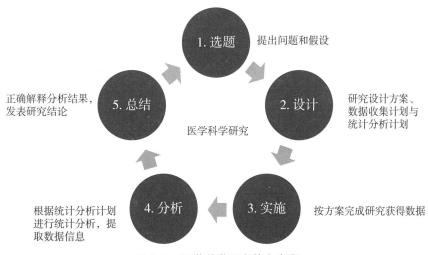

图 3.1 医学科学研究基本步骤

3.1.1 研究设计的意义

一份良好的研究设计,应该是专业设计和统计设计的有机结合。

统计设计是指从统计学的角度对资料收集、整理和分析等三个过程的计划和安排,也称研究设计的统计学考虑。统计设计的三个方面虽有顺序的先后,但各部分联系密切,前后呼应,不能截然分开。资料收集是统计分析的基础,而统计分析方法又对资料收集的类型和数量提出要求。因此,专业设计保证了研究课题设计的先进性和实用性,而统计设计则保证了研究课题设计的经济性和可靠性,其意义在于用较少的人力、物力、时间等投入,合理安排研究因素,有效控制误差,得到可靠和稳定的研究结果。

3.1.2 实验与调查

医学科学研究从方法学角度通常分为两大类,即实验性研究(experimental study)和观察性研究(observational study)。

调查研究为经典的观察性研究,按照特定原则定义研究对象,通过发放问卷、现场访谈或医学检查等方法收集研究对象的信息。所调查的对象处于没有人为干预的"自然状态"。例如:欲了解某地

7 岁儿童的平均身高,研究人员需要测量该地所有 7 岁男孩和女孩的身高(总体),此属全面调查;在大部分情况下,由于总体过于庞大或相对庞大,常常从总体中随机抽取一部分个体作为研究对象,此为样本。基于对样本的分析来推断总体,称为抽样调查。例如仅随机抽取一部分 7 岁儿童,收集其身高数据,对该地 7 岁儿童的身高进行估计。

最典型的实验性研究为对照实验(controlled experiment),它是将实验对象随机分配到两种或多种处理组,观察比较处理因素效应的实验。例如要研究某大豆制品的降血脂效果,研究人员将实验大鼠随机分配到实验组和对照组,实验组服用添加大豆制品的饲料,对照组服用未填加大豆制品的饲料,喂养一段时间后,比较两组大鼠血脂水平或血脂变化情况。在实际工作中,习惯上将以人为对象的实验称为试验(trial),如临床试验、现场试验等。

调查研究中研究者只是被动地收集被调查者的感受、反应或特征,并不能对研究对象采取任何措施。例如,身高研究中,研究者没有对儿童施加任何干预。与观察性研究不同,实验性研究最重要的特点为研究者可以主动安排实验或处理因素,控制实验条件,有效控制误差。例如,新药临床试验中研究者常常通过随机分配的方法决定病人服用研究药物还是常规治疗药物。一般而言,实验性研究可以更好地控制非研究因素的干扰,效率更高。

3.2 实验设计

实验设计是基于实验目的制定计划方案(protocol)的过程,是实验性研究的必要环节。良好的实验设计开始于清晰的科学假设(scientific hypothesis),即对于一个可检验的因果关系的描述。本节主要介绍构成一个可检验假设的基本要素和验证该假设的实验性研究需要遵循的基本原则。

3.2.1 实验研究的基本要素

基于实验研究的基本假设和研究目的,实验研究的基本要素包括处理因素、受试对象和实验效应。

例如,研究目的为评价某药物治疗高血压病人的效果,则其科学假设为该药物可以有效降低高血压病人的血压。该假设中 3 个基本要素分别为降压药物、血压值的下降和有明确诊断的高血压病人。所谓要素,指三者在设计方案中缺一不可。为使实验获得客观可靠的结果,实验设计中应当结合统计学知识和专业知识对三个要素进行综合考虑。

(1) 处理因素(factor)

一般是指施加于受试对象,在实验中需要观察并阐明其效应的因素,包括物理因素、化学因素及生物因素等。一次实验中可研究一个因素对实验指标的影响,也可同时研究两个或多个因素的效果。处理因素的不同取值称为水平(levels),例如,治疗组和安慰剂组,或者药物的不同剂量。非经典的试验研究受试者本身的特征如性别、年龄、是否吸烟等,也可成为主要的处理因素。

首先要确定合适的主要研究因素,即处理因素。尽管影响因素众多,一次实验中只能安排有限的主要研究因素。需要根据研究目的确定一个或几个主要的因素作为研究因素,以确保实验研究的质量和效率。主要研究因素的实施应当标准化,也就是保证处理因素实施条件、环境等的一致性,如临床研究中的程序和内容。例如,新药临床试验需要在设计方案中根据研究方案制定研究的标准化操作规程(standard operating procedure,SOP),以保证处理因素实施的标准化,控制研究质量。

明确混杂因素也是研究设计阶段需要考虑的问题。混杂因素是指对实验结果有影响且在比较组间不均衡的非处理因素。例如,年龄是影响降压药治疗效果的重要因素,如果服用不同降压药的两组病人年龄构成不同,那么研究结果可能无法正确反映药物效果。此时,年龄就是药物治疗效果的混杂因素,可能掩盖药物的真实效果。因此,实验研究中必须明确并采取控制混杂因素的措施。进行实验设计时应尽可能使比较组间混杂因素均衡一致,这是避免混杂效应的重要手段。

匹配和随机化均是实验设计阶段控制混杂因素的方法。例如基于年龄的个体匹配或频率匹配，或随机化分组都是实验设计阶段控制"年龄"的混杂效应的方法。控制混杂因素的统计分析方法主要有分层分析和多变量回归。前者目的是固定混杂因素的水平，从而消除混杂因素影响；后者是将混杂因素作为回归模型的协变量，估计研究因素在校正混杂因素后的独立效应，例如多变量线性回归和多变量 logistic 回归等（详见 11、12 章）。

（2）受试对象（subjects）

实验研究按受试对象可分为动物实验（experiment）和人体试验（trial）。

实验动物选择首先以灵敏性为原则，研究课题不同，对动物的要求往往也不同，如若以呕吐反应为研究效应，一般采用猫作为实验对象，因为猫对呕吐反应最敏感，且其呕吐机理等方面与人类最接近。动物选择除考虑种类、品系外，还需要考虑年龄、性别、体重、窝别、营养状态等个体因素。

健康受试者或病例选择首先要考虑伦理学原则，需要按要求取得受试者知情同意。基本的要求是诊断明确，符合研究入选标准，符合剔除标准的要及时剔除。依从性是需要考察的重要方面。

（3）实验效应

实验效应（effects）是指处理因素作用于受试对象的反应和结果，是研究设计收集数据的重要部分。实验效应的选择需要结合研究专业背景和统计分析要求，从指标特征的角度主要考虑以下几个方面。

首先是关联性，即指标应与研究目的有本质的联系，能够确切、灵敏地反映处理因素的效应；其次是客观性，即尽量选择效应的测量精确、可比的指标。测量尺度（measurement scales）越高的指标客观性越好，如定量指标优于等级指标，等级指标优于定性指标。客观指标可重复性（repeatability）越高，越不易受其他研究因素影响。主观指标可重复性差，且可能受研究者或受试者的心理因素影响，如"疼痛程度"与病人耐受程度有关，常不具有可比性。

对于定量指标的评价常常考虑其准确度（accuracy）和精密度（precision），常合称为精确性。准确度是所观察结果的真实程度，表现为观测值与真值的接近程度，主要受系统误差影响；精密度是所观测的结果的可重复性，表现为重复观察时，观测值与平均值的接近程度，其差值属于随机误差。精密度应控制在专业规定的容许范围内。

3.2.2 实验设计的基本原则

费舍尔在 1935 年出版的《实验设计》一书中首次提出了实验设计的三个基本原则，即对照原则（control）、随机化原则（randomization）和重复原则（replication）。这三个原则的基本目的在于保证比较组间非处理因素的均衡性，消除混杂效应，以得出客观、可靠的研究结论。

（1）对照原则

没有比较就没有鉴别。对照原则是实验设计不可缺少的基本原则。实验效应的产生除了受实验因素影响，常常还受一些其他因素的影响。例如，药物治疗作为主要的研究因素时，无药物治疗病人的症状也会自行减轻甚至自愈，这是因为影响疾病发生发展的因素复杂多样，个体特征也是千差万别。因此，设立对照组作为比较的基准可以消除或控制其他因素的影响，以发现真正的研究效应。

设立对照组应满足"均衡"（balance）原则，即对照组与实验组除处理因素不同外，非处理因素应尽量均衡一致，这样才可以消除或减少非实验因素的干扰和影响。

均衡性常从研究对象和研究因素等方面的一致性来考虑。例如要求各组实验对象的个体特征具有同质性；整个实验过程中实验条件具有一致性和稳定性，包括实验环境和仪器设备条件等诸方面；研究者观察或操作具有一致性；实验实施的时间和顺序一致，如实验组和对照组同时进行实验操作或以随机排序的方法进行。

合理的对照还要求样本含量与实验组尽可能相等或接近，以保证较高的统计效能。临床试验中为避免病人心理影响或医生评估处理效应的主观偏性，常采用"盲法"（blinding 或 mask），即研究实施过程中受试对象、研究实施人员,或者结果判定人员均不知道分组方案,临床试验中常采用的是双盲法。

常见的对照类型包括阳性对照、空白对照或实验对照等,如表 3.1 所示。

表 3.1　常用对照类型举例

对照类型	特点	举例
阳性对照	有明确效应的处理因素	临床新药试验以现有标准治疗为对照组
空白对照	不施加任何处理因素	动物实验中,空白对照与实验组的比较
安慰剂对照	无阳性效应的伪处理因素	安眠药物试验采用无疗效的淀粉片作为对照
实验对照	与处理因素有关的基础条件	观察赖氨酸对儿童生长发育的影响,处理组儿童食用强化赖氨酸面包,对照组儿童食用普通面包

实验研究中常常同时设立阳性对照、阴性对照或者不同剂量组之间的相互对照。

(2) 随机化原则

所谓随机化,在抽样研究中是指总体中所有个体有同等的机会被研究者抽取为样本,在实验研究中是指实验对象有同等的机会被分配到不同的处理组,或者个体进行实验的次序是等可能的。随机化是保证非处理因素组间均衡一致的另一重要手段。随机化可以有效控制已知或未知的混杂因素的影响,例如减小研究对象的选择偏倚,打破实验对象排列的系统性等。更重要的是,随机化假设是统计推断方法有效应用的必要基础。

随机化方法的选择需要具体考虑研究中心数、比较组数、混杂因素的均衡性、组间样本例数比例以及实现的可行性等方面。例如,常用的随机化方法除简单随机分组外还有限制分组单元序列的区组随机化、分层随机化、动态随机化等。随机化方法应在设计方案中明确规定,并应有相应的操作指南以确保随机化实施的规范性与一致性。目前常用的随机化工具有随机数字表、随机排列表以及计算机软件编程等。

(3) 重复原则

重复是指各实验组及对照组要有一定数量的基本观察单位数(或实验次数),即要求有一定的样本含量(sample size)。由于个体变异普遍存在,仅仅基于单个或少数实验对象的研究不能得出关于目标总体的可靠的结论。只有样本含量足够,才能得出正确的统计学结论。但实验对象的增多不仅会导致研究的人力、经济和时间成本的增加,而且会因此增加实验条件控制的难度,可能导致系统误差增加,降低科研质量。因此,样本含量并不是多多益善,而应该合理估计样本含量,即在确保研究结论可靠性的前提下,确定最少的样本含量。

样本含量的确定应当考虑设计类型、资料类型及变异大小、比较指标类型、容许推断误差、统计推断错误概率等要素,并结合可能的样本扩充因素如失访率等综合确定(具体见 14.2)。

3.2.3　实验设计的常见类型

(1) 完全随机设计

将实验对象用随机方法分配到各个处理组或对照组中,以进行实验观察;或分别从不同的总体中随机抽样进行观察比较的一种设计方法,称为完全随机设计(completely randomized design)。这是一种单因素设计,因素水平可以是两个或多个。

完全随机设计采用的随机化分组方法属于简单随机化方法。用于随机化的工具可有多种,可采用随机排列表,举例说明如下。

【例 3.1】　设有小白鼠 12 只,试用随机排列表将它们分成三组。

先将这批小白鼠编号为 1,2,…,12,然后在随机排列表(附表 2)内随意确定一行,譬如说从附表

2 第 8 行第一个数字开始,舍去 12～19,依横向抄录 0～11 于动物编号下面。按预选规定,将随机数字为 0～3 者分入 A 组、4～7 者分为 B 组、8～11 者分为 C 组,结果列入表 3.2 中。

表 3.2　12 只小白鼠随机化分组情况

编号	1	2	3	4	5	6	7	8	9	10	11	12
随机数	3	2	6	1	8	0	9	11	5	4	10	7
归组	A	A	B	A	C	A	C	C	B	B	C	B

完全随机设计优点在于方法简单、灵活、易理解,可以充分利用全部实验单元,样本例数的估计及统计量计算较简单。其缺点是:由于该设计对非处理因素单纯靠随机化的办法对各处理组进行平衡,对混杂因素缺乏精确的控制,因而其抽样误差可能较大,精确度较低。所以该设计一般只用于实验对象同质性较好的实验,当实验对象的变异较大时,这种设计是不提倡使用的。

（2）配对设计

配对设计(paired design)也称为随机配对设计(randomized paired design)。配对设计与完全随机设计的不同点在于所比较的两组观测值不是来自完全独立的两组观察个体,而是根据某种相同或者相似特征组成 n 对观察对象。例如把 n 对双胞胎兄弟分配到两个不同的治疗组进行比较研究,又如把年龄、性别相同的 n 对个体分配到比较的两组。前一个例子是自然存在的匹配因素;而后一个例子是研究者根据实际情况选定匹配因素,用随机化的方法将每个对子中的实验对象分配到处理组和对照组中去。配对设计就是研究如何根据匹配因素构成对子,并且把对子中的两个个体随机分配到两个处理组的设计方法。

配对设计有两种常见的类型,即自身配对和异体配对。

自身配对是对同一个实验对象分别接受两种处理进行比较研究。在接受两种处理的方法上,可以是同一个受试者先后接受两种处理,如用药前后进行两次观察,常称为自身前后配对;也可以是将同一个实验标本一分为二,分别接受两种不同处理,对处理结果进行观察比较。

异体配对是将同质性好而且性质相似的两个实验对象组成一个对子。例如:动物实验中,常根据种属、窝别、性别或体重等因素配成对子,再将对子中的动物随机分配到处理组和对照组;临床试验中,常根据年龄、性别、职业等将病情、病型(期)等相同或相近的两个病人配成对子,再将对子中的两个受试对象用随机的方法分配到处理组和对照组。

与完全随机设计相比较,配对设计研究由于将性质相似的实验对象配成对子,因而提高了同一对子中实验对象的同质性,从而降低了抽样误差,提高了检验效能。

配对设计首先将个体配成若干对,然后将对子中的个体随机分配到处理组和对照组。

【例 3.2】　若有 16 只大白兔,已按性别相同、体重相近等要求配成 8 对,试将这 8 对兔子随机分至甲、乙两组之中。

先将这 16 只兔子编号,第一对兔子中的第一只编号为 1.1,第二只编号为 1.2,余类推;再从附表 2 中任意指定一行,譬如说第 3 行,舍去 8～19,横向抄录 8 个随机数字于兔子编号下方,并规定遇奇数取 AB 顺序,遇偶数取 BA 顺序,结果列入表 3.3 中。

表 3.3　8 对大白兔随机分入 AB 两组

编号	1.1 1.2	2.1 2.2	3.1 3.2	4.1 4.2	5.1 5.2	6.1 6.2	7.1 7.2	8.1 8.2
随机数	1	2	0	3	7	4	5	6
归组	AB	BA	BA	AB	AB	BA	AB	BA

配对设计虽更加精确地控制了混杂因素,但同时却损失了匹配因素的相关信息。此外,对个体的选择可能带来实现的难度。在实际工作中,应认真选择配对因素,避免不当匹配或过度匹配(overmatching)。

(3)随机区组设计

随机区组设计(randomized block design)也称为配伍组设计。它首先将具有相同或相似特征的研究对象归为一个区组(block),区组中的个体数和比较组数相同,然后将区组内的个体随机分配到各个比较组。因此,随机区组设计是配对设计的延伸。

首先将性质相同或相近的实验对象归为一个区组,每个区组的例数就是处理组数;再将区组内的实验对象随机分配到各处理组。

【例3.3】 现假设已按动物的基本特征设置好了6个区组,每个区组各有3个动物,如何进行随机化分组?

首先将每个区组的动物编号为1、2、3,然后查附表2随机排列表,随机指定第4~9行,共6行,每行只取随机数1~3,其余数舍去,并将这三个数依次标于各配伍组的受试者编号下,预选规定随机数字为1分入A组,为2分入B组,为3分入C组,分配结果见表3.4。

表3.4 18头动物区组内随机化分配结果

	1.1	2.1	3.1	4.1	5.1	6.1
编号	1.2	2.2	3.2	4.2	5.2	6.2
	1.3	2.3	3.3	4.3	5.3	6.3
随机数	132	123	213	321	321	321
归组	ACB	ABC	BAC	CBA	CBA	CBA

随机区组设计特点与配对设计相同,操作难度可能更大,更适合用于实验研究。如前所述,随机区组设计精确地控制了混杂因素的影响,减小了偏倚,估计更加精确。从模型拟合的角度,随机区组设计假定区组与处理组间无交互作用,故不能分析交互作用。与配对设计一样,该设计的主要缺点是,一个区组内出现观测值缺失,可能导致整个区组缺失。

(4)交叉设计

交叉设计(crossover design)是完全随机设计与自身配对设计的结合。交叉设计是按事先设计好的试验次序,在各个时期对受试者逐一实施各种处理,以比较各处理组间的差异。以两水平的研究因素为例,受试者被随机分配至平行的试验组,完成一阶段试验后,进入第二阶段试验接受对应的另一种处理。

最简单的交叉设计是2×2形式,即对每个受试者安排两个试验阶段,分别接受两种试验用药物。第一阶段接受何种试验用药物是随机确定的,随机化方法与完全随机设计相同;第二阶段必须接受与第一阶段不同的另一种试验用药物。

每个受试者需经历如下几个试验过程,即准备阶段、第一试验阶段、洗脱期(washout period)和第二试验阶段。在两个试验阶段分别观察两种试验用药的疗效和安全性。前一阶段的处理对后一阶段的影响称为延滞效应(carry-over)。

交叉设计的优点是:① 它可以控制个体间的差异,同时减少受试者人数,减小样本量;② 能够控制个体差异和时间对处理因素的影响,效率较高;③ 每个受试对象同时接受了试验用药和对照用药,均等地考虑了每个患者的利益。其缺点是操作复杂,当不同处理之间存在延滞效应时,分析和解释均较为复杂。交叉设计需要设计合适的洗脱期(washing-period),且不适合用于病程较短的急性病(如大叶肺炎、急性扁桃腺炎等)治疗效果的研究。

（5）析因设计（factorial design）

析因设计是将两个或多个试验因素的各水平进行组合，对各种可能的组合都进行试验，从而探讨各试验因素的主效应以及各因素间的交互作用。所谓交互作用，是指两个或多个受试因素间的效应互不独立，当某一因素在各水平间变化时，另一个或多个因素各水平的效应也相应地发生变化。以最简单的 2×2 析因设计为例，即两个因素，每个因素各有两个水平。

析因设计的随机分组方法是先列出处理因素的不同水平的所有组合形成处理组，如两因素两水平的设计，再将受试对象随机分配到两个因素下的四个组合共 4 个处理组中。一般情况下，各组样本含量取为相等。

析因设计的优点在于其试验的全面性和均衡性。例如，析因设计可以全面均衡地对试验用药物剂量的不同水平进行组合，以最少的试验次数比较每个药物的作用，不同药物之间是否存在交互作用，还可以探索不同药物剂量组合的效果差异。析因设计的缺点在于：当研究因素和水平数过高时，可行性降低；且高阶的交互作用常常难以解释，限制了其实际应用。

3.3 调查设计

统计学中介绍的调查研究常常指的是抽样调查，即通过获得并分析有代表性的样本来推断总体的特征。与全面调查即普查相比，抽样调查的优点可总结为 4 个方面，即费用较少、速度较快、覆盖面较大、正确性较高。前两点是很显然的，后两点是指在人力、物力有限的条件下，与其难以保证质量或只能进行范围较小的全面调查，不如进行人力、物力力所能及的抽样调查，这样既可使调查的覆盖面较大，又可保证较高的调查质量。随机抽样是获得有代表性样本的重要手段，其重要性相当于实验研究中的随机化。

3.3.1 抽样框（sampling frame）的确定

任何调查研究首先要清楚定义目标总体。也就是说，应当明确研究结论所适用的总体，即样本的来源。在制定调查设计方案时应当明确总体的定义，例如选举的调查，应该明确总体是所有的成人还是所有的注册选举人，以确保合理解释结果。在调查的实施中，总体是通过定义抽样框（即实际的被抽样单位清单）来确定的。抽样框的确定对于调查研究非常重要，因此需要借助不同的方法确定抽样框，以确保顺利获得样本，同时又能保证样本具有代表性。不完全的或定义有偏差的抽样框常常导致样本选择偏差，即可能导致统计量系统性地偏离其估计的总体参数。选择偏差产生的原因除了抽样框定义有误或不完全之外，还可能是非随机抽样所致。

3.3.2 常用的随机抽样方法

随机抽样也叫概率抽样，就是按照一定的概率从总体中抽取一定数量的对象组成样本。所谓概率抽样方法是指个体被抽取进入样本的概率是已知的。常用的随机抽样方法有五种，即单纯随机抽样、系统抽样、分层抽样、整群抽样和多阶段抽样，现分述如下。

（1）单纯随机抽样（simple random sampling）

单纯随机抽样是最能体现随机化原则的抽样方法。基本操作方法是将总体内的全部观察单位编号，再用随机化工具无放回地（without replacement）选出进入样本的号码，直至达到预定的样本例数为止。这种抽样方法的前提是总体内每个个体被抽取的概率是相等的。单纯随机抽样是较好地体现随机化原则的方法，也是其他抽样方法的基础。

单纯随机抽样的优点是当总体内观察单位数不大时比较容易实施，所得样本最具代表性；但这种方法在总体过大不易得到总体的完全列表时可能难以操作。在总体内当各个体变异大而样本量小时,样本的代表性会变差。

单纯随机抽样一般适用于总体内个体差异较小的小型调查。

【例 3.4】 欲了解某社区居民高血压患病情况,已知该社区共有居民 2 000 人,试用单纯随机抽样方法抽取 100 人作为样本。

先将全社区居民编号为 1,2,…,2 000;再查随机数字表(附表 3)随意确定一起点和走向。例如,从第 6 行第 1 个数字开始,依横向抄录 100 组随机数字,每组为 4 个数字,凡后面出现与前面相同的数字略去不计,如 1 622,7 794,3 949,…,8 845 等;凡首位数字≥8 者减 8,≥6 而<8 者减 6,≥4 而<6 者减 4,≥2 而<4 者减 2,<2 者不变,这样依次得:1 622,1 794,1 949,…,845 等编号,编号为这些数字的居民就组成了所需的样本。

(2) 系统抽样(systematic sampling)

系统抽样又称为间隔抽样或机械抽样。首先必须确定总体的范围和样本例数,将总体内的观察单位依次编号;其次确定抽样比 k,即确定抽样间隔;然后从 1 到 K 个整数中随机选取一个数作为起点,每隔 k 个个体等间隔地抽取观察单位,组成样本。

【例 3.5】 某研究欲调查学生睡眠质量,计划在某小学进行预调查。该校有学生 1 200 人,试按系统抽样法抽取 120 人的样本。

本例总体例数 $N=1 200$,样本例数 $n=120$,抽样间隔 $k=N/n=10$,先将该校所有学生依次编号为 1 到 1 200,再在 1~10 之间确定一个随机数,比如为 6,于是,学生编号为 6,16,26,…,1 196 者组成了样本。

系统抽样的优点在于简单、快速、方便,容易得到一个按比例分配的样本。但是,当总体内观察单位呈周期性或单调增减趋势时,系统抽样可能因规律间隔得到有偏倚的样本,代表性降低。目前尚无可靠的统计方法来估计其抽样误差,在实际工作中,一般按单纯随机抽样来处理。

总体内的个体分布无规律性或周期性时,可恰当地应用系统抽样;在多阶段抽样中,与其他抽样方法结合,用于后阶段抽样,也可发挥其优点。

(3) 分层抽样(stratified sampling)

将总体按某种特征划分为若干个组别、类型或区域等次级总体(即"层",strata),从每层内独立抽取一个随机样本,再合成最后的样本,称为分层抽样。每层具体抽样方法可用单纯随机抽样或系统抽样等。分层的原因常常是层间变异较大,因此分层的原则是分层后层内变异尽可能小。

一般说来,分层抽样可以提高样本的精密度。各层样本的分配比,可采用总体 N 中各层个体数 N_i 所占的比例($p_i=N_i/N$),称为比例分配。若总的样本例数为 n,各层的样本例数应为 np_i。也可用不同的抽样比 p_i,如(3.1)式所示。抽样比不仅要考虑层的大小(N_i),还要考虑各层内个体间的变异(如标准差 σ_i),以尽可能控制抽样误差,这种分配样本的方法称为最优分配。

$$p_i = \frac{N_i\sigma_i}{\sum N_i\sigma_i} \tag{3.1}$$

在实际工作中第 i 层总体的参数一般根据以往的经验、文献资料或预试调查来估计,但常常没有可用信息。故最优分配的一般原则除了根据变异大小来决定抽样数,如变异小的层少抽,变异大的层多抽,还可能基于调查费用和各层包含有意义个体数的多寡来决定抽样数。

分层抽样的优点在于可以有效控制抽样误差,从而提高估计精度和检验效能,因此所需样本含量相对更小;考虑到重要因素的分布,可以保证样本代表性。缺点在于实施过程复杂,要求在抽样前确定分层变量以及抽样比例等。

分层抽样适用于总体分层变量明确,且层内变异小而层间变异大的情形。

（4）整群抽样（cluster sampling）

整群抽样是以自然存在的集体单位或人为划分的群体（例如家庭、街道、乡、村、工厂、学校等）作为抽样单元进行随机抽样，其对应群随机设计（cluster randomization design）。

【例 3.6】 欲调查某县人群的某种疫苗的接种率，以该县共 300 个自然村为基本抽样单元，从中抽取 30 个村，然后对所抽取的 30 个村的全部居民进行调查。

先将所有自然村进行编号，然后从随机数表中取 3 位数随机数，确保所取随机数随机抽样小于 300，其中编号小于 30 的自然村的所有居民进入最后的样本。

整群抽样的优点是简单、快捷，易于得到样本，节省抽样费用。但其明显的缺点是：抽样误差大，获得样本的代表性差，需要通过更大的样本数来控制抽样误差；统计描述和统计推断所需的统计方法均较为复杂。

整群抽样适用于包含自然的群组，且群内变异大而群间变异小的总体。

（5）多阶段抽样（multi-stage sampling）

将抽样总体逐步分成不同的抽样单元，每一个阶段随机抽取一定的抽样单元，不同阶段的抽样单位称为一级，二级……k 级抽样单元。最低一级的所有抽样单元合成为最后的样本。各级抽样可结合使用不同的抽样方法，最简单的情形是二阶段抽样（two-stage sampling）。

【例 3.7】 欲调查全国 2022 年慢性病患病情况，基本抽样计划为首先随机抽取一级单元，10 个省级行政区；其次在每个省随机抽取 5 个二级单元，县（区）；然后再从每个抽中的县区抽取三级单元，乡或街道；最后对一级抽样单元的所有家庭进行入户调查。

多阶段抽样可以结合不同抽样方法方便地得到样本，以保证样本的代表性和控制抽样误差。但由于多阶段抽样结合采用不同的分组方法和不同的抽样方法，组合变化较多，因此需要较多的管理方面的投入，而且统计量的计算也相应比较复杂。

大规模调查常采用多阶段抽样，可按行政区划逐级进行，实际操作中管理较方便，故在实际工作中应用较多。

表 3.5 所列为常用抽样方法及其优缺点。

表 3.5　常用抽样方法及其优缺点

抽样方法	方法简介	优点	缺点	适用
单纯随机抽样	总体的每一个体等概率被抽取	样本随机性最好	抽样框不易设定	目标总体较小
系统抽样	随机起点，等间隔抽样	简单易行	内部规律性导致偏倚	目标总体较小且分布均匀
分层抽样	在预先定义的亚群中进行随机抽样	样本代表性好	需定义亚群特征	亚群定义明确
整群抽样	以群为单位的随机抽样	简单易行	抽样误差大，统计分析复杂	总体包含自然单元
多阶段抽样	分级多步抽样	实施方便	管理难度大，统计分析复杂	大规模调查

本 章 小 结

1. 研究设计的基本意义在于合理利用研究资源，得出尽可能客观的科学结论。

2. 实验研究的基本要素为处理因素、受试对象和实验效应。

3. 实验设计的基本原则为对照、随机化和重复原则。

4. 实验设计的常见类型包括完全随机设计、配对设计和随机区组设计等。实际应用中应根据研究目的和基本要素的不同情况合理选择。

5. 常用随机抽样方法包括单纯随机抽样、系统抽样、分层抽样、整群抽样和多阶段抽样。实际工作中常常结合不同抽样方法进行多阶段抽样。

复习思考题

简答题

1. 配对设计中实验对象经配对后,分组时为何仍需随机化?

2. 何谓对照? 简述其意义和类型。

3. 实验研究的基本要素是什么? 它们间的关系如何?

4. 试述常用的几种抽样方法及其优缺点。

5. 研究 3 个剂量的抗癌药物的抑瘤效果,每组拟用 12 只模型鼠,试将 36 只模型鼠随机分入各组。

6. 何谓分层抽样的最优分配? 在实际工作中如何实现?

4 常用概率分布

随机变量的性质取决于它的分布规律,本章介绍三个最常用的分布模型,包括连续型变量的正态分布、离散型变量的二项分布与泊松分布(Poisson distribution)。

4.1 正态分布

前面第 2.1 节中,我们已将例 2.1 的频数表资料,绘制成图 2.1 的直方图。若以各组频率密度(频数/样本例数)为纵坐标绘制直方图,则各条形面积为相应频率,和为 1(100%)。可以设想,如果将观察人数逐渐增多,组距不断缩小,图中直条将逐渐变窄,其顶端将逐渐接近于一条光滑的曲线,这条曲线称为频率分布曲线。如图 4.1 所示,图 4.1(a)~图 4.1(c)为样本例数较大,组数不断增加时的样本的频率分布,图 4.1(d)光滑连续曲线则表示样本所属总体的理论概率分布。该曲线中间高两头低,略呈钟形,左右对称,近似正态分布(normal distribution)。由于频率的总和等于 100% 或 1,故横轴上曲线下的面积等于 100% 或 1。

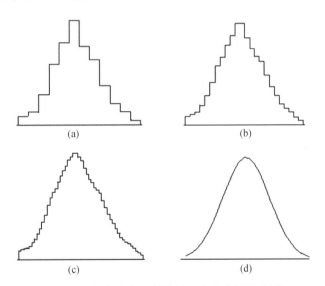

(a)　　　　　　　　　　(b)

(c)　　　　　　　　　　(d)

图 4.1　频率分布逐渐接近正态分布的示意图

正态分布又称高斯分布(Gaussian distribution),是一种最常见、最重要的连续型分布,应用甚广。

4.1.1　正态分布的定义

若随机变量的概率密度函数是:

$$f(x) = \frac{1}{\sqrt{2\pi}\sigma} e^{-\frac{(x-\mu)^2}{2\sigma^2}}, \quad -\infty < x < +\infty \tag{4.1}$$

则称随机变量 X 服从正态分布,X 为正态变量。其中 μ 为随机变量 X 的总体均数,σ 为总体标准差,μ 和 σ 是正态分布的两个参数(parameter);π 和 e 均为常量。π 为圆周率,其近似值为 3.141 59;

e 为自然对数的底,其近似值为 2.718 28。若 X 服从均数为 μ、方差为 σ^2 的正态分布,则简记为 $X \sim N(\mu, \sigma^2)$。

4.1.2 正态分布的性质

已知 μ 和 σ,对应的正态分布就确定了,并有如下性质:

(1) 最大值 正态分布只有一个高峰,高峰位置在 $x = \mu$ 处。x 越远离 μ,$f(x)$ 值越小,但曲线 $f(x)$ 与 x 轴永不相交。

(2) 对称性 正态分布以均数为中心,左右对称。式(4.1)中,$(x - \mu)$ 值无论正负,$(x - \mu)^2$ 恒为正,只要 $(x - \mu)$ 的绝对值相等,则纵高 $f(x)$ 相等,因此正态分布以均数为中心,左右对称。

(3) 位置和形状参数 正态分布的两个参数 μ 和 σ 决定了分布的位置和形状。其中 μ 是位置参数,如图 4.2,当 σ 恒定时,μ 越大,则曲线沿横轴越向右移动;反之,μ 越小,则曲线沿横轴越向左移动。σ 是变异度参数,如图 4.3,当 μ 恒定时,σ 越大,表示数据越分散,曲线越"矮胖";σ 越小,表示数据越集中,曲线越"高瘦"。一个确定的正态分布总体对应着一条确定的正态分布曲线,不同的正态分布曲线则代表着不同的正态分布总体。

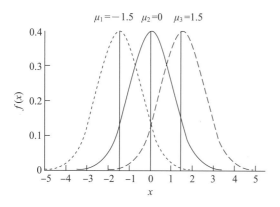

图 4.2 不同均数 μ 对应的正态分布示意图　　　图 4.3 不同标准差 σ 对应的正态分布示意图

(4) 正态变量的标准化变换

对任何服从正态分布 $N(\mu, \sigma^2)$ 的随机变量 X 做如下标准化变换:

$$Z = \frac{X - \mu}{\sigma} \tag{4.2}$$

将变换成均数为 0、方差为 1 的正态分布,称为标准正态分布(standard normal distribution),简记为 $Z \sim N(0, 1)$。Z 称为标准正态(离)差(standard normal deviate)。标准正态分布的概率密度函数为 $\varphi(z)$:

$$\varphi(z) = \frac{1}{\sqrt{2\pi}} e^{-\frac{z^2}{2}}, \quad -\infty < z < +\infty \tag{4.3}$$

式(4.2)也就是将图 4.2 的原点移到 $(\mu, 0)$ 的位置,横轴尺度以 σ 为单位,使变换后的变量成为标准正态变量(图 4.4)。这一变换极为重要,它并不影响正态分布的基本性质,却为实际应用带来很大方便。它总可以将一般的正态变量通过标准化变换化成同一个标准正态变量。在弄清楚标准正态分布的性质后,也就不难推论到一般正态分布了,如在计算正态曲线下的面积分布时,往往借助标准正态分布而求得。

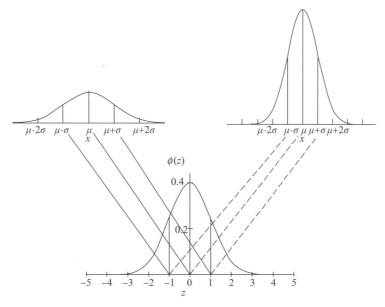

图 4.4　一般正态分布变换成标准正态分布的示意图

经过反变换

$$X = \mu + Z\sigma \tag{4.4}$$

可将标准正态变量变换成任意的正态变量。

4.1.3　正态曲线下面积的分布规律

实际工作中,经常需要了解正态曲线下横轴上的一定区间的面积占总面积的百分数,用以估计当资料服从正态分布时某区间的例数占总例数的百分数(频率分布),或变量值落在某区间的概率(概率分布)。正态分布曲线下一定区间的面积,可以通过式(4.1)的积分来求得,即

$$F(x) = \int_{-\infty}^{x} \frac{1}{\sqrt{2\pi}\sigma} e^{-\frac{(t-\mu)^2}{2\sigma^2}} dt \tag{4.5}$$

式中 $F(x)$ 为正态变量 X 的累计分布函数,反映正态曲线下,横轴尺度自 $-\infty$ 到 x 的面积,即左侧累计面积(概率)。

对式(4.6)进行积分,计算更为简便,即

$$\Phi(z) = \int_{-\infty}^{z} \frac{1}{\sqrt{2\pi}} e^{-\frac{t^2}{2}} dt \tag{4.6}$$

式中 $\Phi(z)$ 为标准正态变量 Z 的累计分布函数,反映标准正态曲线下,横轴尺度自 $-\infty$ 到 z 的面积,也是左侧累计面积(概率)。为了省去计算的麻烦,统计学家已按式(4.6)编成了标准正态分布曲线下的面积表(附表1)。

【例 4.1】　求标准正态分布曲线下区间 $(-\infty, 1.96)$ 的面积。

(1) 先求区间 $(-\infty, -1.96)$ 的面积,查附表 1 知,在表的左侧找到 -1.9,在表的上方找到 0.06,-1.9 所在行与 0.06 所在列的相交处值为 $0.025\ 0$,即标准正态分布曲线下区间 $(-\infty, -1.96)$ 的面积是 0.0250。正态分布曲线下的面积为 1,且关于均数是对称的,故标准正态曲线下对称于 0 的区间的面积相等。例如区间 $(1.96, \infty)$ 的面积与区间 $(-\infty, -1.96)$ 的面积相等,亦为 0.0250[见图 4.5(a)]。因而附表 1 只列出 $\Phi(-z)$ 值。

(2) 区间$(-\infty,1.96)$的面积为$1-(1.96,+\infty)$的面积,即$1-0.025=0.975$。

【例 4.2】 求标准正态分布曲线下区间$(-\infty,-2.58)$的面积与区间$(2.58,\infty)$的面积。

根据 $z=-2.58$,查附表 1,在表的左侧找到-2.5,在表的上方找到 0.08,二者相交处为 $0.004\,9$,意即标准正态分布曲线下区间$(-\infty,-2.58)$的面积是 $0.004\,9$,约为 0.5%。区间$(2.58,+\infty)$的面积亦为 0.5%〔见图 4.5(b)〕。

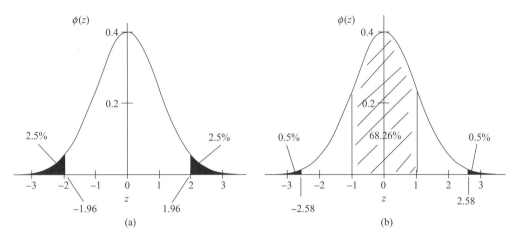

图 4.5 标准正态分布曲线下面积分布示意图

【例 4.3】 求标准正态曲线下区间$(-1,1)$的面积。

区间$(-1,1)$的面积为〔见图 4.5(b)〕:

$$1-(-\infty,-1)的面积-(1,\infty)的面积$$
$$=1-2\times(-\infty,-1)的面积$$
$$=1-2\times0.158\,7$$
$$=0.682\,6$$

一般正态分布曲线下的面积计算法:

当 μ、σ 和 X 已知时,须先按式(4.2)求得 Z 值,意指 $X-\mu$ 是标准差的 Z 倍,再用 Z 值查附表 1,得所求区间面积占总面积的比例。当 μ 和 σ 未知时,常分别用样本均数 $\bar{X}$ 和样本标准差 s 对 μ 和 σ 做出估计。

【例 4.4】 求正态分布 $N(128.64,4.85^2)$ 曲线下区间$(119.13,138.15)$的面积。

本例均数为 128.64,标准差为 4.85。先用公式(4.2)求对应的 Z 值:

$$Z_{\mathrm{L}}=\frac{(119.13-128.64)}{4.85}=-1.96$$

$$Z_{\mathrm{U}}=\frac{(138.15-128.64)}{4.85}=1.96$$

即区间$(119.13,138.15)$内的面积相当于 $\mu-1.96\sigma$ 到 $\mu+1.96\sigma$ 的面积,等于标准正态分布曲线下区间$(-1.96,1.96)$的面积,其值为:

$$1-2\times标准正态分布曲线下区间(-\infty,-1.96)的面积$$
$$=1-2\times0.025$$
$$=0.95$$

即正态分布 $N(128.64,4.85^2)$ 曲线下区间$(119.13,138.15)$的面积占总面积的 95%。对于近似正态分布的资料,理论上 $\mu\pm1.96\sigma$ 及 $\mu\pm2.58\sigma$ 的区间面积(该区间的观察单位数)分别各占总面积(总观察单位数)的 95% 及 99%,在正态分布的应用中会经常见到。

4.1.4 正态分布的应用

1. 概括估计变量值的频数分布

某些医学现象服从正态分布或近似正态分布,如同性别、同年龄儿童的身高,同性别健康成人的红细胞数、血红蛋白量、脉搏数等,以及实验中的随机误差,一般表现为正态分布,均可按正态分布原理来处理。对于近似正态分布的资料,只要求得均数和标准差,便可就其频率分布做出大概估计。

【例 4.5】 例 2.1 中,某地 120 名 7 岁男童的身高,已知均数 $\overline{X}=128.64$ cm,标准差 $S=4.85$ cm,(1) 试估计该地 7 岁男童身高在 120 cm 以下者占该地 7 岁男童总数的百分数。(2) 分别求 $\overline{X}\pm S$、$\overline{X}\pm1.96S$、$\overline{X}\pm2.58S$ 范围 7 岁男童人数占该组儿童总数的实际百分数,并说明其与理论百分数是否相近。

(1) 按式(4.2)求 Z:

$$Z=\frac{120-128.64}{4.85}=-1.78$$

查附表 1,得 0.037 5,即该地 7 岁男童身高在 120 cm 以下者,估计约占 3.75%。

(2) 计算结果见表 4.1。

表 4.1 120 名 7 岁男童身高的实际分布与理论分布比较

$\overline{X}\pm ZS$	身高范围/cm	实际分布		理论百分数/%
		人数	百分数/%	
$\overline{X}\pm1.00S$	123.79~133.44	80	66.67	68.27
$\overline{X}\pm1.96S$	119.13~138.15	113	94.17	95.00
$\overline{X}\pm2.58S$	116.13~141.15	119	99.17	99.00

表 4.1 中实际分布的"人数"是由例 2.1 实测数据统计得出的,如 120 名儿童的实测身高在 119.13~138.15 cm 范围者有 113 人,占总人数的 113/120=94.17%,余仿此。将 $\overline{X}$ 作为 μ 的估计值,将 S 作为 σ 的估计值,可在直方图的基础上绘制出正态分布曲线,见图 2.1。可见本资料的实际分布与理论分布是很接近的。

很多医学资料是呈偏态分布的,有的经过变量变换可转换为正态分布,如环境中某些有害物质的浓度、食品中某些药物的残留量、某些临床检验结果、某些疾病的潜伏期以及医院病人住院天数等,都呈偏态分布,不便做统计处理,常在施以对数变换后(即用 $\log X$ 代替原数据 X,详见 6.4.2 节),如果能转换为正态分布(这里我们说 X 服从对数正态分布),亦可按正态分布规律处理。

2. 制定参考值范围

参考值范围(reference ranges),又称正常值范围(normal ranges),是指绝大多数正常人的某指标范围。它来源于临床上对疾病诊断和治疗的实际需要,系指正常人的解剖、生理、生化等各项指标观测值的波动范围。由于这些观测值因人、因时而异,故不能将某个人某时的观测值作为正常值,而必须确定一个波动范围。如一般以 $(4\sim10)\times10^9$ 个/L 作为成人白细胞总数的正常值范围。实际工作中常将正常值范围简称为正常值,但不能因此忘却范围的概念。

现代医学中正常值的概念有了较大的发展,如卫生学上对食品、空气、水、化妆品等的卫生标准的制定,流行病学中某传染病隔离期限的确定,少儿卫生中不同性别、年龄儿童的各项生长发育指标的等级标准的确定,管理工作中工作额定标准的制定,动物实验中标准动物的确定,等等。凡此种种,有个共同点就是确定标准,用于分类判别和综合评价。因此,正常值范围的应用领域、研究内容和研究方法都越来越广泛和深入。

(1) 确定正常值范围的一般原则和步骤

① 抽取足够例数的正常人样本　正常值范围是以正常人为对象,根据样本数据来确定的。所谓正常人,并不是指机体的任何器官、组织的形态和机能都是正常的人,而是指排除了影响所研究指标的疾病和有关因素的人。例如,研究血清谷丙转氨酶活性的正常值,选取正常人的条件为肝、肾、心、脑、肌肉等无器质性疾患,近期无特殊用药史(如氯丙嗪、异烟肼等),测定前未做剧烈运动等。正常人是抽样的同质基础,保证研究对象的同质性是确定正常值范围的首要问题。

正常值范围是根据样本分布来确定的,样本分布愈接近总体分布,所得结果愈可靠,因此要保证样本含量足够多。样本含量的确定应视具体情况提出不同要求,一般认为每组应在 100 例以上,但不要片面追求大样本,以致"正常"标准不严、测定方法不精确、操作马虎,影响数据本身的可靠性。

② 对选定的正常人进行准确而统一的测定　保证原始资料可靠是确定正常值范围的前提。为此,必须严格控制检测误差(包括分析仪器的灵敏度、试药的纯度、操作技术的熟练程度、标准的掌握等),进行准确而统一的测定。

③ 决定取单侧范围值还是双侧范围值　正常值范围是取单侧还是双侧需根据指标的实际用途来确定。如白细胞总数无论过高或过低均属异常,故其正常值范围需要分别确定下限和上限,采用双侧正常值范围。又如:肺活量是愈大愈好,通常只以过低为异常,只需确定其下限;尿铅通常只以过高为异常,只需确定其上限。这类情况采用单侧正常值范围。

④ 选定适当的百分范围　正常值范围的意思是绝大多数正常人的观测值都在此范围以内。这个绝大多数,习惯上指正常人的 80%、90%、95%(最常用)或 99% 等,需根据正常人和病人的数据分布特点选定百分界限。例如,根据正常人样本确定了血清谷草转氨酶正常值单侧 95% 上限为 37 U/L,即容许有 5% 的正常人被判为异常,称为假阳性。事实上也可能有一部分肝功能异常的病人,其血清谷草转氨酶在 37 U/L 以下,如果按这个标准就是假阴性。若提高上限值,假阳性可以减少,但假阴性必然增加;反之,若降低上限值,假阴性可以减少,但假阳性必然增加。所以正常值范围的确定,最好把正常人和病人的数据分布结合起来,平衡假阳性和假阴性的比例。有两种情况:一是正常人和病人的数据分布没有重叠,这时只要求减少假阳性就行了;二是正常人和病人的数据分布有重叠,这时需要兼顾假阳性与假阴性。在正常人和病人的数据分布重叠较多时,也可确定可疑范围。

⑤ 估计界值　即根据资料的分布类型、样本含量的多少及研究者的要求,选用适当的方法,确定正常值范围的界值。

(2) 确定参考值范围的方法

① 正态分布法　4.1.3 节讲述的正态曲线下面积的分布规律可用于正常值范围的确定。对于服从正态分布或近似正态分布的资料,可按下式估计医学参考值范围:

$$\overline{X} \pm ZS \tag{4.7}$$

式中 $\overline{X}$ 为样本均数,S 为样本标准差,常用 Z 界值可根据要求由表 4.2 查出,该表同附表 1,只是有效数字多一位。应根据专业知识确定单侧还是双侧参考值范围,正确运用式(4.7)。

表 4.2　常用 Z 界值表

参考值范围/%	单侧	双侧
80	0.842	1.282
90	1.282	1.645
95	1.645	1.960
99	2.326	2.576

应用本法的条件是资料服从正态分布,样本均数和标准差趋于稳定,样本含量以不少于50为宜。本法亦可用于经变量变换后服从正态分布的资料,如对数正态分布。

【例4.6】 某地调查正常成年女子104人的血清总胆固醇,近似服从正态分布,得均数 $\overline{X}=4.03$ mmol/L,标准差 $S=0.659$ mmol/L。试估计该地成年女子血清总胆固醇的95%参考值范围。

因血清总胆固醇过多或过少均为异常,故按双侧估计95%界值。按式(4.7):

下限为 $\overline{X}-1.960S=4.03-1.960\times0.659=2.74$(mmol/L)

上限为 $\overline{X}+1.960S=4.03+1.960\times0.659=5.32$(mmol/L)

即该地成年女子血清总胆固醇的95%参考值范围是2.74~5.32(mmol/L)。超出此范围者可视为异常。

② 百分位数法 用百分位数法估计正常值范围的界值,就是根据正常人样本,计算选定的百分范围所对应的百分位数。见表4.3。

表4.3 常用正常值范围所对应的百分位数 P_x

参考值范围/%	单侧		双侧	
	下限	上限	下限	上限
80	P_{20}	P_{80}	P_{10}	P_{90}
90	P_{10}	P_{90}	P_5	P_{95}
95	P_5	P_{95}	$P_{2.5}$	$P_{97.5}$
99	P_1	P_{99}	$P_{0.5}$	$P_{99.5}$

应用本法的条件是样本含量较多,分布趋于稳定,样本含量以不少于150为宜。其优点是可用于任何分布,甚至分布不明的资料。

【例4.7】 用硫酸-高锰酸钾-硝酸消化法和无火焰原子吸收光谱法测得某市238例正常人发汞值,如表4.4,试确定该市发汞值的95%正常值范围。

发汞值只以过高为异常,故取单侧95%上限。

表4.4 238例正常人发汞值的频数分布

发汞值/($\mu g/g$)	频数(f)	累计频数($\sum f$)	累计频率/%
0.3~	20	20	8.4
0.7~	66	86	36.1
1.1~	60	146	61.3
1.5~	48	194	81.5
1.9~	18	212	89.1
2.3~	16	228	95.8
2.7~	6	234	98.3
3.1~	1	235	98.7
3.5~	0	235	98.7
3.9~4.3	3	238	100.0

P_{95} 的位置在"2.3~"组段内,根据公式(2.8),有

$$P_{95} = 2.3 + \frac{0.4}{16}(238 \times 95\% - 212) = 2.65(\mu g/g)$$

据此认为该市发汞值的 95% 正常值范围(上限)为 2.65 $\mu g/g$。即大于此值者为异常。

确定正常值范围的方法还很多,如预测区间法、k 因子法、分割值法、特定分布法等,这里不一一介绍,有兴趣的读者可参考有关文献。

(3) 正态分布是许多统计方法的理论基础

常用的 Z 检验就是以正态分布为理论基础的假设检验方法。统计推断中常用的 χ^2 分布、t 分布与 F 分布等都是在正态分布的基础上推导出来的(详见第 5 章)。某些分布,如 t 分布、二项分布、泊松分布等的极限形式均为正态分布,在一定条件下,均可按正态近似的原理来处理。

4.2 二项分布

在医学上常遇到一些事件,有且只有两种对立的结果之一,如在毒理试验中,动物的生存与死亡;在动物诱癌试验中,动物发癌与不发癌;在流行病学观察中,接触某危险因素的个体发病与不发病;在药物治疗方案研究中,病人的治愈与未愈;理化检验结果的阴性与阳性等。此类事件均表现为两种对立的结果,每个个体的观测值取且只取其中之一。对这类事件常用二项分布进行描述。

4.2.1 二项分布的定义

【例 4.8】 设小白鼠接受某种毒物一定剂量时,其死亡率为 80%,对于每只小白鼠来说,其死亡概率为 0.8,生存概率为 0.2。若每组各用三只小白鼠(分别标记为甲、乙、丙)逐只做实验,观察每组小白鼠存亡情况,如果计算生与死的顺序,则共有 8 种排列方式,如表 4.5 第(1)栏所示;如果只计生与死的数目,则只有 4 种组合方式,如表 4.5 第(3)(4)栏所示。

表 4.5 三只小白鼠存亡的排列和组合方式及其概率的计算

所有可能结果			每种结果的概率	死亡数 (X)	生存数 $(n-X)$	不同死亡数的概率 $[C_n^X \pi^X (1-\pi)^{n-X}]$
甲	乙	丙				
(1)			(2)	(3)	(4)	(5)
生	生	生	$0.2 \times 0.2 \times 0.2 = 0.008$	0	3	0.008
生	生	死	$0.2 \times 0.2 \times 0.8 = 0.032$			
生	死	生	$0.2 \times 0.8 \times 0.2 = 0.032$	1	2	0.096
死	生	生	$0.8 \times 0.2 \times 0.2 = 0.032$			
生	死	死	$0.2 \times 0.8 \times 0.8 = 0.128$			
死	生	死	$0.8 \times 0.2 \times 0.8 = 0.128$	2	1	0.384
死	死	生	$0.8 \times 0.8 \times 0.2 = 0.128$			
死	死	死	$0.8 \times 0.8 \times 0.8 = 0.512$	3	0	0.512

由于实验逐只进行,每只小鼠的存活是互相独立的,根据概率的乘法法则(即几个独立事件同时发生的概率等于各独立事件的概率之积),可算出每种结果的概率,见第(2)栏。再根据概率的加法法则(即互不相容事件和的概率等于各事件的概率之和),算得死亡数分别为 0、1、2、3 时的概率,如第(5)栏。其值正好与下列二项展开式的各项相对应:

$$(0.2 + 0.8)^3 = 0.2^3 + 3 \times 0.2^2 \times 0.8 + 3 \times 0.2 \times 0.8^2 + 0.8^3$$

生存概率　死亡概率　　　三生　　　　　　　二生一死　　　　　一生二死　　　　　三死

二项式展开式的表达式为:

$$[(1-\pi)+\pi]^n = \sum_{X=0}^{n} C_n^X \pi^X (1-\pi)^{n-X} \tag{4.8}$$

式中 π 为总体阳性率; n 为样本例数; X 为样本阳性数; C_n^X 为从 n 个中抽取 X 个的组合数,其公式为:

$$C_n^X = \frac{n!}{X!(n-X)!}$$

其中 $n!$ 为 n 的阶乘数, $n!=1\times2\times3\times\cdots\times n$,并约定 $0!=1$。

二项式展开式中的各项就对应于各死亡数 (X) 的概率,其和为 1。二项分布(binomial distribution)由此得名。

若从阳性率为 π 的总体中随机抽取含量为 n 的样本,其中阳性数恰好为 X 例的概率为:

$$P(X) = C_n^X \pi^X (1-\pi)^{n-X} \tag{4.9}$$

称 X 服从参数为 n 和 π 的二项分布,记为 $X \sim B(n,\pi)$。其中参数 n 由实验者确定,而 π 常常是未知的,常用理论值或经验值替代,或用样本统计量做出估计。

4.2.2 二项分布的性质

(1) 二项分布的均数与标准差　在二项分布资料中,当 π 和 n 已知时,它的均值 μ 及其标准差 σ 可由式(4.10)与式(4.11)算出。

$$\mu = n\pi \tag{4.10}$$

$$\sigma = \sqrt{n\pi(1-\pi)} \tag{4.11}$$

【例 4.9】　求例 4.8 平均死亡鼠数及标准差。

将 $\pi=0.8$, $n=3$ 代入式(4.10)和(4.11),得:

平均死亡鼠数 $\mu = n\pi = 3 \times 0.8 = 2.4$（只）

标准差 $\sigma = \sqrt{n\pi(1-\pi)} = \sqrt{3 \times 0.8 \times (1-0.8)} = 0.69$（只）

若均数与标准差不用绝对数表示,而用率表示,即式(4.10)和式(4.11)分别除以 n,得:

$$\mu_P = \pi \tag{4.12}$$

$$\sigma_P = \sqrt{\frac{\pi(1-\pi)}{n}} \tag{4.13}$$

由于式(4.13)中的 σ_P 是率的标准差,故称率的标准误。当 π 未知时,常以样本率 p 来估计,则式(4.13)可改为:

$$S_p = \sqrt{\frac{p(1-p)}{n}} \tag{4.14}$$

(2) 二项分布的累计概率(cumulative probability)

常用的有左侧累计和右侧累计两种方法。从阳性率为 π 的总体中随机抽取 n 个个体,则

最多有 k 例阳性的概率：$\qquad P(X \leqslant k) = \sum_{X=0}^{k} P(X)$ $\qquad$ (4.15)

最少有 k 例阳性的概率：$\qquad P(X \geqslant k) = \sum_{X=k}^{n} P(X)$ $\qquad$ (4.16)

其中，$X = 0, 1, 2, \cdots, k, \cdots, n$。

对于概率计算，可借助下列递推公式：

$$P(X+1) = \frac{n-X}{X+1} \times \frac{\pi}{1-\pi} P(X) \tag{4.17}$$

【例 4.10】 根据以往经验，用某药治疗某病的治愈率为 70%，今有 10 个患者用该药治疗，问：① 至少治愈 8 人的概率为多少？② 最多治愈 1 人的概率为多少？

本例 $\pi = 0.7, 1 - \pi = 0.3, n = 10$，依题意，

① 至少治愈 8 人的概率，按式(4.16)有：

$P(X \geqslant 8) = P(8) + P(9) + P(10)$

按式(4.9)有：$P(8) = \dfrac{10!}{8!(10-8)!} \times 0.3^2 \times 0.7^8 = 0.233\ 474\ 441$

按式(4.17)有：$P(9) = 0.233\ 474\ 441 \times \dfrac{10-8}{8+1} \times \dfrac{0.7}{1-0.7} = 0.121\ 060\ 821$

$\qquad P(10) = 0.7^{10} = 0.028\ 247\ 525$

则 $P(X \geqslant 8) = 0.233\ 474\ 441 + 0.121\ 060\ 821 + 0.028\ 247\ 525 = 0.382\ 782\ 787$

② 最多治愈 1 人的概率为：

$$P(X \leqslant 1) = P(0) + P(1) = 0.3^{10} + C_{10}^1 \times 0.3^{10-1} \times 0.7 = 0.000\ 143\ 686$$

二项分布累计概率可用于统计推断(详见第 8 章)。

(3) 二项分布的图形

已知 π 与 n，就能按式(4.9)计算 $X = 0, 1, \cdots, n$ 时的 $P(X)$ 值。以 X 为横坐标，$P(X)$ 为纵坐标作图，即可绘出二项分布的图形，如图 4.7。其分布的形状取决于 π 与 n 的大小。

① 当 $\pi = 0.5$ 时，分布对称，如图 4.7(b)；当 $\pi < 0.5$ 时，分布呈正偏态，且对同一 n，π 愈小，分布愈偏，如图 4.7(a)；当 $\pi > 0.5$ 时，分布呈负偏态，且对同一 n，π 愈大，分布愈偏，如图 4.7(c)。

② n 相同时，总体率为 π 的二项分布与总体率为 $1-\pi$ 的二项分布，正好呈镜面对称，如图 4.7(a)和图 4.7(c)。

③ 对固定的 π，分布随 n 的增大趋于对称，如图 4.7(d)~4.7(f)。

④ 对固定的 n 和 π，$P(X)$ 随 X 的增大，先增大，直至达到最大值，然后下降。当 $(n+1)\pi$ 为整数时，二项分布在 $X = (n+1)\pi$ 和 $X = (n+1)\pi - 1$ 处达到最大，即有两个最大值；当 $(n+1)\pi$ 不是整数时，二项分布在 $(n+1)\pi$ 取整数位值时达到最大。如图 4.7(a)，$n = 5, \pi = 0.3$，$(5+1) \times 0.3 = 1.8$ 不是整数，故分布在整数位值为 1 处达到最大；又如图 4.7(b)，$n = 5, \pi = 0.5$，$(5+1) \times 0.5 = 3$ 是整数，故分布在 $X = 2$ 和 3 处达到最大。

(4) 二项分布的正态近似 当 π 不接近 0 或 1，n 不是很小，$n\pi \geqslant 5$ 且 $n(1-\pi) \geqslant 5$ 时，二项分布近似正态分布，且有：

$$P(X \leqslant k) \approx \Phi\left(\frac{k - n\pi}{\sqrt{n\pi(1-\pi)}}\right) \tag{4.18}$$

如图 4.7(d)~(f)所示，当 n 愈来愈大时，分布趋于正态。

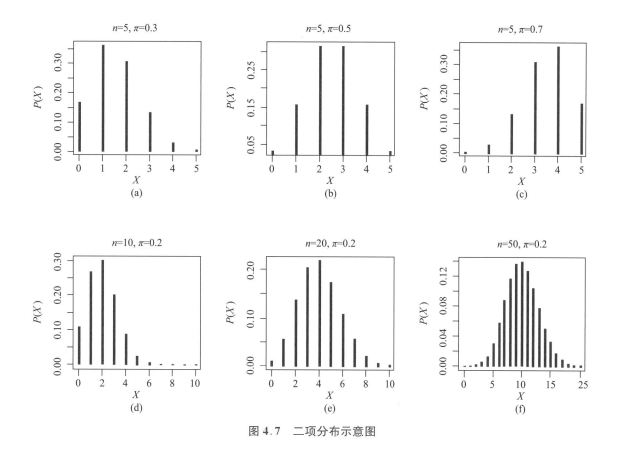

图 4.7　二项分布示意图

4.2.3　二项分布的应用条件

（1）各观察单位只能具有互相对立的一种结果，如阳性或阴性、生存或死亡等，不允许考虑"可疑"等模糊结果，属于二项分类资料。

（2）已知发生某一结果（如阳性）的概率 π 不变，其对立结果的概率则为 $1-\pi$。实际工作中要求 π 是从大量观察中获得的比较稳定的数值。

（3）n 次试验在相同条件下进行，且各观察单位的结果互相独立。即每个观察单位的观察结果不会影响到其他观察单位的结果。如要求疾病无传染性。

4.2.4　二项分布的应用

二项分布是二分类变量统计分析工作的理论基础，特别适用于总体率的参数估计与率的假设检验，参见第 5 章。此外还可用于产品合格率的质量控制，研究某些疾病的家族聚集性及简化实验分析工作等。

4.3　泊松分布

泊松分布是用来描述小概率事件发生规律的一种重要分布。它可用于分析医学上诸如人群中遗传缺陷、癌症等发病率很低的非遗传性疾病的发病或患病人数的分布；也可以用于研究单位时间（或单位空间、容积内）某罕见事件发生次数的分布，如分析在单位面积或容积内细菌数的分布，在单位空间中某种昆虫或野生动物数的分布等。

4.3.1 泊松分布的定义

所谓随机变量 X 服从泊松分布,是指在足够多的 n 次独立试验中,X 取值为 $0,1,2,\cdots$ 的相应概率为

$$P(X=k)=\frac{\lambda^k}{k!}\mathrm{e}^{-\lambda},k=0,1,2,\cdots \tag{4.19}$$

式中参数 λ 即为总体均数,称 X 服从参数为 λ 的泊松分布,记作 $X\sim P(\lambda)$。泊松分布可以看作是发生的概率 π(或未发生的概率 $1-\pi$)很小,而观察例数 n 很大时的二项分布。有些情况 n 和 π 都难以确定,只能以观察单位(时间、空间、面积等)内某种稀有事件的发生数 X 来表示,如每毫升水中的大肠杆菌数、每个观察单位中粉尘的计数等。

4.3.2 泊松分布的性质

(1) 总体均数 λ 与总体方差相等是泊松分布的重要特征。

(2) 当 n 很大,而 π 很小,且 $n\pi=\lambda$ 为常数时,二项分布近似泊松分布。

(3) 当 λ 增大时,泊松分布渐接近正态分布。一般而言,$\lambda\geqslant20$ 时,泊松分布资料可作为正态分布处理。

(4) 泊松分布具有可加性。即对于服从泊松分布的 m 个互相独立的随机变量 $X_1,X_2,\cdots,X_m$,它们之和也服从泊松分布,且其均数为这 m 个随机变量的均数之和。

4.3.3 泊松分布的应用

(1) 概率估计

【例 4.11】 如果某地新生儿先天性心脏病的发病率为 8‰,那么该地 120 名新生儿中恰好有 4 人患先天性心脏病的概率有多大?

新生儿先天性心脏病的发病率 $\pi=8‰$,新生儿人数 $n=120$,其中患先天性心脏病的人数服从二项分布。因为 8‰较小,120 较大,所以可以认为患先天性心脏病的人数近似地服从泊松分布。

$$\lambda=n\pi=120\times0.008=0.96$$

则

$$P(X=4)=\frac{0.96^4}{4!}\mathrm{e}^{-0.96}=0.014$$

(2) 单侧累计概率计算

与二项分布问题相同,泊松分布也经常需要计算累计概率。如果稀有事件发生次数的总体均数为 λ,那么该稀有事件发生次数至多为 m 次的概率为

$$P(X\leqslant m)=\sum_{k=0}^{m}P(X=k)=\sum_{k=0}^{m}\frac{\lambda^k}{k!}\mathrm{e}^{-\lambda}$$

发生次数至少为 m 次的概率为

$$P(X\geqslant m)=1-P(X\leqslant m-1)=1-\sum_{k=0}^{m-1}P(X=k)=1-\sum_{k=0}^{m-1}\frac{\lambda^k}{k!}\mathrm{e}^{-\lambda}$$

【例 4.12】 例 4.11 中,至多有 4 人患先天性心脏病的概率有多大? 至少有 5 人患先天性心脏病的概率有多大?

至多有 4 人患先天性心脏病的概率为

$$P(X \leqslant 4) = \sum_{k=0}^{4} P(X=k) = \sum_{k=0}^{4} \frac{0.96^k}{k!} e^{-0.96} = 0.997$$

至少有 5 人患先天性心脏病的概率为

$$P(X \geqslant 5) = 1 - P(X \leqslant 4) = 1 - 0.997 = 0.003$$

本 章 小 结

1. 正态分布是一种非常重要的连续型概率分布，它是许多统计方法的理论基础。很多医学现象服从或近似服从正态分布，或经过变量变换后近似服从正态分布，可用正态分布理论来处理。

2. 正态分布 $N(\mu, \sigma^2)$ 的基本性质是：① 只有一个高峰，高峰位置在 $X = \mu$ 处。② 以均数为中心，左右对称。③ 有两个参数，位置参数 μ 和变异度参数 σ，它们决定了分布的位置和形状。④ 经标准变换 $Z = \dfrac{X - \mu}{\sigma}$ 变换成标准正态分布 $N(0, 1)$。

3. 正态分布曲线下面积有一定的分布规律。理论上 $\mu \pm 1.96\sigma$ 及 $\mu \pm 2.58\sigma$ 的区间面积（该区间的观察单位数）分别各占总面积（总观察单位数）的 95% 及 99%。

4. 从阳性率为 π 的总体中随机抽取含量为 n 的样本，其中阳性数恰好为 X 例的概率为 $P(X) = C_n^X \pi^X (1-\pi)^{n-X}$。用率表示时，$\mu_p = \pi$，$\sigma_p = \sqrt{\dfrac{\pi(1-\pi)}{n}}$。当 π 未知时，$S_p = \sqrt{\dfrac{p(1-p)}{n}}$。

5. 二项分布的应用条件：① 各观察单位只能具有互相对立的一种结果，属于二项分类资料。② 已知发生某一结果（如阳性）的概率 π 不变，其对立结果的概率为 $1-\pi$。③ n 次试验在相同条件下进行，且各观察单位的结果互相独立。

6. 当 π 不接近 0 或 1，n 不是很小，$n\pi \geqslant 5$ 且 $n(1-\pi) \geqslant 5$ 时，二项分布近似正态分布。

7. 泊松分布是用来描述小概率事件发生规律的一种重要分布。当 n 很大，而 π 很小，且 $n\pi = \lambda$ 为常数时，二项分布近似泊松分布。

复习思考题

一、选择题

1. 正态分布取决于两个参数，即均数 μ 和标准差 σ。（　　），曲线的形态越"矮胖"。
   A. μ 越大　　　　B. μ 越小　　　　C. σ 越大　　　　D. σ 越小

2. 正态分布曲线下从 μ 到 $\mu + 1.96\sigma$ 的面积为（　　）。
   A. 95%　　　　B. 45%　　　　C. 47.5%　　　　D. 97.5%

3. （　　）的均数等于方差。
   A. 正态分布　　B. 二项分布　　C. 泊松分布　　D. 标准正态分布

4. 假定某细菌的菌落数服从泊松分布，今观察得平均菌落数为 9，则菌落数的标准差为（　　）。
   A. 18　　　　B. 9　　　　C. 3　　　　D. 81

5. 流行病队列研究中常以观察人时数为分母计算发病率，所得的率称为发病密度（incidence density，ID）。某研究对 576 名 40~49 岁男性进行随访，观察人年数为 12 252 人年，得到心血管疾病 146 人，发病密度为 11.92 人/1 000 人年，该数据服从的分布为（　　）。
   A. 正态分布　　　B. 对数正态分布　　C. 二项分布　　　D. 泊松分布

二、简答题

1．正态分布与标准正态分布有何区别与联系？

2．什么是参考值范围？如何确定参考值范围？

3．二项分布的应用条件是什么？二项分布与正态分布有何联系？

4．双侧95%正常值范围与服从正态分布 $N(\mu,\sigma^2)$ 总体的 $(\mu-1.96\sigma,\mu+1.96\sigma)$ 范围有何区别与联系？

三、计算分析题

1．正态分布 $N(\mu,\sigma^2)$ 中，小于 $\mu-\sigma$ 者占多大比例？

2．某市2006年调查得到20岁男大学生160人的脉搏（次/min），其均数为76.13，标准差为9.32。已知该资料服从正态分布，确定20岁男生脉搏均数的95%参考值范围。

3．为了解某地区小学生血红蛋白含量的平均水平，某医生随机抽取该地区小学生400人，算得其血红蛋白样本均数为110.4 g/L，标准差为1.5 g/L。

（1）计算血红蛋白含量双侧95%参考值范围。

（2）若已知某个小学生的血红蛋白为95.8 g/L，如何评价？

4．设某病患者自然康复率为20%，分别求10个患者中自然康复1人以下及8人以上的概率。

5 统计推断基础

从总体中随机抽取样本进行研究进而推论总体的研究方法属抽样研究。抽样研究是医学研究中最常见的研究方法之一。由于样本只是总体中的一部分，因此抽样研究会产生这样一些问题：一是如何科学地抽取样本，用什么方法抽样和抽取多大的样本；二是由样本计算的统计量如均数、率与相应的总体均数、率是否相等；三是如何对抽取的样本进行分析，并依此对总体的特征进行推测和判断。第一个问题在第 3 章中已进行了讨论，后面两个问题在本章中讨论，即统计推断（statistical inference）。

5.1 抽样误差与标准误

5.1.1 抽样误差

抽样误差是在抽样研究中产生的样本统计量与相应的总体参数之间的差异。例如：① 从某地 16 岁女中学生中随机抽取 10 名，测得平均身高为 155.2 cm，该样本均数不一定等于该地 16 岁女中学生身高的总体均数。② 某县为血吸虫病流行区，从该县人群中随机抽取 400 人，检出血吸虫感染人数为 60 人，感染率为 15%，该样本感染率不一定等于该地人群的总体感染率。同样，来自同一总体的若干个样本的统计量之间也会存在误差，这种误差也反映了样本统计量与总体参数间的差异。

根据资料的性质和指标类型的不同，抽样误差有多种表达。上述例①是样本均数与总体均数间的差别，称为均数的抽样误差；例②是样本率和总体率之间的差别，称为率的抽样误差。此外，样本的方差与相应的总体方差之间也存在抽样误差，第 10 章中相关系数和回归系数也有抽样误差问题。

由于医学研究中个体差异是客观存在的，因此在抽样研究过程中，抽样误差是不可避免的。数理统计研究表明，抽样误差具有一定的规律性，可用特定的指标描述抽样误差大小。本节以均数的抽样误差和率的抽样误差为例，说明该指标的意义、计算及应用等问题。

5.1.2 标准误

在 2.3 节中已介绍了描述观测值离散程度的指标，如标准差。标准差大，说明观测值的离散程度高。在抽样研究中，如果从同一总体中抽取例数相同的若干个样本，并计算出某种样本统计量（如样本均数），要研究这些样本统计量的离散程度，就要用一个与标准差相类似的统计指标来描述，这个指标称为标准误（standard error）。标准误除了反映样本统计量之间的离散程度外，同时也反映样本统计量与相应的总体参数间的差异，即抽样误差大小。最常用的标准误有两种，即均数的标准误和率的标准误。

1. 均数的标准误

（1）均数标准误的意义　　将来自同一总体的若干个样本均数看作一组新的观测值，研究这些样本均数的频数分布，包括集中趋势与离散趋势，可计算样本均数的均数与标准差。

例如：某市 16 岁女中学生的身高（cm）服从均数为 155.4 cm、标准差为 5.3 cm 的正态分布，记作 $N(155.4, 5.3^2)$。现用计算机做抽样模拟试验，每次随机抽出 10 个观测值（即样本例数 $n=10$），共抽取 100 个样本，求得 100 个样本均数并编成频数分布表（表 5.1）。

从表 5.1 可以看出，原始观测值的分布为正态分布时，样本均数的频数分布基本接近正态分布。

统计理论证明,如果原始观测值分布为偏态分布,当样本例数 n 较大时,其样本均数的分布仍近似服从正态分布,称为大数定律。所以,上述资料可按正态分布处理,求得样本均数的均数等于 155.38 cm,与总体均数 155.4 cm 接近。大数定律表明:样本均数的均数等于原总体的均数(μ)。此外,还可求得样本均数的标准差为 1.71 cm。为了与反映观测值离散程度的标准差区别,统计学中用均数标准误表示样本均数的标准差。均数标准误大,说明样本均数的离散程度高,与总体均数相差也大。因此,均数标准误反映自同一总体中随机抽取样本例数相同的若干样本时样本均数的离散程度以及样本均数与总体均数的差异程度,即反映了均数的抽样误差大小。

表 5.1　100 个样本均数的频数分布($\mu=155.4$ cm, $\sigma=5.3$ cm)

组段/cm	频数
151～	1
152～	6
153～	15
154～	19
155～	27
156～	16
157～	8
158～	5
159 及以上	3
合计	100

(2) 均数标准误的计算　数理统计可以证明,均数标准误的计算公式为

$$\sigma_{\bar{X}} = \sigma / \sqrt{n} \tag{5.1}$$

式中 $\sigma_{\bar{X}}$ 为均数标准误的理论值,σ 为总体标准差,σ 为样本例数。在 σ 已知、样本例数为 n 时,可按式(5.1)求得均数标准误的理论值。例如,上述例子中 $\sigma=5.3$ cm,$n=10$,代入式(5.1)得:

$$\sigma_{\bar{X}} = 5.3 / \sqrt{10} = 1.68 \text{ (cm)}$$

计算结果与上述样本均数的标准差 1.71 cm 相近。由于在抽样研究中 σ 常未知,而仅用一个样本标准差(S)来估计,因此实际工作中常以下式计算均数标准误的估计值($S_{\bar{X}}$)。

$$S_{\bar{X}} = S / \sqrt{n} \tag{5.2}$$

例如,前述资料中有一个样本的标准差 $S=5.12$ cm,代入式(5.2)得 $S_{\bar{X}}=1.62$ cm,和理论值 1.68 cm 相近。

从式(5.1)或(5.2)可以看出,当 n 一定时,均数标准误与标准差成正比。标准差愈大,均数标准误愈大,即观测值的离散程度愈高,均数的抽样误差愈大,反之亦然。另外,当标准差一定时,均数标准误和 $\sqrt{n}$ 成反比,$\sqrt{n}$ 愈大,均数标准误愈小,即样本例数愈大,均数的抽样误差愈小,反之亦然。因此,在实际工作中可通过适当增加样本例数和减少观测值的离散程度(如选择同质性较好的总体)来减少抽样误差。

(3) 均数标准误的用途　① 衡量样本均数的可靠性。由于均数标准误愈小,均数的抽样误差愈小,故用样本均数估计总体均数愈可靠,反之亦然。② 估计总体均数的置信区间(详见本章 5.2 节)。③ 用于均数的假设检验(详见本章 5.4 节)。

2. 率的标准误

（1）率的标准误的意义　从二项分布的性质可知,当样本例数 n 足够大,若阳性例数为 X,样本率 $p=X/n$ 和 $1-p$ 均不太小,且 np、$n(1-p) \geqslant 5$ 时,X 的概率分布近似服从正态分布。如果将来自同一总体的样本率看作观测值,再研究这些样本率的分布规律,可以发现,在上述条件下,样本率的分布也近似服从正态分布。因此,可计算样本率的标准差,即率的标准误,其意义和标准差的意义相似,即率的标准误是衡量样本率的离散程度和率的抽样误差的统计指标。率的标准误愈大,则样本率的离散程度愈高,率的抽样误差愈大,反之亦然。

（2）率的标准误计算　若总体率 π 已知,当样本例数为 n 时,可用式(5.3)求得率的标准误的理论值(σ_p)。

$$\sigma_p = \sqrt{\pi(1-\pi)/n} \tag{5.3}$$

若总体率 π 未知,则将样本率 p 代入式(5.3)求得率的标准误的估计值(S_p)。

$$S_p = \sqrt{p(1-p)/n} \tag{5.4}$$

例如前述例②400 名被调查者的血吸虫感染率为 15%,求得率的标准误的估计值为

$$S_p = \sqrt{0.15(1-0.15)/400} = 0.0179 = 1.79\%$$

（3）率的标准误用途　① 衡量样本率的可靠性。由于率的标准误愈小,率的抽样误差愈小,故用样本率估计总体率愈可靠,反之亦然。② 估计总体率的置信区间(详见本章5.2节)。③ 用于率的假设检验(详见本章5.4节)。

5.1.3 t 分布

在 4.1 节中曾对正态变量 X 采用 $Z=(X-\mu)/\sigma$ 变换,将一般的正态分布 $N(\mu,\sigma^2)$ 变换为标准正态分布 $N(0,1^2)$。上节中又讲了样本均数 $\overline{X}$ 服从正态分布,当然也可对正态变量 $\overline{X}$ 采用 $Z=(\overline{X}-\mu)/\sigma_{\overline{X}}$ 变换,将一般正态分布 $N(\mu,\sigma_{\overline{X}}^2)$ 变换为标准正态分布 $N(0,1^2)$,即 Z 分布。实际工作中总体标准差 σ 常常是未知的,只能用样本标准差 S 代替 σ,但 $\dfrac{(\overline{X}-\mu)}{S/\sqrt{n}}$ 不服从标准正态分布。英国统计学家戈赛特在 1908 年以"student"为笔名发表论文,论述了小样本中 $\dfrac{(\overline{X}-\mu)}{S/\sqrt{n}}$ 的分布规律,称为 t 分布,又称为 student t 分布,即

$$t = \frac{\overline{X}-\mu}{S_{\overline{X}}} = \frac{\overline{X}-\mu}{S/\sqrt{n}}, \quad \nu = n-1 \tag{5.5}$$

其中统计量 ν 称为自由度(degree of freedom, DF)。

如表 5.1 中有 100 个 $\overline{X}$ 和 S,就可分别算出 100 个 t 值,可作出类似图 4.1 的直方图。理论上,当样本数无限增多时,就成图 5.1 的 t 分布曲线了。

图 5.1 表明,t 分布曲线是一簇对称于 0 的曲线。每一个自由度对应一条分布曲线。在自由度较小时,曲线峰的高度低于标准正态分布曲线,尾部面积大于标准正态分布曲线尾部面积。随着自

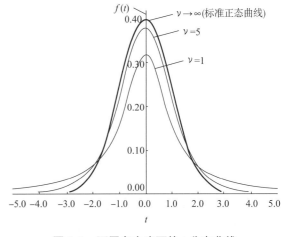

图 5.1　不同自由度下的 t 分布曲线

由度增大,t 分布曲线逐渐逼近标准正态分布曲线,理论上当自由度为无穷大时,t 分布曲线和标准正态分布曲线完全重合。

t 分布曲线下尾部面积与横轴 t 值的关系如图 5.2。在自由度 ν 确定的情况下,尾部面积越大,对应横轴上的 t 值就越小,反之则越大。附表 4 给出不同自由度下,t 分布曲线下双侧尾部面积或单侧尾部面积(或概率 P)为指定时,横轴上相应的 t 值,又称为 t 界值或 t 分布的分位数。其中单侧尾部概率相对应的 t 界值用 $t_{a,\nu}$ 表示,双侧尾部概率相对应的 t 界值用 $t_{a/2,\nu}$ 表示。

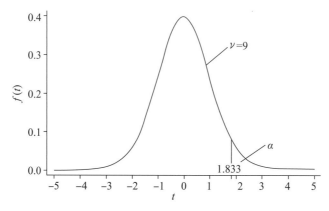

图 5.2 t 分布曲线下 α 与 t 界值的关系

如当 $\nu=9$,单侧尾部概率为 0.05 时,由表中查得单侧 $t_{0.05,9}=1.833$,也就是说按 t 分布的规律,理论上有

$$P(t \leqslant -1.833)=0.05 \text{ 或 } P(t \geqslant 1.833)=0.05$$

更一般表示法为:

$$单侧:P(t \leqslant -t_{a,\nu})=\alpha \text{ 或 } P(t \geqslant t_{a,\nu})=\alpha$$

同理,有:

$$双侧:P(t \leqslant -t_{a/2,\nu})+P(t \geqslant t_{a/2,\nu})=\alpha$$

即:

$$P(-t_{a/2,\nu} < t < t_{a/2,\nu})=1-\alpha。$$

5.2 参数估计

5.2.1 参数估计的意义

反映总体特征的统计指标称为参数(parameter)。如正态分布 $N(\mu,\sigma^2)$ 中,总体均数 μ 称为位置参数,总体标准差 σ 称为变异参数;又如二项分布中的总体率 π 也是参数等。在抽样研究中,对总体参数的估计是统计推断的主要内容之一。参数估计就是用样本统计量估计总体参数。

5.2.2 参数估计方法

1. 点估计(point estimation)

如在服从正态分布的总体中随机抽取样本,可以用样本均数 $\overline{X}$ 估计总体均数 μ,样本标准差 S 估计总体标准差 σ。在二项分布中,用样本率 p 估计总体率 π 等。这种估计方法简单易行,但未考虑抽样误差。实际上,抽样误差是客观存在的。抽取不同的样本就可以对总体参数做出不同的点估计。

2. 区间估计(interval estimation)

以一定概率估计总体参数在哪个范围内的这种估计方法称为区间估计,所得的区间称为置信区间(confidence interval,CI)。也就是说,当随机抽取样本后,在考虑抽样误差存在时,用样本统计量估计总体参数的可能范围。如由样本均数估计总体均数可能的范围,由样本中位数估计总体中位数可能的范围,由样本率估计总体率可能的范围等。下面分别介绍最常用的总体均数和总体率的区间估计方法。

(1) 总体均数的区间估计

① σ 已知 在正态分布 $N(\mu, \sigma^2)$ 中,若总体标准差 σ 已知,总体均数 μ 的区间估计可用式(5.6)计算

$$\left(\bar{X} - Z_{\alpha/2} \cdot \frac{\sigma}{\sqrt{n}}, \bar{X} + Z_{\alpha/2} \cdot \frac{\sigma}{\sqrt{n}}\right), \text{简写为 } \bar{X} \pm Z_{\alpha/2} \cdot \frac{\sigma}{\sqrt{n}} \tag{5.6}$$

式中 $\bar{X}$ 为样本均数,σ 为总体标准差,n 为样本例数,Z 为标准正态变量,$Z_{\alpha/2}$ 是附表 4 t 界值表中以自由度 $\nu = \infty$ 和 P 取 α 时的值(如 $Z_{0.05/2} = 1.96$,$Z_{0.01/2} = 2.58$)。

② σ 未知 可根据 t 分布的原理,在 $\alpha = 0.05$ 时,有 95% 的 t 值在 $-t_{0.05/2,\nu}$ 到 $t_{0.05/2,\nu}$ 间,即 $P(-t_{0.05/2,\nu} < t < t_{0.05/2,\nu}) = 0.95$,因此总体均数的 95% 置信区间可以通过简单的推导,按式(5.7)计算。

$$\left(\bar{X} - t_{\alpha/2,\nu} \cdot S/\sqrt{n}, \bar{X} + t_{\alpha/2,\nu} \cdot S/\sqrt{n}\right), \text{简写为 } \bar{X} \pm t_{\alpha/2,\nu} \cdot S/\sqrt{n} \tag{5.7}$$

式中 S 为样本标准差,$S/\sqrt{n}$ 为标准误,$t_{\alpha/2,\nu}$ 是按自由度 $\nu = n - 1$,从附表 4 查得双侧的 $\alpha = 0.05$ 的 t 值。

【例5.1】 随机抽取某地健康成年男子 26 人,测得该样本的血红蛋白均数为 13.25 g/dl,标准差为 0.70 g/dl,问该地健康成年男子血红蛋白总体均数的 95% 置信区间是多少?

本例 $\nu = n - 1 = 25$,$\alpha = 0.05$(双侧),查附表 4,得 $t_{0.05/2,25} = 2.060$,按式(5.7)计算得

$$(13.25 - 2.060 \times 0.70/\sqrt{26}, 13.25 + 2.060 \times 0.70/\sqrt{26}) = (12.97, 13.53)$$

该地健康成年男子血红蛋白总体均数的 95% 置信区间为 12.97~13.53 g/dl。这里 12.97 g/dl 称为置信区间的下限,13.53 g/dl 称为置信区间的上限,简称为置信限(confidence limit,CL),它们是两个点值。置信区间是以上下置信限为界限的范围。

③ σ 未知且样本例数 n 足够大 此时区间估计除可按 t 分布原理计算外,还可以按正态分布原理进行近似的计算,正态分布近似的总体均数区间估计可用式(5.8)计算。

$$\left(\bar{X} - Z_{\alpha/2} \cdot \frac{S}{\sqrt{n}}, \bar{X} + Z_{\alpha/2} \cdot \frac{S}{\sqrt{n}}\right), \text{简写为 } \bar{X} \pm Z_{\alpha/2} \cdot \frac{S}{\sqrt{n}} \tag{5.8}$$

总体均数的 95% 置信区间是指:从理论而言,在 100 次随机抽样所得的 100 个置信区间中,平均有 95 个置信区间包括总体均数。

(2) 总体率 π 的区间估计

根据样本例数和样本率 p 的大小,总体率 π 的区间估计有正态近似法与精确概率法两种估计方法。

① 正态近似法 样本例数 n 足够大,且样本率 p 和 $1-p$ 都不太小时,如 np 与 $n(1-p)$ 都大于 5,样本率 p 的抽样分布近似正态分布,可按式(5.9)求总体率 π 的置信区间。

$$(p - Z_{\alpha/2} \cdot S_p, p + Z_{\alpha/2} \cdot S_p) \tag{5.9}$$

式中 p 为样本率，S_p 为率的标准误，$S_p = \sqrt{\dfrac{P(1-P)}{n}}$。当 $\alpha = 0.05$ 时，$Z_{0.05/2} = 1.96$；当 $\alpha = 0.01$ 时，$Z_{0.01/2} = 2.58$。

【例 5.2】 为了检查乙型肝炎表面抗原携带状况，研究者从某地人群中随机抽取 144 人，得到乙型肝炎表面抗原阳性率为 9.03%，试求该地人群乙型肝炎表面抗原阳性率的 95% 置信区间。

按式(5.4)计算，当 $p = 9.03\%$、$n = 144$ 时，有：

$$S_p = \sqrt{0.090\,3(1 - 0.090\,3)/144} = 0.023\,9$$

总体率的 95% 置信区间为

$$(0.090\,3 - 1.96 \times 0.023\,9, 0.090\,3 + 1.96 \times 0.023\,9) = (0.043\,5, 0.137\,1)$$

该地人群乙型肝炎表面抗原阳性率的 95% 置信区间为 4.35%～13.71%。

② 精确概率法(Clopper-Pearson 置信区间) 当 p 接近 0 或 1，或样本例数 n 较小时，利用正态近似法可能出现下限小于 0 或上限大于 1 的不合理情况，此时可选用基于二项分布求得的置信区间，即 Clopper-Pearson 置信区间。

$$\pi_{\mathrm{L}} = \frac{X}{X + (n - X + 1)F_{\alpha/2;(n-X+1),2X}} \tag{5.10}$$

$$\pi_{\mathrm{U}} = \frac{X+1}{X + 1 + (n - X)/F_{\alpha/2;2(X+1),2(n-X)}} \tag{5.11}$$

式中 π_{L}、π_{U} 分别代表 $(1-\alpha)\%$ 置信区间的下限与上限，X 为阳性数，n 为样本例数，$F_{\alpha/2;(n-X+1),2X}$，$F_{\alpha/2;2(X+1),2(n-X)}$ 为 F 分布右侧概率为 $\alpha/2$ 及相应自由度的分位数。

【例 5.3】 某疾病控制中心随机检查某小学学生 30 人的粪便，发现 2 人蛔虫卵阳性，试问该校学生蛔虫卵感染率的 95% 置信区间是多少？

本例 $n = 30$，$X = 2$，对于 F 界值表为：

$$F_{\alpha/2;(n-X+1),2X} = F_{0.05/2;(30-2+1),2\times2} \approx F_{0.05/2;30,4} = 8.46$$

$$F_{\alpha/2;2(X+1),2(n-X)} = F_{0.05/2;2(2+1),2(30-2)} \approx F_{0.05/2;6,60} = 2.63$$

代入公式(5.10)、(5.11)得：

$$\pi_{\mathrm{L}} = \frac{2}{2 + 29 \times 8.46} = 0.008\,1$$

$$\pi_{\mathrm{U}} = \frac{3}{3 + 28/2.63} = 0.219\,8$$

即该校学生蛔虫卵感染率的 95% 置信区间为 0.81%～21.98%。

5.3 假设检验的基本思想与步骤

5.3.1 假设检验的基本思想

假设检验(hypothesis testing)是统计推断的又一个重要内容。假设检验亦称显著性检验(significance test)。现以例 5.4 说明其基本思想。

【例 5.4】 已知正常人脉搏均数(μ_0)为 72 次/min，作为总体均数。现随机抽取某病患者 15 人，测得脉搏结果(次/min)为 64,87,87,84,80,74,69,93,67,94,84,74,81,69,84。这 15 个脉搏数据的均数($\overline{X}$)为 79.4 次/min,标准差(S)为 9.4 次/min。试问能否认为该病患者脉搏均数与正常成人脉搏均数不同?

这里某病患者 15 人组成了一个样本,其样本均数与已知正常成人的脉搏均数不同,这个差异应考虑由下述两种可能引起:一是该病实际上并不影响脉搏的改变,它们的差异仅仅是抽样误差所致;二是这类病人的脉搏均数确实与正常成人脉搏均数不同。如何判断是哪一种可能引起的呢?

统计学应用逻辑推理的方法,先对研究总体的特征建立一个假设以待我们去检验,这个假设称为检验假设(hypothesis to be tested),记作 H_0。本例检验假设是该类病人的总体脉搏均数(μ)与正常成人脉搏均数($\mu_0 = 72$ 次/min)相同,即 $H_0: \mu = \mu_0$,而样本均数($\overline{X} = 79.4$ 次/min)与总体均数(μ_0)的差异是抽样误差引起的。另外,存在一个与检验假设 H_0 有联系而相对立的假设,称为备择假设(alternative hypothesis),记作 H_1。本例的备择假设是这类病人的总体脉搏均数(μ)与正常成人脉搏均数(μ_0)不同。

根据专业知识,如果 μ 大于或小于 μ_0 的可能性都会发生,则这种检验称为双侧检验;否则,如果根据专业知识可知 μ 只可能大于 μ_0 而不可能小于 μ_0(或相反),则这种检验称为单侧检验。大多数假设检验采用双侧检验,本例也一样。

在 H_0 成立的条件下,根据现有样本,可以计算相应的检验统计量。如本例可计算 $(\overline{X} - \mu_0)/S_{\overline{X}}$,这个统计量服从 t 分布,因此称为 t 统计量。每当我们随机抽取一个样本,就可以计算一个相应 t 值,在同样的条件进行抽样,得到若干个随机样本,把计算出的检验统计量所有可能的值作图(见图 5.3)。这些点可分成两个部分,如果检验假设为真,则这些点所代表的值出现的可能性很小的那部分称为统计拒绝域,出现的可能性很大的那部分称为统计接受域。随机抽样后,由样本计算出统计量的值,如果出现在拒绝域内,则拒绝检验假设,这时习惯上称为统计上有显著性;反之,如果样本统计量的值出现在接受域内,则接受检验假设,称为统计上无显著性。拒绝域和接受域的划分取决于检验水准的大小。检验水准(significance level, size of a test)记作 α,它是由检验统计量的分布曲线与横轴中处于拒绝域的这些值上面那部分面积组成的。因此 α 是指检验假设 H_0 本应成立,而由于样本的信息拒绝了 H_0 的可能性大小的度量。换言之,α 是拒绝了实际上 H_0 成立的概率大小。α 的大小要根据分析的要求人为确定,通常取较小的值如 $\alpha = 0.05$ 或 $\alpha = 0.01$。图 5.3 为 $\nu = 14$、$\alpha = 0.05$ 双侧时,假设检验判断 H_0 是否成立的示意图。

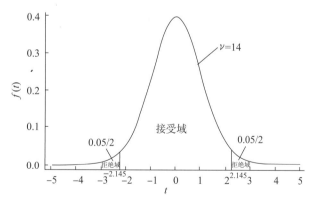

图 5.3 t 分布曲线下 t 界值与 α 及假设检验的关系

本例中,由实测样本计算 $t = (79.4 - 72.0)/(9.4/\sqrt{15}) = 3.049$,当自由度 $\nu = n - 1 = 14$,查 t 界值表有 $t_{0.05/2, 14} = 2.145$,现 $t = 3.049 > 2.145$,即 $t > t_{0.05/2, 14}$,t 落在 $t_{0.05/2, 14} = 2.145$ 右侧,即在拒绝域内,应拒绝 H_0,认为该病患者的总体脉搏均数(μ)与正常成人脉搏均数不同。

实际上,人们不用样本计算检验统计量的值落在拒绝域或接受域表示统计的显著或不显著,而用如果检验假设 H_0 为真时,所观测到的由样本计算的检验统计量达到这样大以及更大值的概率大小表示,并记作 P 值。因此,P 值是指用 H_0 所规定的总体进行随机抽样,获得等于及大于(或等于及小于)现有样本所得到的统计量值的概率。当事先人为确定了检验水准 α 后,如果由样本信息,通过假设检验得到 $P \leq \alpha$,则按所取的 α 检验水准拒绝 H_0,接受 H_1;而当 $P > \alpha$ 时,则按所取的 α 水准不拒绝 H_0。P 值与 α 间关系可通过统计工具表查得,P 值大小可以通过软件获得。例 5.4 中,$t > t_{0.05/2,14}$,在 t 界值表中其相应的纵标目双侧 P 值小于 0.05,即 $P < 0.05$;我们也可以继续查 t 界值表得 $t_{0.01/2,14} < t < t_{0.005/2,14}$,双侧 P 值分别介于 0.005 和 0.01 间,即 $0.005 < P < 0.01$。无论是 $P < 0.05$ 还是 $0.005 < P < 0.01$,均表示 $P \leq \alpha$,按所取的 α 检验水准拒绝 H_0。通过 SPSS 软件包,可以得到 $P = 0.009$。

综上所述,假设检验是根据资料的性质和所需要解决的问题,对总体的特征建立检验假设,然后选定适当的检验方法,依据统计量相应的抽样分布,由样本所提供的信息,确定是否支持所建立的假设,以决定该假设应当拒绝或不拒绝的方法。由于这个过程是用实测样本的性质去推断总体,因此不可能百分之百推断正确。根据统计学的小概率事件在一次抽样中不大可能发生的原理,若实测样本在检验假设成立时出现的可能性很小,则认为这个样本不像来自所假设的总体,因而只能拒绝检验假设。这种概率性质的反证是假设检验的基本思想。

5.3.2 假设检验的步骤

通过以上假设检验的介绍,以例 5.4 为例,总结假设检验的一般步骤如下:

(1)建立检验假设(H_0)和备择假设(H_1)

$$双侧检验时 \ H_0:\mu = \mu_0 = 72 \ 次/min, H_1:\mu \neq \mu_0$$
$$单侧检验时 \ H_0:\mu \geq \mu_0, H_1:\mu < \mu_0$$
$$或 \ H_0:\mu \leq \mu_0, H_1:\mu > \mu_0$$

本例中,取 $\alpha = 0.05$,双侧。

(2)计算检验统计量 由于样本例数较小,采用 t 检验。

$$t = \frac{\overline{X} - \mu_0}{S/\sqrt{n}} = 3.049$$

(3)确定 P 值及做出推断 当 $\nu = n - 1 = 14$,查 t 界值表有 $t_{0.05/2,14} < t < t_{0.005/2,14}$,$0.01 > P > 0.005$($P = 0.009$)。按 $\alpha = 0.05$ 水准,拒绝 H_0,接受 H_1,样本均数(79.4 次/min)与总体均数(72 次/min)差异有统计学意义,可以认为该病患者的脉搏均数高于正常成人脉搏均数。

5.4 t 检验和 Z 检验

假设检验的方法常以选定的统计量而命名。如本节介绍的 t 检验以及 Z 检验,分别根据所计算的 t 统计量和 Z 统计量而命名。本书后面还将介绍其他检验方法,这里先介绍 t 检验。

5.4.1 t 检验

1. t 检验的应用条件

① 正态性:样本例数 n 较小,理论上要求样本取自正态总体,同时总体标准差未知。至于总体是否为正态总体,可由既往专业知识判断,如身高、体重、呼吸等指标可认为是正态随机变量,更一般的判断方法是由样本信息进行统计推断,即进行正态性检验。常用的正态性检验方法有 P-P 图、Q-Q 图、矩法、W 检验和 D 检验等方法,这些方法往往要借助统计软件来实现,本书在 5.5 节介绍统计图

法中的 P-P 图与统计检验法中的 W 检验,其余方法参见有关教材,这里不赘述。② 方差齐性:两个样本均数比较时还要求两样本相应的总体方差相等,称为方差齐性检验(见 5.5.2)。③ 独立性:不同测量值之间应是独立的。

2. 样本均数与总体均数比较的 t 检验

也称为单样本均数比较的 t 检验,简称单样本 t 检验(one-sample t test)。这里的总体均数一般是指已知的理论值或通过大量观察而得到的稳定值,记作 μ_0。通过样本观察,推断样本所代表的未知总体均数 μ 与 μ_0 是否有差别,此时检验统计量为

$$t = \frac{\overline{X} - \mu_0}{S / \sqrt{n}} \tag{5.12}$$

3. 配对设计数值资料的 t 检验

简称配对 t 检验(paired t test)。配对设计有异体配对与自身配对之分。不管是何种配对,数据分析方法是相同的,均是从每对数据差值角度判断处理的效应,因此配对设计资料的 t 检验本质上也是单样本均数比较的 t 检验。

例 5.5 是临床试验中常见的一个处理前后某数值变量指标比较的实例。下面就以此例介绍配对设计数值资料的 t 检验的步骤。

【例 5.5】 为研究二肽基肽酶Ⅳ(DPP-Ⅳ)抑制药治疗 2 型糖尿病患者是否有效,某药厂进行了多中心随机双盲模拟平行对照试验,试验组用 DPP-Ⅳ抑制药,对照组用安慰剂,主要疗效指标为治疗后 12 周糖化血红蛋白(HbA$_{1c}$)下降值(基线与治疗后 12 周差值)。表 5.2 为该临床试验的部分数据,试验组与对照组各 30 例。试分析该试验药是否有降低糖化血红蛋白效果。

表 5.2 试验药与安慰剂治疗 2 型糖尿病患者 HbA$_{1c}$ 下降值比较 　　　　　单位/%

编号	对照组			试验组			编号	对照组			试验组		
	基线	治疗后12周	差值 d_2	基线	治疗后12周	差值 d_1		基线	治疗后12周	差值 d_2	基线	治疗后12周	差值 d_1
1	8.8	8.3	0.5	10.4	7.1	3.3	16	7.6	6.5	1.1	8.7	8.2	0.5
2	7.9	9.8	−1.9	8.2	6.2	2.0	17	8.4	9.6	−1.2	8.2	9.1	−0.9
3	8.7	7.8	0.9	8.8	9.6	−0.8	18	7.8	7.3	0.5	8.2	6.8	1.4
4	7.6	7.0	0.6	8.2	7.0	1.2	19	9.7	10.4	−0.7	7.6	6.5	1.1
5	7.6	7.1	0.5	8.6	8.0	0.6	20	9.5	8.2	1.3	9.6	7.5	2.1
6	7.7	7.3	0.4	7.9	7.0	0.9	21	9.2	10.3	−1.1	8.8	9.7	−0.9
7	8.3	8.3	0.0	9.6	8.4	1.2	22	7.5	7.6	−0.1	9.0	8.0	1.0
8	9.7	11.8	−2.1	10.0	6.0	4.0	23	9.1	9.1	0.0	8.1	6.0	2.1
9	8.8	8.8	0.0	8.8	9.1	−0.3	24	9.0	9.0	0.0	8.4	7.6	0.8
10	9.6	8.7	0.9	7.9	7.2	0.7	25	8.7	7.8	0.9	7.6	5.8	1.8
11	7.6	8.9	−1.3	9.9	7.8	2.1	26	8.0	6.9	1.1	8.8	6.6	2.2
12	8.7	7.8	0.9	9.9	7.8	2.1	27	9.1	9.6	−0.5	9.3	6.3	3.0
13	7.9	8.2	−0.3	8.9	8.7	0.2	28	8.7	7.2	1.5	9.0	8.2	0.8
14	8.5	8.3	0.2	9.0	7.7	1.3	29	9.0	9.0	0.0	9.6	7.2	2.4
15	8.1	7.5	0.6	7.6	7.6	0.0	30	8.5	9.1	−0.6	8.4	7.8	0.6

本资料属于同一个受试者接受某种处理前后结果比较,如果处理前后差值近似服从正态分布,则可以考虑配对 t 检验。下面首先对 DPP-Ⅳ 抑制药治疗 30 名 2 型糖尿病患者前后的疗效进行分析:

(1)建立检验假设和确定检验水准　如果 DPP-Ⅳ 抑制药治疗无效,则从理论上说,每个个体治疗后 12 周 HbA_{1c} 与治疗前相同,其差值 d_1 的总体均数 $\mu_{d_1}=0$,因此,将差值 d_1 作为样本数据,对样本均数 $\bar{d}_1$ 与总体均数 $\mu_{d_1}=0$ 做比较,由此检验假设为:

$$H_0: \mu_{d_1}=0$$
$$H_1: \mu_{d_1}\neq 0$$

本例中,取 $\alpha=0.05$,双侧。

(2)计算统计量　本例 $n=30$,$\sum d_1=36.5$,$\sum d_1^2=86.05$,

$$\bar{d}=\sum d_1/n_1=36.5/30=1.217$$

$$S_{d_1}=\sqrt{\left(\sum d_1^2-\left(\sum d_1\right)^2/n_1\right)/(n_1-1)}=\sqrt{(86.05-36.5^2/30)/29}=1.198$$

$$t=\frac{|\bar{d}_1-\mu_{d_1}|}{S_{\bar{d}_1}}=\frac{|\bar{d}_1|}{S_{d_1}/\sqrt{n_1}} \tag{5.13}$$

故 $t=\dfrac{|1.217|}{1.198/\sqrt{30}}=5.564$。

(3)确定 P 值和做出推断　本例自由度为 $\nu=n_1-1=29$,查附表 4(t 界值)知 $t_{0.001/2,29}=3.659$,由 $t=5.564>t_{0.001/2,29}$ 得 $P<0.001$。按 $\alpha=0.05$ 水准拒绝 H_0,差值的样本均数(1.217)与假定的差值总体均数(0)差异具有统计学意义,可以认为 DPP-Ⅳ 抑制药治疗 2 型糖尿病 12 周后的 HbA_{1c} 与治疗前不同,治疗后是下降的。

再对安慰剂治疗前后 HbA_{1c} 改变量进行分析,方法步骤同上,统计分析结果为 $t=0.416$,$P>0.50$。可以认为安慰剂服用前后 HbA_{1c} 含量是相同的。

4. 两独立样本均数比较的 t 检验

简称两样本 t 检验(two sample t test)。两独立样本均数比较常见于两种类型:选择符合纳入排除标准的一定数量的研究对象并将其随机地分为两组,分别给予不同的处理,比较不同处理的效果;从不同特征人群中随机抽取一定数量的观察对象,比较不同特征人群某指标是否不同。例 5.5 属于前者。

同一组治疗前后差值的分析反映了该组处理前后结果是否相同,但治疗前后的数据改变与疾病的自然过程也有关,即使不治疗,疾病在这个过程中也可能出现好转或恶化,因此大多数情况下仅考虑单组治疗前后某指标的改变往往是不够的,还需要设立对照组,消除自然过程的影响,突出试验药物的疗效。

完全随机设计的两独立样本均数比较的 t 检验,是已知两个不相等的样本均数,推断两个样本各自所属总体的均数 μ_1 和 μ_2 是否相等,检验统计量 t 可按式(5.14)计算。

$$t=\frac{\bar{X}_1-\bar{X}_2}{S_{\bar{X}_1-\bar{X}_2}}=\frac{\bar{X}_1-\bar{X}_2}{\sqrt{S_c^2(1/n_1+1/n_2)}} \tag{5.14}$$

$$S_c^2=\frac{(n_1-1)S_1^2+(n_2-1)S_2^2}{(n_1-1)+(n_2-1)} \tag{5.15}$$

式中 $\bar{X}_1$ 和 $\bar{X}_2$ 分别表示两样本均数,$S_{\bar{X}_1-\bar{X}_2}$ 是两样本均数之差的标准误,S_c^2 为合并方差。

如果检验假设 H_0 为两个总体均数相同,即 $\mu_1=\mu_2$,或 $\mu_1-\mu_2=0$,则将式(5.14)中 $\bar{X}_1-\bar{X}_2$ 看成是

一个随机变量, $S_{\bar{X}_1-\bar{X}_2}$ 就是 $\bar{X}_1-\bar{X}_2$ 的标准误,式(5.14)服从自由度 $\nu=(n_1-1)+(n_2-1)$ 的 t 分布。

下面仍以例 5.5 数据为例介绍两样本均数比较的 t 检验步骤,并用 $\bar{d}_1$、$\bar{d}_2$ 代表公式中的 $\bar{X}_1$、$\bar{X}_2$。

（1）建立检验假设和确定检验水准

$$H_0:\mu_1=\mu_2$$
$$H_1:\mu_1\neq\mu_2$$

本例中,取 $\alpha=0.05$,双侧。

（2）计算统计量　本例 $n_1=30,\bar{d}_1=1.217,S_{d_1}=1.198$

$$n_2=30,\bar{d}_2=0.070,S_{d_2}=0.923$$

按式(5.15)计算合并方差,得:

$$S_c^2=\frac{1.198^2\times(30-1)+0.923^2\times(30-1)}{(30-1)+(30-1)}=1.144$$

$$S_{d_1-d_2}=\sqrt{S_c^2(1/n_1+1/n_2)}=\sqrt{1.144\times(1/30+1/30)}=0.276$$

由式(5.14),得:

$$t=\frac{1.217-0.070}{0.276}=4.156$$

（3）确定 P 值和做出推断　$\nu=(n_1-1)+(n_2-1)=29+29=58$,查 t 界值表,双侧 $\nu=60$ 时,$t_{0.001/2,60}=3.460$。因 $t=4.156>t_{0.001/2,60}$,故 $P<0.001$,按 $\alpha=0.05$ 水准,拒绝 H_0,两组差异有统计学意义,可以认为 DPP-Ⅳ 抑制药有降低 HbA$_{1c}$ 的效果。

两样本 t 检验除要求两样本所来自的总体是正态总体外,还要求两总体方差相等。如果总体方差不等,可采用 t' 检验。以下是 Satterthwate t' 检验与校正的自由度 ν' 计算公式,可根据得到的 t' 值直接查自由度 ν' 的 t 界值表获得概率。

$$t'=\frac{|\bar{X}_1-\bar{X}_2|}{\sqrt{S_1^2/n_1+S_2^2/n_2}} \tag{5.16}$$

$$\nu'=\frac{(S_{\bar{X}_1}^2+S_{\bar{X}_2}^2)^2}{S_{\bar{X}_1}^4/(n_1-1)+S_{\bar{X}_2}^4/(n_2-1)} \tag{5.17}$$

5.4.2　Z 检验

由 5.1 节知,根据数理统计的中心极限定理,不论数值变量 X 的分布是否服从正态分布,当随机抽样的样本例数 n 足够大时,样本均数 $\bar{X}$ 仍然近似服从正态分布,因此特定条件下 t 检验可用正态分布方法进行近似。以下是两种 t 检验的正态近似计算公式,配对 t 检验正态近似公式参照单样本 Z 检验公式。

单样本均数的正态近似公式:

$$Z=\frac{\bar{X}-\mu_0}{S_{\bar{X}}} \tag{5.18}$$

两样本均数比较的正态近似公式:

$$Z=\frac{|\bar{X}_1-\bar{X}_2|}{S_{\bar{X}_1-\bar{X}_2}}=\frac{|\bar{X}_1-\bar{X}_2|}{\sqrt{S_1^2/n_1+S_2^2/n_2}} \tag{5.19}$$

Z 的界值近似等于 t 界值表（附表 4）自由度 $\nu = \infty$ 时的 t 界值，双侧时 $Z_{0.05/2} = 1.960\,0$，$Z_{0.01/2} = 2.575\,8$；单侧时 $Z_{0.05} = 1.644\,9$，$Z_{0.01} = 2.326\,3$。

5.5　正态性检验与方差齐性检验

在样本量较小时，应用 t 检验的前提条件是要求样本来自正态总体，两个样本均数比较时要求样本所来自的两个总体方差相等，如何检验资料是否满足正态总体与总体方差相等呢？这就需要进行正态性检验与方差齐性检验。

5.5.1　正态性检验

表 5.3 列出了统计软件中常用的正态性检验方法。正态性检验的统计图法有 P-P 图（proportion-proportion plot）与 Q-Q 图（quantile-quantile plot），其优点是简单易行，但缺点是粗糙、不够客观。统计指标法有 Shapiro-Wilk 的 W 检验与 Kolmogorov-Smirnov 的 D 检验等，这些方法优点是比较客观，但计算量相对较大。下面介绍统计图法中的 P-P 图与统计指标法中的 W 检验，其他方法参见相关教材。

表 5.3　数值变量资料正态性检验的常用方法

项目	统计图法	统计指标法
分布特征描述	直方图、茎叶图、箱式图	偏度系数、峰度系数
正态性考察	P-P 图、Q-Q 图	偏度峰度联合检验（Jarque-Bera 检验）、Cramér-Von Mises 检验、Anderson-Darling 检验、Shapiro-Wilk 检验、Kolmogorov-Smirnov 检验

1. P-P 图

首先将样本观测值 $X_1, X_2, \cdots, X_n$ 按升序排列为 $X_1^*, X_2^*, \cdots, X_n^*$，选择每一个 X_i^*，以小于等于 X_i^* 累计频率为横坐标，以样本均数与方差为正态分布参数，计算小于等于 X_i^* 的正态分布下的期望累计概率为纵坐标，将 n 个观测值对应的观察累计频率与期望累计频率标注在坐标系内，所得的散点图即为 P-P 图。如果资料服从正态分布，n 个样本点应围绕过原点且斜率为 1 的直线散布。图 5.4 是例 5.5 DPP-Ⅳ 抑制药治疗前后差值数据的 P-P 图，从图中可看出散点基本落在斜率为 1 且过原点的直线上，这表明实际观察得到的累计概率与正态分布下期望累计概率基本相等，说明试验组差值的总体分布为正态分布。

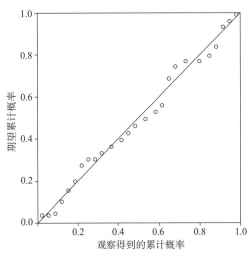

图 5.4　试验组 30 例糖尿病患者治疗前后 HbA_{1c} 差值的 P-P 图

2. W 检验

又称为 Shapiro-Wilk 检验(Shapiro-Wilk test),是由 S. S. Shapiro 和 M. B. Wilk 提出的,适用于样本含量较小($3 \leqslant n \leqslant 2\,000$)的样本的检验。现仍以例 5.5 DPP-Ⅳ 抑制药的 30 个差值为例介绍 W 检验。

$$H_0:差值来自正态分布总体$$

$$H_1:差值来自非正态分布总体$$

$$\alpha = 0.10$$

首先将样本值 $X_1, X_2, \cdots, X_n$ 按升序排列为 $X_1^*, X_2^*, \cdots, X_n^*$

$$W = \frac{\left[\sum\limits_{i=1}^{\left[\frac{n}{2}\right]} a_i (X_{n+1-i}^* - X_i^*) \right]^2}{\sum\limits_{i=1}^{n} (X_i - \overline{X})^2} \tag{5.20}$$

其中,$[n/2]$ 是 $n/2$ 的整数部分,a_i 需要从 W 检验专用表中查得。本例 30 个数据经计算得到 $W = 0.975, P = 0.696$(SPSS 软件结果),在 $\alpha = 0.10$ 水平上接受 H_0,可认为 30 个差值来自正态总体。

值得注意的是,用同一份资料进行上述各种正态性检验,有时结果会不一致,其中以矩法的偏度、峰度联合检验效能最高,W 检验适用于样本含量在 2\,000 以内的样本的检验,D 检验适用于样本含量在 2\,000 以上的大样本的检验。SPSS 软件只可进行 W 检验与 D 检验。当所比较的各样本含量相等或接近时,t 检验、方差分析等参数检验是稳健的。

5.5.2 方差齐性检验

常用的方差齐性检验有用于两样本方差比较的 F 检验,用于多个样本方差比较的 Bartlett χ^2 检验和 Levene 检验。Bartlett χ^2 检验和 Levene 检验常借助统计软件完成,SPSS 软件给出的是 Levene 检验结果,这两种检验方法的公式参见第 6 章 6.4.1 节,本节仅介绍计算简单的 F 检验。公式如下:

$$F = \frac{S_1^2(较大)}{S_2^2(较小)} \qquad \nu_1 = n_1 - 1, \nu_2 = n_2 - 1 \tag{5.21}$$

其中分子为两样本方差中较大的方差,分母为较小的方差,ν_1、ν_2 为相应的自由度。由式(5.21)计算得到的 F 值需与附表 5 中的界值比较求出 P 值,并按所取的 α 水准做出统计推断。

由例 5.5 资料可求得 DPP-Ⅳ 抑制药组与安慰剂组治疗前后差值的方差分别为 1.436 与 0.851,自由度均为 29,方差齐性检验过程如下:

$$H_0:两总体方差相等,即\sigma_1^2 = \sigma_2^2$$

$$H_1:两总体方差不等,即\sigma_1^2 \neq \sigma_2^2$$

$$\alpha = 0.10$$

$$F = \frac{1.436}{0.851} = 1.687$$

查附表 5 有 $F < F_{0.05;30,29} = 1.85, P > 0.10$,按 $\alpha = 0.10$ 水准接受 H_0,可以认为两总体方差相等。附表 5 中 0.05 检验水准对应的界值是方差分析(见第 6 章)用界值表,它对应于方差齐性检验水准为 0.1 的界值表。

5.6 假设检验与区间估计的关系

区间估计与假设检验是统计的两种推断方法,在进行 t 检验的同时也可以计算相应的置信区间。如配对设计资料差值均数双侧 $1-\alpha$ 的置信区间为:

$$\bar{d} - t_{\alpha/2,\nu} \frac{S_d}{\sqrt{n}} < \mu_d < \bar{d} + t_{\alpha/2,\nu} \frac{S_d}{\sqrt{n}} \tag{5.22}$$

两独立样本资料的总体均数差值 $(\mu_1 - \mu_2)$ 双侧 $1-\alpha$ 置信区间为

$$(\bar{X}_1 - \bar{X}_2) - t_{\alpha/2,\nu} S_{\bar{X}_1 - \bar{X}_2} < \mu_1 - \mu_2 < (\bar{X}_1 - \bar{X}_2) + t_{\alpha/2,\nu} S_{\bar{X}_1 - \bar{X}_2} \tag{5.23}$$

每一种置信区间均对应一种假设检验方法,两种统计推断方法原理相通,所提供的信息等价又互补。

(1) 置信区间具有假设检验的主要功能   如果式(5.22)计算的区间不包含 0,则说明 $H_0: \mu_d = 0$ 不在此区间内,与按照 α 水准拒绝 H_0 是等价的;同样,如果式(5.23)计算的区间包含 0,则说明 H_0 在此区间内,与按照 α 水准不拒绝 H_0 是等价的,具体结果见 5.9 节 SPSS 结果。

(2) 置信区间可提供假设检验没有提供的信息   置信区间除了提示差别有无统计学意义外,还提示总体差别有多大,并可结合专业探讨该差别是否有实际意义。

(3) 假设检验比置信区间多提供的信息   假设检验可以报告确切的 P 值,给出统计推断的概率保证,而置信区间只能在预先设定的 $100(1-\alpha)\%$ 水平上进行推断。

综上所述,把置信区间与假设检验结合起来,可以提供更为完整的信息,因此现在许多研究在报告假设检验结论的同时,希望报告相应的区间估计,请同学们高度重视。

5.7 第一类错误和第二类错误

由于假设检验所做的推断结论是概率性质的,因此不是百分之百正确,有可能产生两种错误:一种是检验假设 H_0 实际上是成立的,但拒绝了 H_0,误判为有差别,也就是犯了假阳性错误,称为第一类错误(type Ⅰ error);另一种错误是检验假设 H_0 实际上不成立,但却不拒绝 H_0,也就是错误地判为无差别,犯了假阴性错误,称为第二类错误(type Ⅱ error)。第一类错误的概率人为设定,用 α 表示。α 值的大小根据研究要求而定,一般取一个较小的值。若 α 定为 0.05,就是当 H_0 成立时,从理论上说,平均每 100 次抽样中允许产生推断错误 5 次。第二类错误的概率用 β 表示,β 的大小很难确切估计。当样本例数固定时,α 愈小,β 愈大;反之,α 愈大,β 愈小。因而可通过选定 α 控制 β 的大小。要同时减小 α 和 β,只有增加样本例数。统计上将 $1-\beta$ 称为检验效能或把握度(power of a test),即两个总体确有差别存在,以 α 为检验水准,假设检验能发现它们有差别的能力。实际工作中应权衡两类错误中哪一个重要,以确定检验水准的大小。

5.8 进行假设检验时应注意的问题

(1) 组间可比性   所比较的样本应当是从同质总体中随机抽取的,这样的样本具有代表性和均衡可比性,也就是除比较的主要因素(如一组为用药组,另一组为不用药组)外,其他影响结果的有关因素(如年龄、性别、病情轻重等)都尽可能一致。

(2) 假设检验方法的选择   应根据资料特点和分析目的,选用符合适用条件的假设检验方法。

资料性质、设计类型以及样本例数不同,所选用的检验方法也不同。例如:数值变量资料两组比较时要用 t 检验,后面将介绍多组比较时要用方差分析,配对资料与成组资料比较的 t 检验方法也不同。两组均数比较的 t 检验,要求两个样本来自正态总体且总体方差相等,如果不满足条件,则可进行适当的变量变换以满足 t 检验条件或直接选用非参数检验(见第 9 章);如果仅总体方差不等,则可选用 t' 检验。

(3) 实际差别大小与统计意义的区别 在做样本统计量的假设检验时,如果检验结果有统计意义,则习惯上称为差别有显著性。它是指在 H_0 所规定的总体中进行随机抽样,得到大于或等于现有检验统计量值的可能性很小,因而拒绝 H_0。这里回答是否接受或拒绝检验假设而不回答实际比较的样本所代表的总体指标差别有多大。例如,当随机抽样的样本例数很大时,即使所比较的样本均数相差不大,t 检验结果的 P 值也会很小。又如例 5.4 某病患者脉搏均数比正常人脉搏均数高 7.4 次/min,统计检验结果拒绝 H_0,差别有显著性,但不应误解为两均数相差很大,不能理解为医学上有显著的价值;反之,不拒绝 H_0,习惯上称为差异无显著性,但不应误解为相差不大或肯定无差别。

(4) 下结论需谨慎 所有统计的假设检验都是概率性质的,因此,在做推论时,可能犯错误。当计算出的统计量的 P 值接近第一类错误 α 时,下结论应尤其慎重。因为取同一检验水准,就现有样本不拒绝 H_0,但增加样本例数后,抽样误差减小,有可能拒绝 H_0。因此,当 $P>0.05$ 时,应避免采用"药物无效""组间无差异"或"未受影响"等结论,而应采用"我们没有看到药物作用的证据""还不能认为组间的差异有统计学意义"或"没有统计学上的显著差异"等。

(5) 单、双侧检验的选择 在做假设检验时,应事先根据专业知识和问题的要求在设计时确定采用单侧还是双侧检验。对同一资料进行检验时,有可能双侧检验无统计学意义而单侧检验有意义,这是因为单侧检验比双侧检验更易得到差别有统计学意义的结论。因此,当我们报告结论时,应列出所采用的是单侧还是双侧检验、检验方法、检验水准和 P 值的确切范围,然后结合专业知识给出专业结论。目前国内外很多临床研究中,双侧的检验水准取 0.05,而单侧的检验水准取 0.025,这时单侧与双侧检验的结论是一致的。

5.9 SPSS 操作及其解释

5.9.1 样本均数与总体均数比较的 t 检验的 SPSS 实现

对例 5.4 的数据进行分析,数据集仅有脉搏(PR)一个变量。其 SPSS 实现步骤如下:

Analyze→Compare means→One-sample T test

Test variable(s):脉搏(PR)　　　　　　　* 分析变量

Test value:72　　　　　　　　　　　　　* 总体均数

OK

表 5.4 给出 15 个调查对象的脉搏均数、标准差与均数的标准误。

表 5.4　单个样本统计描述

	N	Mean	Std. Deviation	Std. Error Mean
脉搏	15	79.400	9.432 5	2.435 5

由表 5.5 可知 $t=3.038$(题目中为 3.049,为计算精度不同所造成),自由度 df $=14$,$P(\text{Sig})=$

0.009,样本均数 79.4 与总体均数 72 的差为 7.4,该差值的 95%CI 为 2.176 5~12.623 5,该区间不包含 0,进一步说明该样本所来自的总体均数不等于 72 次/min。

表 5.5　单个样本检验

	t	df	Sig.(2-tailed)	Mean Difference	95% Confidence Interval of the Difference	
					Lower	Upper
脉搏	3.038	14	.009	7.400 0	2.176	12.624

Test Value=72

5.9.2　配对设计资料的 t 检验的 SPSS 实现

对例 5.5 的数据进行分析,数据集有治疗前(HbA1c_0)、治疗后 12 周(HbA1c_12)和组别(group=1 试验组,group=2 对照组)3 个变量,分别检验试验组、对照组治疗前后 HbA_{1c} 是否有改变,步骤如下:

(1) 拆分文件　因为要进行两个配对 t 检验。注意如果数据集中仅有一组数据,即没有 group 变量,则无须此步操作,直接进入配对 t 检验。

Data→Split file

◉ Organize output by groups　Groups based on:组别[group]　*分别输出两组结果

OK

(2) 配对 t 检验

Analyze→Compare means→Paired‐Sample T test Paired variables:

Variable 1:治疗前[HbA1c_0]

Variable 2:治疗后 12 周[HbA1c_12]　*第一对变量 HbA1c_0-HbA1c_12

OK

试验组与对照组各有三张表,下面是试验组的结果(表 5.6~表 5.8),对照组结果与试验组相似,不列出。

表 5.6　成对样本统计描述[a]

		Mean	N	Std. Deviation	Std. Error Mean
Pair 1	治疗前	8.767	30	.764 0	.139 5
	治疗后 12 周	7.550	30	1.050 7	.191 8

注:a. 组别=试验组。

表 5.6 给出了试验组治疗前后 HbA_{1c} 均数、标准差与均数的标准误。

表 5.7　成对样本相关系数[a]

		N	Correlation	Sig.
Pair 1	治疗前 & 治疗后 12 周	30	.157	.408

注:a. 组别=试验组。

表 5.7 给出了试验组治疗前后 HbA_{1c} 结果的相关系数,相关系数为 0.157,Sig. =0.408,表明治疗前后数据大小是无关的。

由表 5.8 可知试验组 $t=5.561$,$P<0.001$,差异具有统计学意义,治疗后患者 HbA_{1c} 含量是下降的(7.550<8.767);同样,治疗前后 HbA_{1c} 差值的 95%CI(0.769 2,1.664 1)也不包含 0。治疗可以使患者 HbA_{1c} 平均下降 1.216 7%(0.769 2%,1.664 1%)。

表 5.8 成对样本检验 a

	Paired Differences					t	df	Sig. (2-tailed)
	Mean	Std. Deviation	Std. Error Mean	95% Confidence Interval of the Difference				
				Lower	Upper			
治疗前—治疗后 12 周	1.216 7	1.198 3	.218 8	.769 2	1.664 1	5.561	29	.000

注:a. 组别=试验组。

5.9.3 两独立样本均数的 t 检验的 SPSS 实现

仍然以例 5.5 数据为例进行两样本差值的组间比较。

(1)数据拆分状态 首先观察数据是否在合并状态。由于前面进行了数据拆分,因此现在要复原。如果数据之前没有拆分过,此步骤可以忽略。

Data→Split file

◉ Analyze all cases, do not create groups

OK

(2)计算差值 d 例题中分析的变量为 HbA_{1c} 差值,因此需要计算差值。如果分析的变量不需要处理,此步骤可以忽略。

Transform→Compute variable

Target variable:d

Numeric Expression:HbA1c_0 — HbA1c_12

OK

(3)两样本 t 检验

Analyze→Compare means→Indepedent—Sample T test

Test variable(s):差值(d)

Grouping variable:组别(group)

Define Groups :

◉ Use specified values

Group 1: 1

Group 2: 2

Continue

OK

结果见表 5.9 与表 5.10。表 5.9 为两样本的统计描述，表 5.10 中方差相等的 Levene 检验是方差齐性检验，本例 $F=1.546,P=0.219>0.05$，方差齐性检验通过，可选择假设方差相等一行的结果（上一行），即 $t=4.153,\mathrm{df}=58,P<0.001$，两总体均数差的 95%CI 为（0.594 0,1.699 4），区间不包含 0，说明两组疗效差别有统计学意义。试验组比对照组 HbA_{1c} 平均多降低 1.146 7%（0.594 0%，1.699 4%）。

表 5.9　成组统计描述

组别		N	Mean	Std. Deviation	Std. Error Mean
差值	试验组	30	1.217	1.198 3	.218 8
	对照组	30	.070	.922 6	.168 4

表 5.10　独立样本检验

| | Levene's Test for Equality of Variances | | t-test for Equality of Means | | | | | | |
| | | | | | | | | 95% Confidence Interval of the Difference | |
	F	Sig.	t	df	Sig. (2-tailed)	Mean Difference	Std. Error Difference	Lower	Upper
Equal variances assumed	1.546	.219	4.153	58	.000	1.146 7	.276 1	.594 0	1.699 4
Equal variances not assumed			4.153	54.441	.000	1.146 7	.276 1	.593 2	1.700 1

5.9.4　精确概率法（Clopper - Pearson 置信区间）的 SPSS 实现

以例 5.3 为例介绍 Clopper - Pearson 置信区间的软件实现。

Noparametric test→One sample→Settings

◉ Customize tests

☑ Compare observed binary probability to hypothesized (Binomial test)

Options...

点开 Options，选 Clopper - Pearson （exact），定义

Success values：1

OK → Run

双击结果，点开表下方 View，选取 Confidence interval summary view 就可以获得 Clopper-Pearson 置信区间，结果为 0.008～0.221，见下图。

Confidence Interval Summary

Confidence Interval Type	Parameter	Estimate	95% Confidence Interval	
			Lower	Upper
One-Sample Binomial Success Rate (Clopper-Pearson)	Probability(结局=positive).	.067	.008	.221

5.9.5 正态性检验的 SPSS 实现

（1）P-P Plots　正态概率图对每一个样本进行检验，因此例5.5数据需要拆分为两个样本，步骤同配对设计（1）拆分文件。拆分后进行 P-P Plots 绘制，输出的试验组图形见图5.4

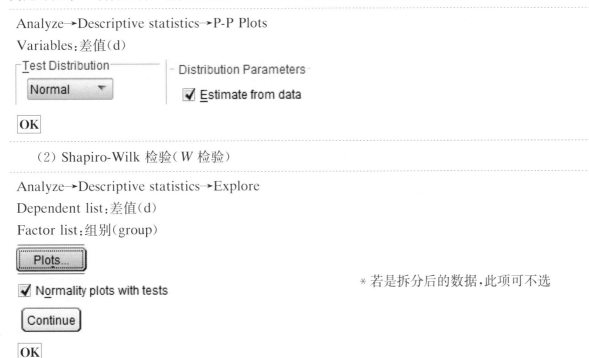

表5.11为拆分数据后得到的试验组的正态性检验结果，Shapiro-Wilk 检验结果 $P = 0.696 > 0.10$，可以认为试验组差值来自正态总体。

表 5.11　正态性检验

	Kolmogorov - Smirnov[b]			Shapiro - Wilk		
	Statistic	df	Sig.	Statistic	df	Sig.
差值	0.077	30	.200[*]	.975	30	.696

注：[*] This is a lower bound of the true significance；
a. 组别＝试验组；b. Lilliefors Significance Correction.

本 章 小 结

1. 由于个体差异的存在，抽样研究中的抽样误差是不可避免的，其大小可由标准误的大小来度量。

2. 标准误与标准差均为离散程度的指标，但标准误反映的是抽样误差的大小。样本含量确定时，标准误与数据本身的变异程度成正比，且随着样本含量的增加而减小；标准差反映观测值在个体中的变异大小，随着样本含量的增加，样本标准差稳于总体的标准差。

3. 区间估计是以一定的置信度估计总体参数所在的范围。该范围是指100次抽样中有$100(1-\alpha)$个样本算得的区间包含待估的参数，该区间与估计频数分布的区间是完全不同的两个范围。

4. 假设检验是根据样本信息判断样本是否来自假定的已知总体或相同的总体，其过程是：建立关于总体特征的检验假设→计算检验统计量→计算 P 值→与 α 比较做出统计推断。

5. 假设检验与区间估计计算原理相同,信息等价且互补。

6. 由于统计推断是概率性的,因此统计结论不能绝对化。

7. t 检验条件:数值资料、正态总体(小样本)、方差齐(两独立样本比较)。

复习思考题

一、选择题

1. $\bar{X}$ 与 $S_{\bar{X}}$ 的关系为(　　)。

A. $\bar{X}$ 越大,$S_{\bar{X}}$ 越大

B. $\bar{X}$ 越大,$S_{\bar{X}}$ 越小

C. $S_{\bar{X}}$ 越大,$\bar{X}$ 代表性越大

D. $S_{\bar{X}}$ 越小,$\bar{X}$ 代表性越大

2. 在同一个总体中随机抽取多个样本,用样本均数估计总体均数的 95% 置信限,则估计精密的是(　　)。

A. 均数大的样本　　　　　　　　　　B. 均数小的样本

C. 标准误大的样本　　　　　　　　　D. 标准误小的样本

3. 用样本推断总体均数的 95% 置信区间为(　　)。

A. $\bar{X} \pm 2.58 S_{\bar{X}}$　　　B. $\bar{X} \pm t_{0.05,\nu} S_{\bar{X}}$　　　C. $\bar{X} \pm 1.96 S$　　　D. $\bar{X} \pm t_{0.05,\nu} S$

4. 总体均数置信区间(　　)。

A. 随时总体均数而变化　　　　　　　B. 不随总体均数而变化

C. 随样本不同而变化　　　　　　　　D. 不随样本变化

5. 统计推断的内容为(　　)。

A. 用样本指标估计相应的总体指标　　B. 检验统计上的"假设"

C. A、B 均是　　　　　　　　　　　D. A、B 均不是

6. 两样本均数比较用 t 检验,其检验假设为(　　)。

A. 两样本均数不相同　　　　　　　　B. 两总体均数不相同

C. 两总体均数相同　　　　　　　　　D. 以上都不是

7. 两样本均数比较,经 t 检验,差别有显著性时,P 值越小,说明(　　)。

A. 两样本均数差别越大　　　　　　　B. 两总体均数差别越大

C. 越有理由认为两总体均数不同　　　D. 越有理由认为两样本均数不同

8. 某医师用药物治疗两组同病患者,如果治愈率相等,但甲组收治的患者是乙组的 10 倍,比较两总体治愈率的 95% 置信区间:(　　)。

A. 甲组的较乙组的准确　　　　　　　B. 乙组的较甲组的准确

C. 甲组的较乙组的精密　　　　　　　D. 乙组的较甲组的精密

二、简答题

1. 参数估计有哪两种类型? 各有什么优缺点?

2. 为什么假设检验只回答差别有无统计学意义而不回答所比较事物的实际差别?

3. 两样本均数比较的假设检验有 t 检验和 Z 检验,试述这两种检验分别在什么条件下适用,这两种检验间有什么联系。

4. 检验水准 α 和 P 值,两者含义有什么不同?

5. 参考值范围能否用置信区间表示? 为什么?

6. 假设检验用于推断两总体均数有无差异,置信区间用于推断总体均数在哪一个范围,试讨论:(1) 当检验水准 α 确定后,在配对设计和成组设计两种情况下,分别计算差值和两均数差值的总体均数置信区间表达式。(2) 能否用置信区间回答假设检验的问题?

7. 试述两类错误的意义和两类错误间的关系。

三、计算分析题

1. 正常成年男人 15 人,经运动试验后测得血气分析指标之一 PaO_2 值为:

$$75,80,80,74,84,78,89,72,76,83,75,87,78,79,88$$

试求 PaO_2 总体均数的 95% 置信区间。

2. 乳腺癌研究组收集了两种类型乳癌肿块大小资料:

肿块类型	例数 n	$\overline{X}$/cm	S/cm
A	21	3.85	1.95
B	16	2.80	1.70

试求:(1) 两种类型肿块大小差异是否显著。

(2) 两种类型肿块大小之差的总体均数的 95% 置信区间。

3. 18 名黑热病兼贫血患者被随机分成两组,每组各 9 名,分别用葡萄糖酸锑钠(A)和复方葡萄糖酸锑钠(B)治疗,观察治疗前后血色素(%)的变化,测定结果如下:

A 药	病人号	1	2	3	4	5	6	7	8	9
	治疗前	36	45	55	55	65	60	42	45	25
	治疗后	45	65	66	85	70	55	70	45	50
B 药	病人号	1	2	3	4	5	6	7	8	9
	治疗前	55	50	65	60	70	40	45	35	30
	治疗后	80	80	70	60	85	75	60	50	60

问:(1) A 药、B 药各自治疗前后血色素(%)是否有差异?(2) A、B 两药的疗效有无差别?

4. 为研究一种新药对女性血清胆固醇含量是否有影响,对同年龄的 20 名女性应用配对设计配成 10 对。每对中一个服用新药,另一个服用不含活性,但形态、颜色与新药相同的安慰剂,经一段时间后,测定血清胆固醇含量(mmol/L),结果见下表。

配对号	1	2	3	4	5	6	7	8	9	10
服新药组	4.4	5	5.8	4.6	4.9	4.8	6	5.9	4.3	5.1
服安慰剂组	6.2	5.2	5.5	5	4.4	5.4	5	6.4	5.8	6.2

问:服新药与服安慰剂血清胆固醇含量有无差别?

5. 用同一种降压药分别治疗 II 级与 III 级高血压患者,服用 4 周后比较两组患者收缩压的下降值(mmHg),结果如下:

病人号	1	2	3	4	5	6	7	8	9	10	11	12	13	14	15	16
A 组	−2	12	18	8	4	16	12	8	14	18	2	6	10	18		
B 组	4	2	8	8	6	4	6	8	8	6	4	8	9	8	11	8

问:此降压药对两组高血压患者的降压效果是否相同?

6 单因素方差分析

6.1 方差分析的基本思想

实际工作中,若进行两个样本均数的比较,常用上一章介绍的 t 检验或 Z 检验,但若比较的是两个以上的样本均数则不能重复地进行 t 检验,此时可采用本章及第 7 章介绍的方差分析(analysis of variance,ANOVA)进行假设检验。

多组均数的比较不能采用重复 t 检验的原因是:这样做会造成犯第一类错误的概率 α 的增大。例如有 5 个样本均数,需进行 $C_5^2 = 10$ 次两两比较,若每次比较的检验水准 $\alpha = 0.05$,则每次比较不犯第一类错误的概率为 $1 - 0.05$,那么 10 次比较均不犯第一类错误的概率为 $(1 - 0.05)^{10}$,这时犯第一类错误的概率,也就是犯总 I 类错误(familywise type I error)的概率为 $1 - (1 - 0.05)^{10} = 0.401$,比 0.05 大多了,所以多组均数不能重复用 t 检验进行两两比较。对多组均数不能采用重复 t 检验的原因也可以从另一个角度来解释:对一次抽样所得到的多组数据进行多次孤立的 t 检验,常常会得到明显矛盾的结果,这主要是因为每次 t 检验所使用的方差均不相同。本章及第 7 章介绍的方差分析,则是通过在假设检验中使用一个共同的方差而较好地避免了这一问题。采用重复 t 检验进行多组均数比较会增大犯第一类错误的概率,对此应给予充分注意。

方差分析又称变异数分析,是 1928 年由英国著名统计学家费舍尔首先提出的一种统计方法。为纪念费舍尔,方差分析亦称 F 检验,其统计量被称为 F 值。

方差分析的基本思想是把全部观测值之间的变异(总变异)根据方差可加性的特点,按设计和需要分解成两个或多个部分,每一部分变异都反映了研究工作中某种特定的内容(如某个因素的作用,随机误差的作用等),通过对这些变异的比较做出相应的统计推断。下面用例 6.1 予以说明。

【例 6.1】 40 只接种肿瘤的小白鼠,给予不同剂量的三菱莪术注射液,半月后称量瘤重(g),其数据见表 6.1 上部。表中 I 组接种后不做任何处理,II 组、III 组、IV 组接种后分别注射 0.5 ml、1.0 ml 和 1.5 ml 三菱莪术液。试比较各组瘤重间有无差别?

从表 6.1 下部四组数据的均数来看,好像注射三菱莪术液是有抑癌作用的,但仔细观察一下数据就会发现问题并不这么简单,表现在:

(1) 总变异(total variation) 例 6.1 中全部 40 个数据参差不齐,它们的差异称为总变异。其大小可用观测值 $X_{ij}(i = 1, 2, \cdots, k; j = 1, 2, \cdots, n_i)$ 与总均数 $\bar{X}$ 的离均差平方和(sum of square,SS)来表示,即 $SS_总 = \sum_i \sum_j (X_{ij} - \bar{X})^2$。总变异的自由度为 $\nu_总 = N - 1$,N 为总例数,例中 $\nu_总 = 40 - 1 = 39$。

(2) 组间变异(between groups variation) 瘤重在不同组间存在差别,四组的均数分别为 $\bar{X}_1 = 4.56$、$\bar{X}_2 = 2.50$、$\bar{X}_3 = 2.46$ 与 $\bar{X}_4 = 1.87$。由于存在随机误差,我们希望了解这种差异是由随机误差造成的,还是由三菱莪术液造成的。对此有必要做进一步的分析。在方差分析中,把不同组别的均数间差异称为组间变异。组间变异包括了随机误差,也反映了处理因素(三菱莪术液)对实验效应(瘤重)是否存在影响。组间变异的大小可用各组均数 $\bar{X}_i$ 与总均数 $\bar{X}$ 的离均差平方和乘上每组例数 n_i 来表示,即 $SS_组间 = \sum n_i (\bar{X}_i - \bar{X})^2$。组间变异的自由度 $\nu_组间 = k - 1$。其中 k 为组数,例中 $\nu_组间 = 4 - 1 = 3$。

表 6.1 三菱莪术液抑癌实验的小鼠瘤重

实验号	Ⅰ组	Ⅱ组	Ⅲ组	Ⅳ组	
1	3.6	3.0	0.4	3.3	
2	4.5	2.3	1.7	1.2	
3	4.2	2.4	2.3	0.0	
4	4.4	1.1	4.5	2.7	
5	3.7	4.0	3.6	3.0	
6	5.6	3.7	1.3	3.2	
7	6.0	2.7	3.2	0.6	
8	4.1	1.9	3.0	1.4	
9	5.0	2.6	2.1	1.2	
10	4.5	1.3	2.5	2.1	
$\sum_j X_{ij}$	45.6	25.0	24.6	18.7	$\sum_{ij} X = 113.9$
$\sum_j X_{ij}^2$	213.32	70.30	73.14	47.03	$\sum_{ij} X^2 = 403.79$
n_i	10	10	10	10	$N = 40$
$\overline{X}_i$	4.56	2.50	2.46	1.87	$\overline{X} = 2.85$
S_i	0.77	0.93	1.18	1.16	

（3）组内变异（within groups variation）　同一组内 10 只小鼠的瘤重并不完全一样,产生这种差异的原因是小鼠间的个体差异、测量误差等偶然因素。由这类原因造成的误差可称为随机误差,在方差分析中称为组内变异,用组内离均差平方和表示,即 $\mathrm{SS}_{组内} = \sum_i \sum_j (X_{ij} - \overline{X}_i)^2$。组内变异的自由度为 $\nu_{组内} = N - k$,例中 $\nu_{组内} = 40 - 4 = 36$。

上文将例 6.1 总变异分为组间变异（处理）和组内变异（误差）两部分。变异程度大小除了与 SS 有关外,还与各变异的自由度有关。不同 SS 无法直接比较,进行比较时须将 SS 除以相应自由度得到均方（mean square,MS）。总变异、组间变异及组内变异的均方分别为 $\mathrm{MS}_{总} = \mathrm{SS}_{总} / (N-1)$,$\mathrm{MS}_{组间} = \mathrm{SS}_{组间} / (k-1)$ 及 $\mathrm{MS}_{组内} = \mathrm{SS}_{组内} / (N-k)$。

可以证明,三种变异之间有如下的关系:$\mathrm{SS}_{总} = \mathrm{SS}_{组间} + \mathrm{SS}_{组内}$,其相应的自由度间有 $\nu_{总} = \nu_{组间} + \nu_{组内}$,在不同的实验设计时还可将 $\mathrm{SS}_{总}$ 和 $\nu_{总}$ 分为更多部分。同理,$\mathrm{SS}_{组间}$ 亦等于多个部分 SS 之和。若考察处理因素的效应,可构造 $\mathrm{MS}_{组间}$ 和 $\mathrm{MS}_{组内}$ 之比值,由于此比值服从 F 分布,故称之为 F 值,如式（6.1）。

$$F = \frac{\mathrm{MS}_{组间}}{\mathrm{MS}_{组内}} \tag{6.1}$$

若三菱莪术液对小鼠瘤重无影响,则造成 $\mathrm{MS}_{组间}$ 的原因只有随机误差,这就同 $\mathrm{MS}_{组内}$ 一样了,故此时 F 值理论上应为 1。但由于抽样误差的影响,它一般不会正好等于 1,而是接近于 1。反之,若三菱莪术液对小鼠瘤重有影响,则 $\mathrm{MS}_{组间}$ 将明显大于 $\mathrm{MS}_{组内}$,于是 F 值将明显大于 1。要大到多少才有统计意义呢?可查 F 界值表（附表 5）,得 P 值,按 P 值大小做出统计推断。

方差分析用途很广,除用于多个样本均数的比较外,还可用于两个样本均数的比较,分析因素间的交互作用和回归方程的线性假设检验等。本章主要介绍完全随机设计下的方差分析,也称为单因素方差分析(one-way ANOVA)。下章我们将介绍随机区组设计、交叉设计、析因设计及重复测量资料的方差分析。

6.2 完全随机设计资料的方差分析

例 6.1 是一个完全随机设计 4 个样本均数比较的资料,现以此为例,说明其分析方法。

(1) 建立假设和确定检验水准

H_0:四组小鼠瘤重的总体均数相等,即 $\mu_1 = \mu_2 = \mu_3 = \mu_4$

H_1:四组小鼠瘤重的总体均数不全相等

$$\alpha = 0.05$$

(2) 计算检验统计量 F 值 先进行表 6.1 下半部的初步计算,然后根据表 6.2 中公式进行计算。

本例: $C = \left(\sum X\right)^2 / N = 113.9^2 / 40 = 324.330$

$$\text{SS}_{总} = \sum X^2 - C = 403.79 - 324.33 = 79.460$$

$$\nu_{总} = N - 1 = 40 - 1 = 39$$

$$\text{SS}_{组间} = \sum n_i (\overline{X}_i - \overline{X})^2 = \sum_i \frac{\left(\sum_j X_{ij}\right)^2}{n_i} - C$$

$$= \frac{45.6^2}{10} + \frac{25.0^2}{10} + \frac{24.6^2}{10} + \frac{18.7^2}{10} - 324.33 = 41.591$$

$$\nu_{组间} = k - 1 = 4 - 1 = 3$$

$$\text{SS}_{组内} = \text{SS}_{总} - \text{SS}_{组间} = 79.460 - 41.591 = 37.869$$

$$\nu_{组内} = N - k = 40 - 4 = 36$$

$$\text{MS}_{组间} = \text{SS}_{组间} / \nu_{组间} = 41.591 / 3 = 13.864$$

$$\text{MS}_{组内} = \text{SS}_{组内} / \nu_{组内} = 37.869 / 36 = 1.052$$

$$F = \text{MS}_{组间} / \text{MS}_{组内} = 13.864 / 1.052 = 13.179$$

通常将上述结果列成表 6.3。

表 6.2 完全随机设计资料的方差分析计算公式

变异来源	离均差平方和(SS)	自由度(ν)	均方(MS)	F
总	$\sum (X_{ij} - \overline{X})^2$	$N-1$		
组间(处理组间)	$\sum n_i (\overline{X}_i - \overline{X})^2$	$k-1$	$\text{SS}_{组间} / \nu_{组间}$	$\text{MS}_{组间} / \text{MS}_{组内}$
组内(误差)	$\text{SS}_{总} - \text{SS}_{组间}$	$N-k$	$\text{SS}_{组内} / \nu_{组内}$	

表 6.3 例 6.1 的方差分析结果

变异来源	SS	ν	MS	F	P
总	79.460	39			
组间	41.591	3	13.864	13.179	<0.01
组内(误差)	37.869	36	1.052		

(3) 确定 P 值并做出推断 根据 $\nu_1(\nu_{组间}) = 3$ 及 $\nu_2(\nu_{组内}) = 36$,查附表 5,得 $P < 0.01(P < 0.001)$。按 $\alpha = 0.05$ 水准拒绝 H_0,接受 H_1,故可认为给予不同剂量的三菱莪术液,小鼠的瘤重不全

相同。

以上结论表明,四组小鼠的瘤重有差别,但并不表明任何两组小鼠的瘤重有差别,可能有的组间没有差别(这也正是 H_1 的含义)。要了解哪些组均数间的差别有统计学意义,哪些组均数间的差别没有统计学意义,需要进一步做两两比较。

6.3 方差分析中的多重比较

前已述及,方差分析结果若拒绝 H_0,接受 H_1,其含义是被比较的若干个总体均数不全相等。如需进一步了解哪两个总体均数间有差别,哪两个总体均数间没有差别,可在前述方差分析的基础上进一步做多个样本均数间的两两比较,称为多重比较(multiple comparison)。如果多重比较是在多组间差异有统计学意义下再进行的两两比较,统计上又称为事后比较(post hoc)。多重比较除了多组间的两两比较外,还包括多个相关指标的每个指标单独比较,如比较病例组与对照组的基因是否存在差异,需要对每个基因都进行比较,此时也会增大犯总 I 类错误的概率。

多个样本均数的比较一般分为两种情况:一种是在设计阶段就根据研究目的或专业知识而决定的某些均数间的两两比较,常见于事先有明确假设的证实性实验研究(confirmatory research)。例如多个处理组与对照组的比较,处理后不同时间与处理前的比较等,这类问题的多重比较将在 6.3.1 中介绍。另一种是在研究设计阶段未预先考虑或未预料到,经数据结果提示才决定的多个均数间的两两比较,6.3.2 与 6.3.3 将介绍这类问题的多重比较。

6.3.1 Dunnett 法

Dunnett 法用于多个试验组与一个对照组的比较,其检验统计量为 t_D,故又称 Dunnett-t 检验。它适用于 $k-1$ 个试验组与对照组均数的比较。其公式为:

$$t_D = |(\bar{X}_T - \bar{X}_C)| / \sqrt{MS_{误差}(1/n_T + 1/n_C)} \tag{6.2}$$

式中 $\bar{X}_T$、$\bar{X}_C$ 分别为试验组和对照组的样本均数;$MS_{误差}$ 为方差分析中算得的误差均方,在完全随机设计的方差分析中,就是 $MS_{组内}$;n_T 和 n_C 分别为试验组和对照组的样本例数。自由度 $\nu = \nu_{误差}$。

【例 6.2】 对例 6.1 中第 I 组(未用三菱莪术液)与其他 3 组(用三菱莪术液)做比较。

首先将第 I 组和第 II 组做比较。

$$H_0:三菱莪术液未注射的小鼠与注射 0.5\ ml 的小鼠瘤重相等$$

$$H_1:三菱莪术液未注射的小鼠与注射 0.5\ ml 的小鼠瘤重不相等$$

$$\alpha = 0.05$$

$$t_D = \frac{4.56 - 2.50}{\sqrt{1.052 \times (1/10 + 1/10)}} = \frac{2.06}{0.458\ 7} = 4.491$$

$$\nu = N - k = 40 - 4 = 36$$

以上面计算 $MS_{误差}$ 时的自由度 36 和试验组数 $a = k - 1 = 3$(不含对照组),查 Dunnett-t 检验 q 界值表(附表 6),得 $P < 0.01(P < 0.001)$,故可认为注射 0.5 ml 三菱莪术液的小鼠瘤重低于未注射组,三菱莪术液对小白鼠有抑瘤作用。

仿此,可将第 I 组和第 III、IV 组做比较,P 均小于 0.01($P < 0.001$)。

6.3.2 SNK 法

Students-Newman-Keuls 检验(SNK 法,也称 q 检验),常用于任意两组均数间的比较。按式

(6-3)计算 q 值。

$$q = |(\bar{X}_i - \bar{X}_j)| / \sqrt{\frac{MS_{误差}}{2}(1/n_i + 1/n_j)} \tag{6.3}$$

【例6.3】 对例6.1资料(表6.1)做两两比较。

H_0:任两个对比组的总体均数相等,即 $\mu_i = \mu_j$

H_1:$\mu_i \neq \mu_j$(附表6)

$\alpha = 0.05$

将四个样本均数按从大到小的顺序排列,并编上组次:

组次	1	2	3	4
均数	4.56	2.50	2.46	1.87
组别	空白	0.5 ml	1.0 ml	1.5 ml

列出两两比较计算表(表6.4):

表6.4 四个样本均数两两比较的 q 检验

对比组	两均数之差	组数	q 值	q 界值		P
i 与 j	$\bar{X}_i - \bar{X}_j$	a		$P=0.05$	$P=0.01$	
(1)	(2)	(3)	$(4)=\dfrac{(2)}{0.324\,3}$	(5)	(6)	(7)
1 与 4	2.69	4	8.295	3.85	4.80	<0.01
1 与 3	2.10	3	6.475	3.49	4.45	<0.01
1 与 2	2.06	2	6.352	2.89	3.89	<0.01
2 与 4	0.63	3	1.943	3.49	4.45	>0.05
2 与 3	0.04	2	0.123	2.89	3.89	>0.05
3 与 4	0.59	2	1.819	2.89	3.89	>0.05

表中第(3)栏为两对比组所包含的组数 a,第(4)栏 q 值按式(6.3)计算。本例 $MS_{误差}=1.052$(见表6.3),各组例数均为10,q 值分母部分为 $\sqrt{\frac{1.052}{2}(1/10+1/10)}=0.324\,3$。第(5)(6)两栏是由 q 界值表(附表7),查出的 $P=0.05$ 界值和 $P=0.01$ 界值。本例 $\nu_{误差} \approx 30$,当 $a=4$ 时,$q_{0.05;30,4}=3.85$,$q_{0.01;30,4}=4.80$,余类推。第(7)栏是由第(4)与(5)或(6)栏相比较求得的 P 值。按 $\alpha=0.05$ 水准,1 与 4、3、2 各组比较均拒绝 H_0,接受 H_1,说明注射各剂量三菱莪术液组与空白组比较,大鼠瘤重降低,差别均有统计学意义。而注射不同剂量三菱莪术液组,各组平均瘤重差别无统计学意义,可认为抑瘤效果相同。

6.3.3 Bonferroni 法

Bonferroni 法既可用于多个样本均数间两两比较,又可用于各组均数与指定组均数间比较,是十分常用的一种多重比较的方法。该方法不仅可用于均数的多重比较,而且可用于样本率、平均秩次的多重比较。该方法的基本思想是:为了使两两比较犯总 I 类错误的概率保持在原定水平上,需基于犯总 I 类错误的概率和比较次数计算每次比较的检验水准,因此也称 Bonferroni 校正。式(6.4)是 Bonferroni 校正的一种计算方法:

$$\alpha' = \alpha / C \tag{6.4}$$

式中 α' 为调整后的检验水准，α 为原检验水准，C 为两两比较的次数。一般有两种情形：一种为多个实验组与一个对照组比较时，$C = k - 1$，k 为组数；另一种为多组间两两比较时，$C = C_k^2 = k(k-1)/2$。统计软件经常给出校正的 P 值 P_α，其计算公式为：$P_\alpha = \min\{P \times C, 1\}$，我们只要将 P_α 值与 α 进行比较即可。以下是例 6.1 Bonferroni 校正的结果，其中统计量 t 根据式(6.2)进行计算。

表 6.5　例 6.1 四个样本均数多重比较的 Bonferroni 校正结果

处理组 i 与 j	两均数之差 $(\bar{X}_i - \bar{X}_j)$	标准误	t	P	P_α	95%CI 下限	上限
空白与 0.5 ml	2.06	0.458 7	4.49	0.000 1	0.000 4	0.779	3.341
空白与 1.0 ml	2.10	0.458 7	4.58	0.000 1	0.000 3	0.819	3.381
空白与 1.5 ml	2.69	0.458 7	5.86	0.000 0	<0.000 1	1.409	3.971
0.5 ml 与 1.0 ml	0.04	0.458 7	0.09	0.931 0	1.000 0	−1.241	1.321
0.5 ml 与 1.5 ml	0.63	0.458 7	1.37	0.178 1	1.000 0	−0.651	1.911
1.0 ml 与 1.5 ml	0.59	0.458 7	1.29	0.206 5	1.000 0	−0.691	1.871

表 6.5 中 95%CI 实际上表示的是 99.17%CI，即 $(1-\alpha/C)100\% = (1-0.05/6) \times 100\% = 99.17\%$，由 SPSS 软件得到 $t_{0.05/6,36} = 2.792$，代入公式(5.23)计算两均数差的置信区间。

结果显示空白对照组与各剂量组间差异有统计学意义，但各剂量组间差异无统计学意义，同样也说明三菱莪术液有抑瘤作用。

6.4　方差分析的应用条件

方差分析的应用条件：① 各样本是相互独立的随机样本，个体间是相互独立的；② 各样本均来自正态总体；③ 各样本的总体方差相等，即方差齐性。我们看到，上述三个条件与 5.4 节中介绍的 t 检验的应用条件完全相同。5.5.1 已对正态性检验的概念和方法做了介绍；5.5.2 介绍了两样本方差的齐性检验方法。本节将介绍多个样本的方差齐性检验。另外，对通过改变原始数据的分布形式，使之满足或近似满足正态性和方差齐性的方法——变量变换也做一简要介绍。

6.4.1　多个方差的齐性检验

多个样本方差齐性检验常见的方法有两种：一是对资料正态性要求较为严格的 Bartlett 法，二是不依赖资料分布类型的 Levene 法。两种方法各有优缺点，具体使用时可根据数据的分布情况选择合适的方法。

1. Bartlett 法

已知多个样本(理论上均来自正态总体)方差，可使用 Bartlett 法推断它们分别代表的总体方差是否相等，该法需计算检验统计量 χ^2 值，其公式为：

$$\chi^2 = \frac{\sum_{i=1}^{k}(n_i - 1)\ln(S_C^2/S_i^2)}{1 + \frac{1}{3(k-1)}\left[\left(\sum_{i=1}^{k}\frac{1}{n_i-1}\right) - \frac{1}{N-k}\right]} \tag{6.5}$$

$$S_C^2 = \sum_{i=1}^{k} S_i^2(n_i-1)/(N-k) = MS_{组内}$$

式中 n_i 为各组样本例数，N 为总例数，k 为样本个数，S_i^2 为各样本方差，S_C^2 为合并方差。自由度为 $\nu=k-1$。

【例 6.4】 对表 6.1 资料做方差齐性检验。

$$H_0 : 四个总体方差相等，即 \sigma_1^2=\sigma_2^2=\sigma_3^2=\sigma_4^2$$
$$H_1 : 四个总体方差不全相等$$
$$\alpha=0.05$$

按式(6.4)计算检验统计量 χ^2 值。先计算合并方差 S_C^2。

$$S_C^2=\frac{0.77^2\times(10-1)+0.93^2\times(10-1)+1.18^2\times(10-1)+1.16^2\times(10-1)}{40-4}=1.05$$

对照表 6.3 结果，可知 S_C^2 等于 $MS_{组内}$，再分别计算式(6.4)的分子与分母。

$$分子=(10-1)\ln\left(\frac{1.05}{0.77^2}\right)+(10-1)\ln\left(\frac{1.05}{0.93^2}\right)+(10-1)\ln\left(\frac{1.05}{1.18^2}\right)+(10-1)\ln\left(\frac{1.05}{1.16^2}\right)$$

$$=2.116 \quad 分母=1+\frac{1}{3\times(4-1)}\times\left[\left(\frac{1}{10-1}+\frac{1}{10-1}+\frac{1}{10-1}+\frac{1}{10-1}\right)-\frac{1}{40-4}\right]=1.046$$

$$\chi^2=2.116/1.046=2.023$$
$$\nu=k-1=4-1=3$$

查 χ^2 界值表(附表 8)，得 $P>0.05$。按 $\alpha=0.05$ 水准，不拒绝 H_0，故可认为此四组资料满足方差齐性要求。

2. Levene 法

该法由 H. Levene 于 1960 年提出，适用于任意分布的方差齐性检验。该法是将原始观测值 X_{ij} 转换为相应的 z_{ij} 离差，然后按下述公式进行单向方差分析，以相应自由度查 F 界值表(附表 5)得出结论。

$$F=\frac{(N-k)\sum n_i(\bar{z}_i-\bar{z})^2}{(k-1)\sum_i\sum_j(z_{ij}-\bar{z}_i)^2} \qquad \nu_1=k-1,\nu_2=N-k \qquad (6.6)$$

式中 $N=\sum n_i$，k 为样本数，离差 z_{ij} 计算有如下 4 种：

$$① \ z_{ij}=|X_{ij}-\overline{X}_i|,② \quad z_{ij}=(X_{ij}-\overline{X}_i)^2,③ \quad z_{ij}=|X_{ij}-M_i|$$

其中 $\overline{X}_i$ 表示第 i 组的算术均数，M_i 表示第 i 组的中位数。该法又称 Brown-Forsythe 法。

$$④ \ z_{ij}=\frac{(W+n_i-2)n_i(X_{ij}-\overline{X}_i)^2-W(n_i-1)S_i^2}{(n_i-1)(n_i-2)}$$

该法又称 O'Brien 法。其中 W 一般取 0.5，用以调整资料分布的峰度。

【例 6.5】 对表 6.1 资料做方差齐性的 Levene 检验。

$$H_0 : 四个总体方差相等，即 \sigma_1^2=\sigma_2^2=\sigma_3^2=\sigma_4^2$$
$$H_1 : 四个总体方差不全相等$$
$$\alpha=0.05$$

表 6.6 为应用 SAS 软件计算四种不同 z_{ij} 值的 Levene 方差齐性检验结果(SPSS 软件仅给出绝对值方法)，四种计算结果 P 均大于 0.05，按 $\alpha=0.05$ 水平不拒绝 H_0，无统计学意义，可以认为四个总体方差相等。

表 6.6　例 6.1 资料的 Levene 方差齐性检验结果

离差 z_{ij} 计算方法	F	P	离差 z_{ij} 计算方法	F	P
$\lvert X_{ij}-\overline{X}_i \rvert$	1.056	0.380	$\lvert X_{ij}-M_i \rvert$	1.109	0.358
$(X_{ij}-\overline{X}_i)^2$	0.964	0.420	O'Brien	0.854	0.474

6.4.2　变量变换

前已述及,在应用方差分析及 t 检验等方法时,都要求各样本来自正态总体,各总体方差相等。当数据不符合上述条件时,可以通过三种不同的途径来处理:第一种,用非参数方法(见第 9 章);第二种,用近似法,如 Brown-Forsythe 法、Welch 法等方法,详见 SPSS 统计软件包;第三种,用变量变换法。变量变换法的意义是通过变换来改变原始数据的分布形式,使之满足或近似满足上述条件。变换值是原数据的某种函数,虽然分布形式改变了,但数据之间的相对关系仍然保留着。本部分将介绍常用的 4 种变换方法,在用这些方法或其他方法之前,需先研究原始数据资料的分布特征,然后决定是否需要变换和选择哪种变换方法。

(1) 对数变换(logarithmic transformation)　即将原始数据 X 的对数值作为新的分析数据:

$$x = \lg(AX + K) \tag{6.7}$$

式中 A 与 K 为常数。当原始数值大于 0 时,K 通常取为 0;A 值的选取主要是为了减小异常值的影响。

对数变换常用于:① 使服从对数正态分布的资料正态化;② 使资料满足方差齐性要求,特别是各样本的标准差与均数之比(CV 值)比较接近时;③ 使曲线(如指数曲线)直线化,常用于曲线拟合。

(2) 平方根变换(square root transformation)　即将原始数据 X 的平方根作为新的分析数据:

$$x = \sqrt{X + K} \tag{6.8}$$

当原始数值大于 0 时,K 通常取为 0。

平方根变换常用于:① 使服从泊松分布(见 4.3 节)的计数资料或轻度偏态资料正态化,例如放射性物质的计数一般认为服从泊松分布,可用平方根变换使其正态化;② 当各样本的方差与均数呈正相关时,即均数大,方差也大时,用此变换可使资料满足方差齐性要求。

3. 倒数变换(reciprocal transformation)　即将原始数据 X 的倒数作为新的分析数据:

$$x = 1/X \tag{6.9}$$

倒数变换常用于数据两端波动较大的资料,可使极端值的影响减小。

4. 平方根反正弦变换(arcsine square root transformation)　即将原始数据 X 的平方根反正弦值作为新的分析数据:

$$x = \arcsin\sqrt{X} \tag{6.10}$$

平方根反正弦变换常用于以率为观测值的资料。一般认为样本率服从二项分布,当总体率较小(如小于 10%)或较大(如大于 90%)时,偏离正态较为明显,通过样本率的平方根反正弦变换,可使资料接近正态分布,满足方差齐性要求。

6.5 SPSS 操作及其解释

完全随机设计资料的方差分析的 SPSS 实现

对例 6.1 进行单因素方差分析,数据集中有变量:瘤重(weight)与处理组(group)。方差分析步骤如下:

Analyze→Compare means→One-way ANOVA   * 单因素方差分析

Dependent list:瘤重[weight]

Factor:处理组[group]

Options : ☑ Homogeneity of variance test   * 方差齐性检验

Continue

Post hoc : ☑ SNK   ☑ Bonferroni   ☑ Dunnett

Control categroy First ▼   * 点击▼选择第一组或最后一组作为参比组

Continue

OK

SPSS 结果列于下表,由表 6.7 知方差齐性检验 $P=0.380$,说明各总体方差相等。同时表 6.7 给出了方差分析结果,与表 6.3 一致,此处未列出。

表 6.7 方差齐性检验

Levene Statistic	df1	df2	Sig.
1.056	3	36	.380

表 6.8 多重比较(Bonferroni 法、Dunnett 法)

(I) 处理组	(J) 处理组	Mean Difference (I－J)	Std. Error	Sig.	95% Confidence Interval	
					Lower Bound	Upper Bound
Bonferroni	空白	0.5 ml	2.060 00*	.458 68	.000	.779 4	3.340 6
		1.0 ml	2.100 00*	.458 68	.000	.819 4	3.380 6
		1.5 ml	2.69 000*	.458 68	.000	1.409 4	3.970 6
	0.5 ml	空白	－2.06 000*	.458 68	.000	－3.340 6	－.779 4
		1.0 ml	.040 00	.458 68	1.000	－1.240 6	1.320 6
		1.5 ml	.630 00	.458 68	1.000	－.650 6	1.910 6
	1.0 ml	空白	－2.100 00*	.458 68	.000	－3.380 6	－.819 4
		.5 ml	－.040 00	.458 68	1.000	－1.320 6	1.240 6
		1.5 ml	.590 00	.458 68	1.000	－.690 6	1.870 6

	(I) 处理组	(J) 处理组	Mean Difference (I－J)	Std. Error	Sig.	95% Confidence Interval	
						Lower Bound	Upper Bound
Bonferroni	1.5 ml	空白	−2.690 00*	.458 68	.000	−3.970 6	−1.409 4
		.5 ml	−.630 00	.458 68	1.000	−1.910 6	.650 6
		1.0 ml	−.590 00	.458 68	1.000	−1.870 6	.690 6
Dunnett (2-sided)[a]	0.5ml	空白	−2.060 00*	.458 68	.000	−3.184 7	−.935 3
	1.0 ml	空白	−2.100 00*	.458 68	.000	−3.224 7	−.975 3
	1.5 ml	空白	−2.69 000*	.458 68	.000	−3.814 7	−1.565 3

注：* The mean difference is significant at the 0.05 level.

　　a. Dunnett t-tests treat one group as a control, and compare all other groups against it.

　　表6.8、表6.9为多重比较结果。表6.8 Bonferroni 法结果直接将 P 值(Sig)与 $\alpha=0.05$ 做比较(此处的 P 值已经放大了 $C=6$ 倍)：$P\leqslant\alpha$ 表示差异有统计学意义，$P>\alpha$ 差异无统计学意义。

表 6.9　多重比较(SNK 法)

处理组		N	Subset for alpha＝0.05	
			1	2
Student-Newman-Keuls[a]	1.5 ml	10	1.870 0	
	1.0 ml	10	2.460 0	
	0.5 ml	10	2.500 0	
	空白	10		4.560 0
	Sig.		.365	1.000

注：Means for groups in homogeneous subsets are displayed.

　　a. Uses Harmonic Mean Sample Size＝10.000.

　　表6.9结果的判断方法是：在 $\alpha=0.05$ 水平上，同一个 Subset 内的均数两两比较差异均无统计学意义，不同的 Subset 间的均数两两比较差异均有统计学意义。具体为三个剂量组两两瘤重均数比较差异均无统计学意义，说明抑瘤的效果相同；而与空白对照比较均有统计学意义，说明三菱莪术液具有抑瘤作用。

本 章 小 结

　　1. 方差分析常用于三个及以上样本均数的比较，当用于两个均数的比较时，同一资料所得的结果与 t 检验等价，即 $t^2=F$。

　　2. 方差分析的基本思想是将全部观测值之间的变异，又称总变异(总离均差平方和)按设计和需要分解为若干部分，其中至少有一部分表示各组均数间的变异情况，另一部分表示误差。根据组间均方与误差均方之比，做出相应的统计推断。

　　3. 经多个均数比较的方差分析，差别有统计学意义时，若要回答哪两个均数间有差别，可进一步进行均数之间的多重比较。

　　4. 方差分析要求数据满足独立性、正态性和方差齐性。对不符合正态性和方差齐性的资料，一是采用数据变换，二是采用非参数统计方法，三是采用近似检验。

复习思考题

一、单选题

1. 设某试验因素 A 有 $K（K \geqslant 3）$ 个水平，观察数据是连续性资料，且满足各种参数检验的前提条件。用多次 t 检验取代方差分析，将会（　　）。

　　A. 明显增大犯第一类错误的概率　　　　B. 使结论更加具体

　　C. 明显增大犯第二类错误的概率　　　　D. 使计算更加简便

2. 在完全随机设计的方差分析中，必然有（　　）。

　　A. $SS_{组内} < SS_{组间}$　　　　　　　　　B. $MS_{组间} < MS_{组内}$

　　C. $MS_{总} = MS_{组间} + MS_{组内}$　　　　D. $SS_{总} = SS_{组间} + SS_{组内}$

3. 在进行成组设计资料的 t 检验或进行方差分析之前，要注意两个前提条件：一要考察各样本是否来自正态总体，二要（　　）。

　　A. 核对数据　　　　　　　　　　　　B. 做方差齐性检验

　　C. 求 $\bar{X}$、S 和 $S_{\bar{X}}$　　　　　　　　　D. 做变量代换

4. 四个样本均数经方差分析后 $P < 0.05$，为进一步弄清四个均数间的差别，应进行（　　）。

　　A. χ^2 检验　　　　　B. t 检验　　　　　C. Z 检验　　　　　D. Bonferroni 检验

5. 四个均数比较，若方差分析结果 $F > F_{0.05, \nu_1, \nu_2}$，则（　　）。

　　A. $\mu_1 = \mu_2 = \mu_3 = \mu_4$　　　　　　　B. $\mu_1 \neq \mu_2 \neq \mu_3 \neq \mu_4$

　　C. 可能至少有两个样本均数不等　　　　D. 可能至少有两个总体均数不等

6. 对样本率资料进行方差分析，可考虑进行（　　）。

　　A. 对数变换　　　　　　　　　　　　B. 平方根变换

　　C. 平方根反正弦变换　　　　　　　　D. 倒数变换

7. 检验三组以上定量资料的总体方差是否相等，可用的检验统计量是（　　）。

　　A. 一般 F 统计量　　　B. t 统计量　　　C. 一般 χ^2 统计量　　D. Bartlett χ^2 统计量

8. 检验四组定量资料的总体方差是否相等，其检验假设是（　　）。

　　A. $\sigma_1^2 = \sigma_2^2 = \sigma_3^2 = \sigma_4^2$　　　　　　　B. $\sigma_i^2 = \sigma_j^2, i \neq j$

　　C. 可能至少有两个样本方差相等　　　D. 可能至少有两个总体方差相等

9. 对于四组定量资料的均数比较，进行正态性检验假设是（　　）。

　　A. 每一个样本均来自正态总体　　　　B. 所有样本均来自相同的正态总体

　　C. 所有样本分布是相同的正态分布　　D. 所有样本分布是正态分布

10. 某单位研究棉布、府绸、的确良、尼龙 4 种衣料内棉花吸附十硼氢量（定量指标），每种衣料各做 5 次检验，得到 5 个定量数据。假定资料满足各种参数检验的前提条件，为回答"4 种衣料内棉花吸附十硼氢量均值之间差别有无统计学意义"，应选用（　　）。

　　A. t 检验　　　　　　　B. F 检验　　　　　C. Z 检验　　　　　D. χ^2 检验

11. 两组或多组均数比较时，Z、t、F 检验的共同前提条件是（　　）。

　　A. 方差齐性　　　　　　　　　　　　B. 正态性

　　C. 可加性　　　　　　　　　　　　　D. 正态性和方差齐性

12. 掌握方差分析的基本思想，即使记不住具体公式，一般也能给出结果，得出结论，其基本思想可简述为（　　）。

　　A. 组间方差大于组内方差　　　　　　B. 误差的方差必然小于组间方差

　　C. 总离均差平方和及其自由度可以拆分　　D. 两方差之比服从 F 分布

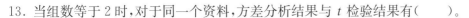

13. 当组数等于 2 时,对于同一个资料,方差分析结果与 t 检验结果有( )。

A. $F = t^2$　　　　　B. $MS_{组内} = S_C^2$　　C. A、B 都不对　　D. A、B 都对

二、简答题

1. 完全随机设计资料方差分析的基本思想是什么? 这一基本思想可以进一步推广吗?

2. 变量变换在本单元资料处理中的作用是什么?

3. 试说明方差分析与 t 检验的应用条件和应用范围。

4. t 检验可以用来做多组均数的多重比较吗? 为什么?

5. 对于满足 t 检验条件的两组资料,采用方差分析对该数据进行分析,两者结果是否存在差异?

三、计算分析题

1. 某职业病防治院对某石棉矿的石棉肺患者(A 组)、可疑患者(B 组)及非患者(C 组)进行了用力肺活量测定,结果如表 6.10 所示。问:三组石棉矿工的用力肺活量有无差别?

表 6.10　三组石棉矿工的用力肺活量　　　　　　　　　　　　　　　单位:L

A组	1.8	1.4	1.5	2.1	1.9	1.7	1.8	1.9	1.8	1.8	2
B组	2.3	2.1	2.1	2.1	2.6	2.5	2.3	2.4	2.4		
C组	2.9	3.2	2.7	2.8	2.7	3.0	3.4	3.0	3.4	3.3	3.5

2. 42 只研究动物被随机等分为三组,每组动物接受不同的刺激,测试其反应时间(s)。问:不同刺激下反应时间是否有差异?

表 6.11　不同刺激下反应时间　　　　　　　　　　　　　　　　　　单位:s

刺激Ⅰ	16	14	14	13	13	12	12	17	17	17	19	14	15	20
刺激Ⅱ	6	7	7	8	4	8	9	6	8	6	4	9	5	5
刺激Ⅲ	8	10	9	10	6	7	10	9	11	11	9	10	9	5

7 多因素方差分析

第 6 章介绍了单因素方差分析,应变量仅受到一个因素(不同剂量的三菱莪术液、分类变量)的影响。如果应变量受到多于一个因素的影响,应采用多因素方差分析(multi-way ANOVA)进行相应分析。如随机区组设计的方差分析中,应变量受到了处理因素与区组因素的影响;交叉设计受处理因素、阶段因素、个体因素的影响。本章主要介绍随机区组设计、交叉设计、析因设计及重复测量设计的方差分析。从变异分解看,单因素的方差分析变异分解成误差(组内)变异与处理(组间)变异;而多因素方差分析的变异除了误差变异外,还存在多个影响因素的变异。

7.1 随机区组设计资料的方差分析

【例 7.1】 研究含有高、中、低三种不同剂量某营养素的饲料对大鼠体重(g)增加的影响,现取出 10 窝断乳清洁级 SD 大鼠,每窝 3 只。对窝别内大鼠进行随机化,分别喂养含不同剂量某营养素的饲料,4 周后测量大鼠体重增加量,数据如表 7.1。问:喂养含不同剂量某营养素的饲料的大鼠的体重增加有无差异?

表 7.1 不同窝别喂养含不同剂量某营养素的饲料的大鼠体重增加量

窝别	高剂量	中剂量	低剂量	$\sum_i X_{ij}$	$\overline{X}_j$
1	132	105	109	346	115.3
2	115	108	101	324	108.0
3	135	122	120	377	125.7
4	129	110	106	345	115.0
5	124	127	127	378	126.0
6	111	97	105	313	104.3
7	109	121	95	325	108.3
8	125	120	109	354	118.0
9	136	123	122	381	127.0
10	117	105	103	325	108.3
$\sum_j X_{ij}$	1 233	1 138	1 097	$\sum X = 3\ 468$	
$\sum_i X_{ij}^2$	152 903	130 406	121 271	$\sum X^2 = 404\ 580$	
$\overline{X}_i$	123.3	113.8	109.7	$\overline{X} = 115.6$	
S_i	9.9	10.0	10.2		

X_{ij} 代表第 i 个处理($i = 1, 2, \cdots, k$)第 j 窝别($j = 1, 2, \cdots, b$)的测量值,本例中 $k = 3$,$b = 10$。从表 7.1 可以看出,不同窝别(区组)喂养三个种含不同剂量某营养素的饲料的平均体重增加量($\overline{X}_j$)为 104.3~127.0 g,这一差异称为区组差异,显然它主要是由大鼠的窝别差异造成的。在随机区组设

计的方差分析中,按设计和需要可将总变异分为三个部分,即:

$$SS_{总} = SS_{处理} + SS_{区组} + SS_{误差}, \nu_{总} = \nu_{处理} + \nu_{区组} + \nu_{误差}$$

由于从总变异中可分离出区组变异,排除了各处理组大鼠窝别体重增加量的差异,使组内变异(误差)更能反映随机误差的大小,因而可提高研究的统计效率。

随机区组设计方差分析的假设检验步骤如下:

(1) 建立假设和确定检验水准

不同处理的假设为:

H_0:喂养含不同剂量某营养素的饲料的大鼠体重增加量相等,即 $\mu_1 = \mu_2 = \mu_3$

H_1:喂养含不同剂量某营养素的饲料的大鼠体重增加不等或不全相等

区组差异的假设为:

H_0:不同窝别大鼠体重增加量相等

H_1:不同窝别大鼠体重增加量不等或不全相等

以上两个假设的 α 均取 0.05。

(2) 计算检验统计量 F 值 可按表 7.2 中公式进行计算。

表 7.2 随机区组方差分析的计算公式

变异来源	离均差平方和(SS)	自由度(ν)	均方(MS)	F
总	$\sum X^2 - C$	$N-1$		
处理间	$\sum_i \dfrac{\left(\sum_j X_{ij}\right)^2}{b} - C$	$k-1$	$SS_{处理}/\nu_{处理}$	$MS_{处理}/MS_{误差}$
随机区组	$\sum_j \dfrac{\left(\sum_i X_{ij}\right)^2}{k} - C$	$b-1$	$SS_{区组}/\nu_{区组}$	$MS_{区组}/MS_{误差}$
误差	$SS_{总} - SS_{处理} - SS_{区组}$	$\nu_{总} - \nu_{处理} - \nu_{区组}$	$SS_{误差}/\nu_{误差}$	

表 7.2 中,N 为总例数,b 为随机区组数,k 为处理的水平数,C 为校正数。

本例:

$$C = \left(\sum X\right)^2 / N = 3\,468^2 / 30 = 400\,900.8$$

$$SS_{总} = \sum X^2 - C = 404\,580 - 400\,900.8 = 3\,679.2,$$

$$SS_{处理} = (1\,233^2 + 1\,138^2 + 1\,097^2)/10 - 400\,900.8 = 973.4$$

$$SS_{区组} = (115.3^2 + 108^2 + \cdots + 108.3^2)/3 - 400\,900.8 = 1\,907.87$$

$$SS_{误差} = 3\,679.20 - 973.40 - 1\,907.87 = 797.93$$

根据表 7.2 公式,将上述结果列成表 7.3。

表 7.3 例 7.1 的方差分析结果

变异来源	SS	ν	MS	F	P
总	3 679.20	29			
处理间	973.40	2	486.70	10.98	<0.001
随机区组	1 907.87	9	211.99	4.78	0.002
误差	797.93	18	44.33		

（3）确定 P 值并得出结论

根据 $\nu_{处理}(\nu_1)=2$ 和 $\nu_{误差}(\nu_2)=18$，查 F 界值表（附表 5），得 $P<0.05(P<0.001)$。按 $\alpha=0.05$ 水准拒绝 H_0，接受 H_1，故可认为喂养含不同剂量某营养素的饲料的大鼠体重增加的差异有统计学意义，即三组大鼠体重增加的总体平均水平不全相等。根据 $\nu_{区组}(\nu_1)=9$ 和 $\nu_{误差}(\nu_2)=18$，查附表 5，得 $P<0.05(P=0.002)$。按 $\alpha=0.05$ 水准拒绝 H_0，接受 H_1，故可认为不同窝别大鼠体重增加的差异有统计学意义。

进一步利用 Bonferroni 法对组别进行多重比较，结果表明：高剂量组与中剂量组、低剂量组的差异有统计学意义（$P_a=0.015$ 与 0.001）。

在单因素方差分析中要求每个组的资料满足独立性、正态性、方差齐性。对于随机区组方差分析，其数学模型可以表达为：

$$X_{ij}=\mu_0+\alpha_i+\beta_j+e_{ij}, e_{ij} \sim N(0,\sigma^2)$$

μ_0 为不考虑组别与区组时的总体均数，而 $\alpha_i(i=1,2,\cdots,k)$ 为第 k 个处理的总体均数与 μ_0 间的差异，$\beta_j(j=1,2,\cdots,b)$ 为第 j 个区组的总体均数与 μ_0 间的差异。在随机区组的正态性检验中，并不能对 k 个处理组分别进行正态性检验，但可以对残差 e_{ij} 进行正态性检验。利用 SPSS 软件对残差进行正态性检验，得 $W=0.946$、$P=0.388$，所以本资料满足正态性的假设。对于后面其他的多因素方差分析，正态性的检验也可以通过对残差的正态性检验获得。

7.2 两阶段交叉设计资料的方差分析

【例 7.2】 在一项抗肿瘤的某胶囊随机、开放、单次给药、两制剂、两周期、两交叉餐后状态下生物等效性试验中，受试制剂为国产胶囊 T，参比制剂为进口胶囊 R。20 名健康成年志愿者参与了随机分组：第一组为 TR 组，顺序为先服 T，后服 R；第二组为 RT 组，先服 R，后服 T。洗脱期为 14 d。测量血药浓度，并计算主要药物代谢参数血浆药物浓度-时间曲线下面积（AUC），数据如表 7.4。试对两组的 AUC 进行比较。

表 7.4 服用两种胶囊后测定的血药浓度 AUC

单位：h · (ng/ml)

编号	组别	阶段 I	阶段 II	合计(B_i)	编号	组别	阶段 I	阶段 II	合计(B_i)
1	TR	802.5	723.9	1 526.4	11	TR	689.0	685.0	1 374
2	TR	506.7	578.5	1 085.2	12	RT	630.5	708.1	1 338.6
3	RT	433.3	495.3	928.6	13	TR	709.3	748.4	1 457.7
4	RT	451.3	498.5	949.8	14	TR	611.4	611.1	1 222.5
5	RT	720.2	748.0	1 468.2	15	RT	855.0	781.3	1 636.3
6	RT	395.1	471.1	866.2	16	RT	540.7	557.6	1 098.3
7	TR	708.4	716.6	1 425.0	17	TR	399.4	407.2	806.6
8	TR	556.9	497.9	1 054.8	18	RT	662.8	719.6	1 382.4
9	RT	727.6	774.3	1 501.9	19	RT	834.8	838.1	1 672.9
10	TR	518.2	533.1	1 051.3	20	TR	423.1	376.3	799.4
阶段合计		$S_1=12\ 176.2$					$S_2=12\ 469.9$		
T、R 合计		$T_1=12\ 516.8$					$T_2=12\ 129.3$		

上例共有 n 个个体,每个个体均接受两种药物($k=2$)、两个阶段($s=2$),共有 $N=2n$ 个数据。本例属于 2×2 交叉设计,设计实际有三个试验的因素:处理因素(T、R 两水平)、阶段因素(Ⅰ与Ⅱ阶段)、受试者个体差异。其变异分解如下:

$$SS_{总}=SS_{处理}+SS_{阶段}+SS_{个体}+SS_{误差}$$

表 7.5　2×2 交叉设计方差分析的计算公式

变异	离均差平方和(SS)	自由度(ν)	均方(MS)	F
总	$\sum X^2-C$	$N-1$		
处理	$\sum T_i^2/n-C$	$k-1$	$SS_{处理}/\nu_{处理}$	$MS_{处理}/MS_{误差}$
阶段	$\sum S_i^2/n-C$	$s-1$	$SS_{阶段}/\nu_{阶段}$	$MS_{阶段}/MS_{误差}$
个体	$\sum B_i^2/k-C$	$n-1$	$SS_{个体}/\nu_{个体}$	$MS_{个体}/MS_{误差}$
误差	$SS_{总}-SS_{处理}-SS_{阶段}-SS_{个体}$	$\nu_{总}-\nu_{处理}-\nu_{阶段}-\nu_{个体}$	$SS_{误差}/\nu_{误差}$	

方差分析的具体步骤:

(1) 建立假设和确定检验水准

① 处理间的假设检验

H_0:两组血药浓度的 AUC 总体均数相等($\mu_1=\mu_2$)

H_1:两组血药浓度的 AUC 总体均数不相等

② 阶段差异的假设检验

H_0:两阶段血药浓度的 AUC 总体均数相等

H_1:两阶段血药浓度的 AUC 总体均数不相等

③ 个体间差异的假设检验

H_0:个体血药浓度的 AUC 总体均数相等

H_1:个体血药浓度的 AUC 总体均数不相等

α 均取为 0.05。

(2) 计算统计量

根据表 7.5 得到:

$$C=\left(\sum X\right)^2/N=24\,646.1^2/40=15\,185\,756.1$$

$$SS_{总}=\sum X^2-C=15\,956\,429.2-15\,185\,756.1=770\,673.1$$

$$SS_{处理}=(12\,516.8^2+12\,129.3^2)/20-C=3\,753.9$$

$$SS_{阶段}=(12\,176.2^2+12\,469.9^2)/20-C=2\,156.5$$

$$SS_{个体}=(1\,526.4^2+1\,085.2^2+\cdots+799.4^2)/2-C=746\,334.5$$

$$SS_{误差}=770\,673.1-3\,753.9-2\,156.5-746\,334.5=18\,428.2$$

根据表 7.5,将各自的离均差平方和 SS 除以相应的自由度得到均方 MS,然后把 $MS_{处理}$、$MS_{阶段}$ 及 $MS_{个体}$ 除以误差的均方 $MS_{误差}$ 得到各自检验的 F 值,将上述结果列成表 7.6。

表7.6 完全随机设计下交叉设计的方差分析表

方差来源	SS	ν	MS	F	P
处理	3 753.9	1	3 753.9	3.67	0.072
阶段	2 156.5	1	2 156.5	2.11	0.164
个体	746 334.5	19	39 280.8	38.37	<0.001
误差	18 428.2	18	1 023.8		
总和	770 673.1	39			

（3）确定 P 值并得出结论

根据 $\nu_{处理}(\nu_1)=1$ 和 $\nu_{误差}(\nu_2)=18$，查附表5，得 $P>0.05(P=0.072)$。按 $\alpha=0.05$ 水准不拒绝 H_0，但还不能认为两组血药浓度的 AUC 均数不等。根据 $\nu_{阶段}(\nu_1)=1$ 和 $\nu_{误差}(\nu_2)=18$，查附表5，得 $P>0.05(P=0.164)$。按 $\alpha=0.05$ 水准不拒绝 H_0，但还不能认为两阶段血药浓度的 AUC 均数不等。

交叉设计试验只适用于病情较稳定、病程可分阶段、短期治疗可见疗效的疾病的疗效比较，本例只介绍了完全随机 2×2 交叉设计，从设计角度还有更多不同类型的交叉设计。

7.3 析因设计资料的方差分析

当研究因素大于等于两个，且试验的处理组是各因素所有水平的完全组合时，称该研究为析因设计（factorial design）试验。析因设计资料的方差分析既可以分析各个因素的主效应，又可以分析各因素间的交互作用大小，通过因素间的不同组合下的平均效应寻找试验的最佳组合条件。

【例7.3】 为了探讨淫羊藿苷（A因素）和三七总皂苷（B因素）在抑制阿尔茨海默病（Alzheimer's disease，AD）模型 PC12 细胞损伤中是否具有协同增效作用，研究共设模型组（损伤后）、损伤后干预组（A组、B组和A＋B组），应用 MTT 法检测细胞的存活率，数据见表7.7。

表7.7 A因素与B因素对AD模型细胞存活率的影响

单位:%

A因素	B因素	
	不用(0)	用(1)
不用(0)	64.91,66.35,67.41	69.72,71.08,72.46
用(1)	73.97,75.36,76.73	84.93,85.52,86.80

7.3.1 析因设计效应的定义

例7.3 是一个两因素两水平 2×2 的析因设计，计算单元格均数（cell means）以及边际均数（marginal means）结果见表7.8。单元格均数是指 A 因素与 B 因素两处理因素所有组合下的均数，本例中需计算 4 个单元格均数，计算结果分别为 66.22%、71.09%、75.35% 及 85.75%。边际均数是指不考虑其他因素影响时算出的均值，如：A 因素的边际均数分别为 68.66% 与 80.55%，B 因素的边际均数分别为 70.79% 与 78.42%。

表 7.8　A 因素与 B 因素对 AD 模型细胞存活率影响的平均水平

单位:%

A 因素	B 因素		边际均数	单元格均数之差
	不用(0)	用(1)		
不用(0)	66.22	71.09	68.66	4.87
用(1)	75.35	85.75	80.55	10.40
边际均数	70.79	78.42		
单元格均数之差	9.13	14.66		5.53

单独效应(simple effects):当其他因素水平固定时某因素不同水平效应的差异,通过单元格均数进行分析。本例当 B 因素不用时 A 因素的单独效应为 75.35%－66.22%＝9.13%;当 B 因素用时 A 因素的单独效应为 85.75%－71.09%＝14.66%。同样,B 因素的单独效应分别为 A 因素不用时为 4.87%,A 因素用时为 10.40%。A 因素、B 因素的单独效应大小均与另一因素是否使用有关,提示 A 因素与 B 因素可能存在交互作用。

主效应(main effects):不考虑其他因素,该因素不同水平效应的差异,通过边际均数进行分析。本例 A 因素的主效应为 80.55%－68.66%＝11.89%;同样 B 因素的主效应为 78.42%－70.79%＝7.63%。A 因素与 B 因素的主效应均不为 0,提示 A 因素与 B 因素的主效应可能有统计学意义。

交互效应(interactions):两个或多个处理因素间的效应不独立,即当某因素取不同水平时,其他因素各水平的效应随之发生相应的变化,通过单元格均数之差进行比较。本例交互作用大小可用样本数据估计,10.40%－4.87%＝14.66%－9.13%＝5.53%,样本信息提示 A 因素与 B 因素交互作用可能有统计学意义。两因素间的交互作用称为一阶交互,三因素间的交互作用称为二阶交互,依此类推。本例为 2×2 析因设计,因而只有一阶交互作用,可表示为 A * B。

7.3.2　析因设计方差分析

上述效应量的计算均基于样本信息的计算,由于抽样误差的存在,总体是否存在不为 0 的效应需要进行统计推断,下面就结合例 7.3 介绍析因设计方差分析步骤。

(1)建立假设和确定检验水准

① 关于主效应

$$H_0:\mu_A=0 \quad H_1:\mu_A\neq 0$$
$$H_0:\mu_B=0 \quad H_1:\mu_B\neq 0$$
$$\alpha=0.05$$

② 关于交互效应

$$H_0:\mu_{A*B}=0 \quad H_1:\mu_{A*B}\neq 0$$
$$\alpha=0.05$$

(2)计算统计量

若 A 因素有 a 个水平,B 因素有 b 个水平,则两因素共有 $k=a\times b$ 个组合。如果每一个组合处理下重复试验次数等于 n 次,那么 A、B 两因素方差分析的计算公式如表 7.9 所示。当 $a=2$、$b=2$,就是最简单的 2×2 析因设计。变异与自由度的分解如下:

总变异分解:$SS_总=SS_{处理}+SS_{误差}=SS_A+SS_B+SS_{A*B}+SS_{误差}$
总自由度分解:$\nu_总=\nu_{处理}+\nu_{误差}=\nu_A+\nu_B+\nu_{A*B}+\nu_{误差}$

表7.9　两因素析因设计方差分析计算公式

变异来源	SS	MS	ν	F
总	$SS_\text{总} = \sum X^2 - C$		$N-1$	
处理	$SS_\text{处理} = \dfrac{1}{n}(T_1^2 + T_2^2 + \cdots + T_k^2) - C$		$a \times b - 1$	
A	$SS_A = \dfrac{1}{an}(A_1^2 + A_2^2 + \cdots + A_a^2) - C$	$MS_A = SS_A/\nu_A$	$a-1$	$F_A = MS_A/MS_\text{误差}$
B	$SS_B = \dfrac{1}{bn}(B_1^2 + B_2^2 + \cdots + B_b^2) - C$	$MS_B = SS_B/\nu_B$	$b-1$	$F_B = MS_B/MS_\text{误差}$
A*B	$SS_{A*B} = SS_\text{处理} - SS_A - SS_B$	$MS_{A*B} = SS_{A*B}/\nu_{A*B}$	$(a-1)\times(b-1)$	$F_{A*B} = MS_{A*B}/MS_\text{误差}$
误差	$SS_\text{误差} = SS_\text{总} - SS_\text{处理}$	$MS_\text{误差} = SS_\text{误差}/\nu_\text{误差}$	$N-a\times b$	

表7.10　例7.3析因设计方差分析结果

变异来源	SS	ν	MS	F	P
总	634.75	11			
A	424.59	1	424.59	270.88	<0.001
B	174.65	1	174.65	111.42	<0.001
A*B	22.96	1	22.96	14.65	0.005
误差	12.54	8	1.57		

表7.9中，$T_1, T_2, \cdots, T_k(k=ab)$为A、B两个因素不同组合下的各自求和；$A_1, A_2, \cdots, A_a$为A因素$a$个水平下的各自求和；$B_1, B_2, \cdots, B_b$为B因素$b$个水平下的各自求和。将得到的离均差平方和SS除以相对应的自由度ν得到相应的均方MS，把A、B及交互项A*B的MS除以误差的均方得到F值，计算结果列于表7.10中。

（3）确定P值并得出统计结论　在$\alpha=0.05$水平上，A、B两因素的主效应均有统计学意义（$P<0.001$），A、B两因素同时也存在交互作用（$P=0.005$），即淫羊藿苷和三七总皂苷均能提高阿尔茨海默病PC12模型细胞的存活率，同时使用淫羊藿苷和三七总皂苷提高细胞的存活率高于单一使用，两者有协同增效作用。图7.1直观展示了两者的主效应、单独效应与交互效应大小。

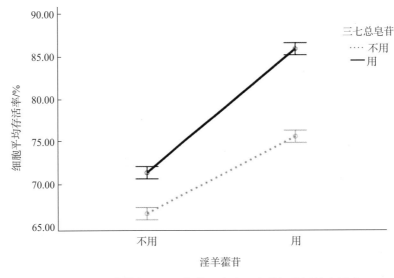

图7.1　淫羊藿苷与三七总皂苷组合水平上的细胞平均存活率

7.3.3 注意事项

析因设计是一种全面高效且信息较多的设计,本书仅介绍研究对象完全随机分配的析因设计,除此之外还有其他形式的析因设计,但无论何种情形,应用时都应注意:

(1)各处理组需要同步平行进行,各处理组间要均衡可比。当各处理组的方差不齐时,需要考虑进行变量变换或秩和检验。

(2)各样本量可以相等也可以不等,在总样本量一定的情况下,各组例数相等时效率最高。

(3)分析时若某因素的主效应无意义,但与另一个因素的交互作用有意义,此时不能简单认为该因素主效应无意义,这一结果也许是该因素的单独效应方向相反造成的。此时应分析该因素的单独效应。

(4)析因设计是全因素各水平的全面组合,如果因素的水平数较多,试验的处理数就多,每个处理下重复一定的样本例数可能会造成总样本量较大。因此要考虑试验的可行性,必要时可采用正交设计。

(5)析因设计中交互作用的解释很重要,一阶交互作用往往可用图形展示(见图7.1),也易于解释,但二阶及高阶交互作用的图示与解释就有一定的困难,因此在分析时不需要分析所有的交互作用,可根据专业知识与预试验选择感兴趣因素的交互作用以减少高阶交互作用的分析。

(6)关于析因设计方差分析多重比较:当交互作用无统计学意义时,可直接对每个处理因素不同水平的均数进行比较;当交互作用有统计学意义时,需要对一因素取某水平下另一因素不同水平的均数进行多重比较。

7.4 重复测量资料的方差分析

重复测量数据(repeated measurement data)是对同一观察对象在多种场景下同一指标进行重复测量得到的数据。当场景为时间时,重复测量数据也称为纵向数据(longitudinal data)。纵向数据是临床研究中比较常见的数据类型,例如,为研究某种药物对糖尿病人的治疗效果,需要定时多次测量患者的糖化血红蛋白,以分析其变化情况。这种来自同一个体的多次测量数据往往存在相关性,如果忽视时间点上的相关性,直接采用独立性 t 检验或单因素方差分析对每次测量点上的数据进行组间比较,将会增大犯第一类错误的概率。下面以例7.4为例介绍重复测量数据方差分析的基本步骤。

【例7.4】 为研究对照(A)、中剂量(B)、高剂量(C)三种营养素含量不同的饲料对大鼠体重增加的影响,现取出30只断乳清洁级雄性SD大鼠。对30只进行完全随机化,喂养含不同剂量营养素的饲料,分别于第0、1、2、3、4周测量大鼠体重(g),数据如下表。问:喂养含不同剂量营养素的饲料的大鼠的体重增加有无差异?

表 7.11 三组雄性 SD 大鼠不同时间点的体重情况

组别	时间点					组别	时间点				
	0 周	1 周	2 周	3 周	4 周		0 周	1 周	2 周	3 周	4 周
A	76.9	128.2	190.3	238.6	287.4	B	75.0	134.8	188.9	262.1	314.2
A	77.6	141.1	212.3	260.6	305.5	B	77.4	133.4	213.9	286.5	344.9
A	76.3	124.2	182.1	231.7	285.6	B	71.5	127.9	177.0	244.3	317.3
A	75.7	126.7	187.5	244.0	301.3	B	89.3	131.9	196.2	251.3	310.3
A	80.6	128.9	192.1	239.4	290.2	B	84.4	129.5	213.8	266.2	333.4
A	73.9	137.0	202.4	257.7	316.3	C	77.7	126.0	197.3	259.9	321.2

续表

组别	时间点					组别	时间点				
	0 周	1 周	2 周	3 周	4 周		0 周	1 周	2 周	3 周	4 周
A	86.7	133.2	205.8	253.7	305.0	C	86.8	132.4	201.6	263.9	325.0
A	80.0	142.1	181.1	249.0	303.6	C	71.3	134.2	207.6	265.0	325.9
A	74.8	128.7	198.2	259.0	307.9	C	86.5	145.0	215.9	267.4	327.7
A	79.3	136.1	206.3	264.6	320.1	C	79.6	148.2	220.5	274.4	334.4
B	79.1	130.8	181.5	248.9	310.4	C	84.8	135.8	215.8	273.7	345.7
B	74.4	129.1	213.3	272.8	337.2	C	80.3	136.2	211.3	270.1	336.9
B	79.1	128.8	200.3	256.7	310.1	C	76.3	127.5	201.9	265.7	323.6
B	71.2	133.9	209.4	264.8	317.7	C	76.8	125.6	192.3	250.4	315.9
B	82.4	144.3	218.6	280.3	333.3	C	81.9	135.3	207.1	252.1	337.7

7.4.1 重复测量方差分析的球对称性检验

在对重复测量资料进行方差分析时,要求样本是随机的,同一时间点上的个体是独立的,同一时间点上的每组测量值都来自正态总体。除了以上三点要求外,还强调协方差矩阵的球对称性(sphericity)。Box 在 1954 年指出,若不满足球对称性,则方差分析的 F 值是有偏倚的,从而增大犯第一类错误的概率。

方差可度量某一时间点上观测值变异性的大小,而协方差(covariance)可度量两个不同时间点观测值相关性的大小,如果在两个不同时间点观测值不存在相关性则协方差为 0。假定有 m 个观察时点,将 m 个方差和 $(m-1)/2$ 个协方差排成协方差矩阵,该矩阵主对角线元素为方差、非主对角线元素为协方差。表 7.12 列出了 5 次测量数据的相关系数矩阵与协方差矩阵。从表 7.12 可见,第 2 周与第 3 周、第 3 周与第 4 周的相关系数均高达 0.8 以上,说明了不同时间点观测值存在较强的相关性。关于相关系数的具体介绍见第 10 章。

表 7.12 例 7.4 中 5 次测量数据的相关系数矩阵与协方差矩阵表

时间	相关系数					协方差				
	0 周	1 周	2 周	3 周	4 周	0 周	1 周	2 周	3 周	4 周
0 周	1.00	0.29	0.29	0.12	0.16	23.07	8.51	16.94	7.23	12.67
1 周	0.29	1.00	0.55	0.51	0.38	8.51	37.68	41.60	40.10	37.29
2 周	0.29	0.55	1.00	0.83	0.71	16.94	41.60	151.71	129.49	140.96
3 周	0.12	0.51	0.83	1.00	0.86	7.23	40.10	129.49	161.59	174.41
4 周	0.16	0.38	0.71	0.86	1.00	12.67	37.29	140.96	174.41	257.58

协方差阵的球对称性质是指该矩阵主对角线元素(方差)相等、非主对角线元素(协方差)为 0,可用 Mauchly 方法检验协方差阵的球对称性,Mauchly W 统计量介于 0 到 1 之间,当 $W=1$ 时代表球对称性满足。统计量 χ^2_W 服从于 $(m-2)(m+1)/2$ 的卡方分布,当 P 值大于研究者所选择的检验水准 α 时,说明协方差阵的球对称性得到满足。否则,必须对与时间有关的 F 统计量的分子、分母的自由度进行校正,以便减小犯第一类错误的概率。校正方法为采用球对称校正系数 ε(读作 epsilon)对结果进行校正,有 Geenhouse-Geisser(G-G)校正法、Huynh-Feldt(H-F)校正法与 Lower-bound(L-

B)校正法三种校正方法。

对于例 7.4,$W=0.304$,$\chi_W^2=30.28$,$\nu=9$,$P<0.001$,球对称性不满足,用 SPSS 软件计算出的三种球对称校正系数分别为 0.610(G-G 校正法)、0.724(H-F 校正法)及 0.250(L-B 校正法)。

7.4.2 重复测量方差分析的步骤

X_{ijt} 代表第 j 个组别($j=1,2,\cdots,k$),第 t 个时间点($t=1,2,\cdots,m$),第 i 个对象($i=1,2,\cdots,n_j$)的观测值。共有 $n=\sum_j n_j$ 个对象,有 nm 个观测值。

1. 总变异分解成组间变异与组内变异

重复测量数据的变异由两部分组成:第一部分为 n 个观察对象间的个体差异,用 $SS_{组间}$ 表示;第二部分为每个观察对象不同重复测量时间点观测值的差异,用 $SS_{组内}$ 表示。

(1) 总离均差平方和 $SS_{总}$ 及总自由度 $\nu_{总}$

$$C=\left(\sum_{j=1}^{k}\sum_{i=1}^{n_i}\sum_{t=1}^{m}X_{ijt}\right)^2/(nm)=29\,727.0^2/(30\times5)=5\,891\,296.9$$

$$SS_{总}=\sum_{j=1}^{k}\sum_{i=1}^{n_i}\sum_{t=1}^{m}(X_{ijt}-\overline{X})^2=\sum_{j=1}^{k}\sum_{i=1}^{n_i}\sum_{t=1}^{m}X_{ijt}^2-C$$

$$=7\,006\,838.1-5\,891\,296.9=1\,115\,541.2$$

$$\nu_{总}=nm-1=30\times5-1=149$$

(2) 观察对象间离均差平方和 $SS_{组间}$ 及自由度 $\nu_{组间}$

本例中,30 只 SD 大鼠的 5 个时间点观测值合计为:$T_1=76.9+128.2+190.3+238.6+287.4=921.4$,$T_2=997.1,\cdots,T_{30}=81.9+135.3+207.0+252.1+37.7=714$。

$$SS_{组间}=m\times\sum_{i=1}^{n}(\overline{X}_i-\overline{X})^2=\left(\sum_{i=1}^{n}T_i^2\right)/m-C$$

$$=(921.4^2+997.1^2+\cdots+714^2)/5-C=10\,730.0$$

$$\nu_{组间}=n-1=30-1=29$$

(3) 对象内离均差平方和 $SS_{组内}$ 及自由度 $\nu_{组内}$

$$SS_{组内}=SS_{总}-SS_{组间}=1\,115\,541.2-10\,730.0=1\,104\,811.2$$

$$\nu_{组内}=(n-1)m=30\times(5-1)=120$$

2. 组间(观察对象间)变异的分解

在组间的变异里考虑了 30 只 SD 大鼠的变异,由于处理因素主要作用于观察对象,因此处理因素的变异应来源于观察对象间的变异。为便于计算,将三个处理组、五个重复测量时间点的数据分别求和,结果见表 7.13。

表 7.13 不同处理组、不同重复测量时间点的数据求和

处理组(j)	重复测量时间点(t)					合计
	第 0 周	第 1 周	第 2 周	第 3 周	第 4 周	
对照	781.8	1 326.2	1 958.1	2 498.3	3 022.9	9 587.3
中剂量	783.8	1 324.2	2 012.9	2 633.9	3 228.8	9 983.6
高剂量	802.0	1 346.2	2 071.3	2 642.6	3 294.0	10 156.1
合计	2 367.6	3 996.6	6 042.3	7 774.8	9 545.7	29 727.0

（1）处理因素的离均差平方和$SS_{处理}$及自由度 $\nu_{处理}$

$$SS_{处理} = \sum_{j=1}^{k}(\bar{X}_j - \bar{X})^2 = \sum_{j=1}^{k}[T_j^2/(n_j m)] - C$$

$$= (9\,587.3^2 + 9\,983.6^2 + 10\,156.1^2)/(10 \times 3) - C = 3\,402.3$$

$$\nu_{处理} = k - 1 = 3 - 1 = 2$$

（2）观察对象间误差的离均差平方和$SS_{组间误差}$

$$SS_{组间误差} = SS_{组间} - SS_{处理} = 10\,730.0 - 3\,402.3 = 7\,327.7$$

$$\nu_{组间误差} = n - k = 30 - 3 = 27$$

表 7.14　处理因素方差分析表

变异来源	SS	ν	MS	F	P
组间合计（观察对象间）	10 730.0	29			
处理因素	3 402.3	2	1 701.1	6.27	0.006
组间误差	7 327.7	27	271.4		

处理效应的无效假设为所有组的总体均值相等，它与重复测量因素（时间点）无关，自由度不需校正。例中 $P = 0.006$，拒绝 H_0，即认为三组的整体平均水平上的差异存在统计学意义。

3. 组内（重复测量时间）变异的分解

组内变异源于每个对象在重复测量时间点的变异，而这种变异可能是时间的变异、处理与重复测量时间交互作用的变异造成的，因此，将组内变异进一步分解。

（1）重复测量的$SS_{重复测量}$及 $\nu_{重复测量}$

$$SS_{重复测量} = \sum_{t=1}^{m}(\bar{X}_t - \bar{X})^2 = (\sum_{t=1}^{m}T_m^2)/n - C$$

$$= (2\,367.6^2 + 3\,996.6^2 + \cdots + 9\,545.7^2)/30 - C = 1\,097\,224.3$$

$$\nu_{重复测量} = m - 1 = 5 - 1 = 4$$

（2）处理与重复测量交互作用的$SS_{处理 * 重复测量}$及 $\nu_{处理 * 重复测量}$

$$SS_{处理 * 重复测量} = \sum_{j=1}^{k}\sum_{t=1}^{m}(T_{ij}^2/n_j) - SS_{处理} - SS_{重复测量} - C$$

$$= (781.8^2 + 1\,326.2^2 + \cdots + 3\,294.0^2)/10 - 3\,402.3 - 1\,097\,224.3 - C = 2\,607.2$$

$$\nu_{处理 * 重复测量} = (k-1)(m-1) = 2 \times 4 = 8$$

（3）组内误差的$SS_{组内误差}$及 $\nu_{组内误差}$

$$SS_{组内误差} = SS_{组内} - SS_{重复测量} - SS_{处理 * 重复测量}$$

$$= 1\,104\,763.5 - 1\,097\,224.3 - 2\,607.2 = 4\,979.7$$

$$\nu_{组内误差} = (m-1)(n-g) = (5-1) \times (30-3) = 108$$

根据上述结果列出组内变异的方差分析表（见表 7.15）。由于重复测量时间点的分布受到协方差矩阵类型的影响，因此当球对称性质不满足时，需要对重复测量及处理 * 重复测量交互作用的自由度做调整。如利用 G-G 校正法进行校正，球对称校正系数为 0.608。表 7.15 中重复测量、处理 * 重复测量及组内误差的自由度调整值分别为 2.44、4.86 及 65.66，再查相应的 F 界值表（附表 5）。

表 7.15　组内变异的方差分析表

变异来源	SS	ν	$\nu_{\text{G-G}}$	MS	F	P	$P_{\text{G-G}}$
组内合计（重复测量）	1 104 811.2	120					
重复测量	1 097 224.3	4	2.44	274 306.1	5 949.2	<0.001	<0.001
处理 * 重复测量	2 607.2	8	4.88	325.9	7.1	<0.001	<0.001
组内误差	4 979.7	108	65.88	46.1			

对时间点上的均数进行比较，利用 G-G 校正法得到 $P<0.001$，故可认为 5 个时间点的雄性大鼠体重均数差异有统计学意义。处理与时间的交互作用也拒绝无效假设。

图 7.2 是 5 个时间点对应的三组大鼠体重均数及其 95%CI，结果表明：三组大鼠体重呈现线性增长趋势，中剂量组与高剂量组的增长速度比对照组快些，且三条线并不平行，即处理与重复测量（时间）可能存在交互作用。

与析因设计一致，在进行重复测量方差分析时应先考虑处理与重复测量的交互作用。模型中可能出现交互作用有统计学意义，而处理组间的比较没有统计学意义的情况，这种情况下对处理效应进行比较意义不大，此时，需固定时间点分析不同处理的差异。本例中，处理与时间之间存在交互作用（$P<0.001$）。表 7.16 为不同时间下三组处理的多重比较结果（仅列出有统计学意义的时间点），结果表明：在第 3、4 周，中剂量、高剂量与对照的差异有统计学意义，其他时间点三组间的差异均无统计学意义。除了以上分析外，还可以固定处理因素，分析不同时间点的差异。

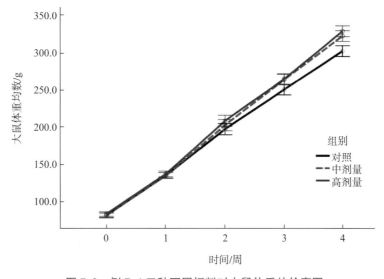

图 7.2　例 7.4 三种不同饲料对大鼠体重的轮廓图

表 7.16　第 3 周与第 4 周不同组别体重间的比较

时间点	比较	均数差	标准差	P_a	差值 95% 置信区间	
					下限	上限
	中剂量—对照	13.56	5.00	0.035	0.79	26.33
第 3 周	高剂量—对照	14.43	5.00	0.023	1.66	27.20
	高剂量—中剂量	0.87	5.00	1.000	−11.90	13.64

续表

时间点	比较	均数差	标准差	P_a	差值95%置信区间	
					下限	上限
	中剂量—对照	20.59	5.07	0.001	7.66	33.52
第4周	高剂量—对照	27.11	5.07	<0.001	14.18	40.04
	高剂量—中剂量	6.52	5.07	0.627	−6.41	19.45

注：P_a 为 Bonferroni 校正后的 P 值。

7.5 SPSS 操作及其解释

7.5.1 随机区组设计资料的方差分析的 SPSS 实现

单因素方差分析在"Compare means→One-way ANOVA"下可以实现其分析，多因素方差分析均可在"General linear model"下实现数据分析。对例 7.1 进行随机区组方差分析，数据集中有变量：体重增加量（y）、组别（group）与窝别（block）。随机区组设计资料的方差分析步骤如下：

Analyze→General linear model→Univariate

Dependent variable：体重增加量（y）

Fixed factors：组别（group） 窝别（block）　　　　＊将组别与窝别选入固定因素

　Model specify model：◉ Custom　　　　　　＊指定模型：写明主效应项及交互效应
　　　　　　　　　　　　　　　　　　　　　　　项，本例只分析区组和处理的主效应。
　　　Build terms：Main effects　　　　　　　默认为（Full factorial）包含主效应与区
　　　Model：组别（group） 窝别（block）　　组效应。在高版本 SPSS 中通过"Build
　　　　　　　　　　　　　　　　　　　　　　　terms"指定模型

　Continue

　Post hoc

　　Post hoc test for：group ☑ Bonferroni　　＊指明两两比较所选的检验方法，本例
　　　　　　　　　　　　　　　　　　　　　　　为 Bonferroni 法
　　Continue

　Save：Residuals ☑ unstandardized　　　　＊保存非标准化的残差

　Options：Display means for：组别（group）　＊给出不同组别的均数

表 7.17 中 Corrected Total、group、block 及 Error 对应的变异分别为总、处理（组别）、区组（窝别）及误差的变异，Corrected Model 对应的变异为模型（影响因素）的变异，即处理与区组变异之和。$F_{group}=10.98$，$P=0.001$，$F_{block}=4.78$，$P=0.002$，按 $\alpha=0.05$ 水准均拒绝 H_0，接受 H_1，可认为不同剂量营养素的大鼠体重增加不全相等。

在数据集中生成一列新的变量"RES_1"，采用"Descriptive statistics→Explore"对残差进行正态性检验，结果得 $W=0.946$、$P=0.388$，所以本资料满足正态性的假设。

表 7.17　随机区组设计的方差分析结果

Source	Type Ⅲ Sum of Squares	df	Mean Square	F	Sig.
Corrected Model	2 881.267[a]	11	261.933	5.909	.000
Intercept	400 900.800	1	400 900.800	9 043.631	.000
group	973.400	2	486.700	10.979	.001
block	1 907.867	9	211.985	4.782	.002
Error	797.933	18	44.330		
Total	404 580.000	30			
Corrected Total	3 679.200	29			

注：a. R Squared $=.783$(Adjusted R Squared $=.651$).

表 7.18 为两两比较的 Bonferroni 校正结果，结果中得到了两组间的均数差（Mean Difference）及其标准误（Std. Error）；两组比较的 Bonferroni 校正的 P 值及校正的 95%CI。结果表明：高剂量组与中剂量组、低剂量组的差异有统计学意义，其 95%CI 的下限均大于 0，与假设检验结论一致。

表 7.18　Bonferroni 校正后两两比较的结果

(Z) 组别	(J) 组别	Mean Difference (Z－J)	Std. Error	Sig.	95% Confidence Interval	
					Lower Bound	Upper Bound
高剂量组	中剂量组	9.500 0*	2.977 57	.015	1.641 8	17.358 2
	低剂量组	13.600 0*	2.977 57	.001	5.741 8	21.458 2
中剂量组	高剂量组	−9.500 0*	2.977 57	.015	−17.358 2	−1.641 8
	低剂量组	4.100 0	2.977 57	.556	−3.758 2	11.958 2
低剂量组	高剂量组	−13.600 0*	2.977 57	.001	−21.458 2	−5.741 8
	中剂量组	−4.100 0	2.977 57	.556	−11.958 2	3.758 2

注：* The mean difference is significant at the 0.05 level.

7.5.2　交叉设计资料的方差分析的 SPSS 实现

对例 7.2 进行两阶段交叉设计资料的方差分析，数据集中有变量：血药浓度 AUC（AUC），受试者（person）、阶段（stage）与处理（treat）。两阶段交叉设计资料的方差分析步骤如下：

Analyze→General linear model→Univariate

Dependent variable：血药浓度 AUC（AUC）

Fixed factors：阶段（stage）处理（treat）受试者（person）　　*固定效应

Model Specify model：◎ Custom

　Build terms：Main effects　　*指定模型：本例只分析受试者、阶段、处理的主效应

　　Model：受试者（person）阶段（stage）处理（treat） Continue

Save：Residuals ☑ unstandardized　　*保存非标准化的残差

Options：Display means for：阶段（stage）处理（treat）　　*给出不同阶段及处理的均数

表 7.19 中 Corrected Total、person、stage、treat 及 Error 对应的变异分别为总、个体、阶段、处理

及误差的变异,Corrected Model 为个体、阶段及处理变异之和。结果表明:处理(treat)、阶段(stage)的血药浓度的 AUC 差异均无统计学意义($P=0.072$ 与 0.164)。

表 7.19　交叉设计的方差分析结果

Source	Type Ⅲ Sum of Squares	df	Mean Square	F	Sig.
Corrected Model	752 244.863[a]	21	35 821.184	34.989	.000
Intercept	15 185 756.130	1	15 185 756.130	14 832.901	.000
person	746 334.465	19	39 280.761	38.368	.000
stage	2 156.492	1	2 156.492	2.106	.164
treat	3 753.906	1	3 753.906	3.667	.072
Error	18 428.197	18	1 023.789		
Total	15 956 429.190	40			
Corrected Total	770 673.060	39			

注:a. R Squared$=.976$(Adjusted R Squared$=.948$)。

在数据集中生成一列新的变量"RES_1",采用"Descriptive statistics→Explore"对残差进行正态性检验,结果得 $W=0.991$,$P=0.989$,所以本资料满足正态性的假设。

7.5.3　析因设计资料的方差分析的 SPSS 实现

对例 7.3 进行析因设计方差分析,数据集中有变量:细胞存活率(sur_rate)、淫羊藿苷(A)、三七总皂苷(B)。SPSS 操作步骤如下:

Analyze→General linear model→Univariate

Dependent variable:细胞存活率(sur_rate)

Fixed factors:淫羊藿苷(A) 三七总皂苷(B)　　　　＊固定效应

Model Specify model : ◉ Full factorial

＊本例仅有 2 个因素,可采用默认的全模型。在多阶交互作用分析时若有选择,则选择"定制"

Plots Horizontal axis : A

　　　　Separate lines : B ADD

＊图 7.1 的绘制,通过 ADD 后,在 Plots 中显示 A ＊ B

Post hoc　　　　＊仅用于边际均数的多重比较

Options : Display means for : A B A ＊ B　　　　＊给出格子均数与边际均数

表 7.20 中 Corrected Total、A、B、A ＊ B 及 Error 对应的变异分别为总、淫羊藿苷、三七总皂苷、淫羊藿苷 ＊ 三七总皂苷(交互作用)及误差的变异,Corrected Model 为淫羊藿苷、三七总皂苷及两者交互作用之和。结果表明:交叉作用、淫羊藿苷、三七总皂苷的变异均有统计学意义。

表 7.20　析因设计的方差分析结果

Source	Type Ⅲ Sum of Squares	df	Mean Square	F	Sig.
Corrected Model	622.206[a]	3	207.402	132.318	0.000

续表

Source	Type Ⅲ Sum of Squares	df	Mean Square	F	Sig.
Intercept	66 787.888	1	66 787.888	42 609.262	0.000
A	424.592	1	424.592	270.881	0.000
B	174.651	1	174.651	111.423	0.000
A * B	22.963	1	22.963	14.650	0.005
Error	12.540	8	1.567		
Total	67 422.634	12			
Corrected Total	634.746	11			

注:a. R Squard$=.980$(Adjusted R Squared$=.973$).

在数据集中生成一列新的变量"RES_1",采用"Descriptive statistics→Explore"对残差进行正态性检验,结果得 $W=0.889$,$P=0.115$,所以本资料满足正态性的假设。

7.5.4 重复测量资料的方差分析的 SPSS 实现

对例 7.4 进行重复测量方差分析,数据集中有变量:组别(group)、weight0、weight1、weight2、weight3 及 weight4。SPSS 操作步骤如下:

Analyze→General linear model→Repeated measures

| Within-subject factor name| :time | * 组内变量名称:将 Factor 改为 time; 指定 5 个时间点;ADD 后出现 time(5)

| Number of levels| :5 | Add|

| Define|

Within-subject variables:weight0 weight1 weight2 weight3 weight4 | * 将 5 个时间点的体重变量放到组内变量框中

Between-subject Factors:group | * 将组别因素纳入组间因素中

Model Specify model: ◉ Full factorial | * 本例仅有 2 个因素(时间与组别),可采用默认的全模型。在多阶交互作用分析时若有选择,则选择"定制"

Plots Horizontal axis:time

Separate lines:group | ADD| | * 图 7.2 的绘制,通过 | ADD| 后,在 | Plots| 中显示 time * group

Post hoc | * 边际均数的多重比较

Options : | Display means for| : group time group * time | * 给出格子均数与边际均数

| Post hoc| 选项一般用于当时间与组别的交互作用没有统计学意义时,对组别因素或时间因素(多于 2 个水平)进行边际均数的多重比较。本例由于交叉作用存在统计学意义,因此不考虑。

表 7.21 的球对称性检验结果表明:卡方值$=30.28$,$P<0.001$,拒绝 H_0,认为球对称性不满足。

表 7.21　重复测量资料的球对称性检验

Within Subjects Effect	Mauchly's W	Approx. Chi-Square	df	Sig.	Epsilon[b]		
					Greenhouse-Geisser	Huynh-Feldt	Lower-bound
time	0.304	30.281	9	.000	.610	.724	.250

注：b. May be used to adjust the degrees of freedom for the averaged tests of significance. Corrected tests are displayed in the Tests of Within-Subjects Effects table.

组间变异的分解与表 7.14 相似，此处不列出。对于组内变异，与时间有关的时间因素(time)与交互项(time ∗ group)需要校正，利用 G-G 校正法得到 $F=7.068$、$P<0.001$，交互作用存在统计学意义。与析因设计一样，可以固定时间因素，对三组进行多重比较。在语法中加入"/EMMEANS = TABLES(group ∗ time)　COMPARE(group) ADJ(BONFERRONI)"固定时间因素分别对三组的差异进行多重比较，结果见表 7.22。同时，也可用"/EMMEANS = TABLES(group ∗ time) COMPARE(time) ADJ(BONFERRONI)"固定组别因素，对时间进行多重比较。

表 7.22　重复测量资料中组内变异的分解

Source		Type Ⅲ Sum of Squares	df	Mean Square	F	Sig.
time	Sphericity Assumed	1 097 224.278	4	274 306.070	5 949.175	.000
	Greenhouse-Geisser	1 097 224.278	2.438	450 035.900	5 949.175	.000
	Huynh-Feldt	1 097 224.278	2.896	378 816.489	5 949.175	.000
	Lower-bound	1 097 224.278	1.000	1 097 224.278	5 949.175	.000
time ∗ group	Sphericity Assumed	2 607.235	8	325.904	7.068	.000
	Greenhouse-Geisser	2 607.235	4.876	534.690	7.068	.000
	Huynh-Feldt	2 607.235	5.793	450.074	7.068	.000
	Lower-bound	2 607.235	2.000	1 303.617	7.068	.003
Error (time)	Sphericity Assumed	4 979.691	108	46.108		
	Greenhouse-Geisser	4 979.691	65.828	75.647		
	Huynh-Feldt	4 979.691	78.204	63.675		
	Lower-bound	4 979.691	27.000	184.433		

通过保存选择项，将模型的残差保存下来，其对应的变量名为"RES_1"到"RES_5"。对 5 个时间点的残差分别进行正态性检验，最小的 P 值为 0.107，所以本例的重复测量方差分析满足正态性的假设。

本 章 小 结

1. 介绍了随机区组设计、2×2 交叉设计、2×2 析因设计与重复测量设计的变异及自由度的分解，各自总变异分解如下：随机区组设计分解为处理、区组及误差；交叉设计分解为处理、阶段、个体及误差；析因设计分解为 A、B、A ∗ B 与误差；重复测量先将总变异分解为组间变异与组内变异，组间变异由处理与组间误差组成，组内变异由重复测量、处理 ∗ 重复测量及组内误差组成。

2. 当处理因素多于 2 水平时，若差异有统计学意义，则需进一步进行多重比较。

3. 对于析因设计与重复测量设计的方差分析，如果交互项无统计学意义，可以得出回答各因素的边际均数(或主效应);但如果交互项存在统计学意义时,需固定某个因素,分析另一个因素不同水平下的差异。

4. 多因素方差分析的正态性与方差齐性检验可以通过残差的正态性进行检验,或通过残差图进行判断。

复习思考题

一、单选题

1. 某随机区组设计,共有 3 个组别与 8 个区组,现采用随机区组的方差分析比较三组的样本均数,检验水平取为 0.05,F 界值是(　　)。

A. $F_{0.05;2,13}$ 　　　　B. $F_{0.05;2,14}$ 　　　　C. $F_{0.05;2,15}$ 　　　　D. $F_{0.05;2,16}$

2. 在随机区组设计的方差分析中,通常不考虑(　　)。

A. 区组因素的作用 　　　　　　　　B. 处理因素的作用

C. 研究因素与区组因素的交互作用 　　D. 误差的变异

3. 随机区组设计方差分析中有(　　)。

A. $SS_{处理} < SS_{区组}$ 　　　　　　　　B. $MS_{处理} < MS_{区组}$

C. $F_{处理} \geq 1$ 　　　　　　　　　　D. $MS_{处理} < SS_{处理}$

4. 不列不是析因设计方差分析的特点的是(　　)。

A. 可以考虑因素间的交互作用 　　　　B. 可以发现因素间的最优水平组合

C. 仅能考虑 2 水平的因素 　　　　　　D. 每次试验涉及全部因素并同时施加

二、简答题

1. 请写出随机区组设计、2×2 交叉设计、2×2 析因设计与重复测量设计的变异及自由度分解。

2. 对于某定量的配对资料,可以考虑的统计方法有哪些? 并请写出其相应的条件。

3. 何为重复测量数据? 如有两个组别、5 次观察时间点的重复测量数据,能否在每个时间点利用 t 检验进行两组间的比较? 为什么?

三、计算分析题

1. 为研究注射不同剂量雌激素对大白鼠子宫质量的影响 ,取 4 窝不同种系的大白鼠($b = 4$),每窝 3 只,随机地分配到 3 个组内($k = 3$)接受不同剂量雌激素的注射,然后测定其子宫质量(g),结果见表 7.24。问:注射不同剂量的雌激素对大白鼠子宫质量是否有影响?

表 7.24　大白鼠注射不同剂量雌激素后子宫的质量

大白鼠种系	雌激素剂量/(μg/100 g)		
	0.2	0.4	0.8
A	106	116	145
B	52	68	115
C	70	111	133
D	42	63	87

2. 设有 12 名健康受试者接受验证药 T 和参照药 C 做相对生物利用度研究,试验方法为将受试者随机分为两组,其中 A 组先服验证药 T,经一个疗程后间隔 7 d 再服参照药 C,分别测 AUC 结果;B 组服药次序与 A 组相反。采用 AUC 的自然对数 ln(AUC)作为分析指标,请对数据进行分析。

表 7.25 交叉设计试验结果

受试者编号	组别	给药次序	AUC	
			第一疗程	第二疗程
1	B	CT	144.57	115.21
2	A	TC	98.17	106.60
3	A	TC	121.87	129.70
4	B	CT	30.20	52.85
5	B	CT	131.51	59.42
6	A	TC	104.17	152.76
7	A	TC	71.54	31.24
8	B	CT	71.98	108.22
9	B	CT	78.83	82.05
10	A	TC	140.48	101.10
11	B	CT	75.27	58.72
12	A	TC	111.56	83.27

3. 对 12 例缺铁性贫血病人采用给予两种药物 A 和 B 的四种不同治疗方法,一个月后观察病人的红细胞增加数(百万个/mm^3),分析两种药物对红细胞增加数的影响。

表 7.26 贫血病人治疗后红细胞增加数

		A 药					
		不用(A_0)			用药(A_1)		
B 药	不用(B_0)	0.8	0.9	0.7	1.3	1.2	1.1
	用药(B_1)	0.9	1.1	1.0	2.1	2.2	2.0

4. 对例 5.5 的数据进行如下分析:

(1) 采用随机区组方差分析对试验组治疗前后进行分析,并将结果与例 5.5 的配对 t 检验进行比较。

(2) 考虑个体在基线与治疗后 12 周进行糖化血红蛋白测量,以重复测量方差对该数据进行分析。并将重复测量方差分析结果与例 5.5 的两样本 t 检验进行比较。

5. 对抑郁症患者进行治疗,分别于基线、治疗后 7 d、治疗后 14 d、治疗后 21 d、治疗后 28 d、治疗后 35 d 测量汉密尔顿抑郁量表得分,试比较非内源性与内源性(0＝非内源性,1＝内源性)的疗效是否有差异。

8　分类资料的假设检验

分类资料又称为定性资料。本章主要介绍分类变量的率或构成比的假设检验方法,包括完全随机设计的两组比较和多组比较、配对设计的两分类资料比较等。

8.1　完全随机设计的两组率比较

一般意义上的率是指二项概率,即分类变量的取值有两种结果,如有效率、死亡率等。本节介绍完全随机设计下两组率的比较,包括卡方检验(χ^2 检验,chi-square test)、Z 检验以及精确概率检验等,应根据资料情况选择不同的检验方法。

8.1.1　两组率比较的 Pearson 卡方检验 (Pearson chi-square test)

Pearson 卡方检验是使用最为普遍的率的比较方法,由英国统计学家 K. Pearson 最早建立,因而得名。其基本思想是在两组率相等的假设成立前提下,基于两组对立结局的实际频数,计算理论频数,计算检验统计量 χ^2 值,衡量实际频数与理论频数的吻合程度,并基于 χ^2 分布确定 P 值,以做出拒绝或不拒绝原假设的推断结论。

卡方检验统计量的基本公式为:

$$\chi^2 = \sum \frac{(A-T)^2}{T} \tag{8.1}$$

式中 A 为实际频数(actual frequency)或观察频数(observed frequency),T 为理论频数(theoretical frequency)或期望频数(expected frequency)。

【例 8.1】　为评价某试验药和传统对照药治疗念珠菌性皮肤病的疗效和安全性,进行一项完全随机设计的临床试验。有效性结果见表 8.1。据此如何评价试验药与对照药疗效是否不同?

表 8.1　某试验药和传统对照药治疗念珠菌性皮肤病的疗效比较

处理	有效	无效	合计	有效率/%
试验药	100(91.6)	13(21.4)	113	88.5
对照药	80(88.4)	29(20.6)	109	73.4
合计	180	42	222	81.1

表 8.1 是将研究个体根据两种不同的处理和两种不同的治疗结局双向分组得到的交叉表(cross-tabulation),也称行列表(contingency table)。基本数据为四个实际频数 100、13、80、29,习惯上标注为 a、b、c、d,或 A_{11}、A_{12}、A_{21}、A_{22},其下标分别为行标记和列标记。其他数据如合计数以及有效率都是由这 4 个基本数据计算所得,故称这种资料为四格表资料(four fold table)。

本例检验步骤如下:

(1)建立假设,确定检验水准

H_0:两种疗法的总体有效率相等,$\pi_1 = \pi_2$

H_1:两种疗法的总体有效率不相等,$\pi_1 \neq \pi_2$

$\alpha = 0.05$

(2) 计算理论频数(T) 在无效假设成立时,即两总体有效率相等时,可用两组合并有效率估计总体有效率,本例总体有效率可基于总有效例数 180 和总样本数 222 计算总体有效率的估计值,为 81.1%。根据总体有效率可计算两组期望的有效数和无效数,称为理论频数。本例试验组的理论有效频数 $T_{11}=113×81.1\%=91.6$,理论无效频数 $T_{12}=113-91.6=21.4$;对照组的理论有效频数 $T_{21}=109×81.1\%=88.4$,理论无效频数 $T_{22}=109-88.4=20.6$。

上述计算结果均列入表 8.1 中的圆括号内。计算理论数的方法可统一表示为:

$$T_{RC}=\frac{n_R×n_C}{n} \tag{8.2}$$

式中 T_{RC} 表示第 R 行(row)第 C 列(column)的理论频数,n_R 表示第 R 行的合计数,n_C 表示第 C 列的合计数,行合计和列合计统称为边缘合计,n 为两组总合计数。例如表 8.1 中第一行第一列的理论频数为:

$$T_{11}=\frac{113×180}{222}=91.6$$

其余理论数均可按式(8.2)计算得到。

(3) 计算检验统计量 当 T 不小于 5、n 不小于 40 时可用式(8.1)计算 χ^2 值。

$$\chi^2=\sum\frac{(A-T)^2}{T}=\frac{(100-91.6)^2}{91.6}+\frac{(13-21.4)^2}{21.4}+\frac{(80-88.4)^2}{88.4}+\frac{(29-20.6)^2}{20.6}=8.2481$$

χ^2 值的计算也可基于原始数据采用专用公式(8.3)直接计算,和式(8.1)完全等价:

$$\chi^2=\frac{(ad-bc)^2n}{(a+b)(c+d)(a+c)(b+d)} \tag{8.3}$$

式中 a、b、c、d 分别为四格表中的四个实际频数 A_{11}、A_{12}、A_{21}、A_{22}。将表 8.1 数据代入式(8.3)得:

$$\chi^2=\frac{(100×29-13×80)^2×222}{(100+13)×(80+29)×(100+80)×(13+29)}=8.2481$$

注意:在使用四格表专用公式时,应求最小理论数,以便判断本方法是否符合四格表卡方检验条件。最小理论数位于四格表中最小行合计数与最小列合计数交会处。

(4) 确定 P 值,做出判断 根据近似卡方分布,查卡方界值表(附表 8),四格自由度 $\nu=$(行数－1)(列数－1)。本例 $\nu=(2-1)×(2-1)=1$。故检验界值为 $\chi^2_{0.05(1)}=3.84$,本例的 $\chi^2=8.248>\chi^2_{0.05(1)}$,所以,$P<0.05$ ($P=0.004$)。按 $\alpha=0.05$ 水准拒绝 H_0,接受 H_1,两组有效率差别有统计学意义,可认为试验药与对照药治疗念珠菌性皮肤病的效果不同,试验药的有效率较高。

卡方检验的基本思想为:当 H_0 为真时,两种疗法的样本有效率差异应仅仅是随机抽样误差导致的,且实际有效率与理论估计值间的差别可通过 4 个实际频数(A)与由此而计算的理论频数(T)之间的差异来表示。当两样本率相差过大时,反映为 A 与 T 的差别也较大。卡方检验通过构造 A 与 T 一致程度的统计量——卡方值,来反映两样本率的差别大小并检验假设 H_0。

8.1.2 两组率比较的 Yates 连续性校正卡方检验(Yates' continuity correction)

Pearson 卡方检验要求总样本例数 n 不小于 40,且理论频数不小于 5,此时卡方检验统计量近似服从卡方分布。当 n 不小于 40,但有格子 $1\leqslant T<5$ 时,式(8.1)计算所得检验统计量值与理论卡方值相比偏大,此时适宜采用 Yates 连续性校正公式(8.4)计算卡方值。

$$\chi^2=\sum\frac{(|A-T|-0.5)^2}{T} \tag{8.4}$$

连续性校正卡方的专用公式为：

$$\chi^2 = \frac{(|ad-bc|-n/2)^2 n}{(a+b)(c+d)(a+c)(b+d)} \tag{8.5}$$

【例8.2】 为研究艾滋病人对某种抗生素的耐药情况，现有42例服用此药的病人，按照其病毒特征分为两组，治疗两个疗程后检测病人对抗生素的耐药性，结果见表8.2，比较两组的耐药率是否有差别。

表8.2 某抗生素在艾滋病人中的耐药情况

治疗组	耐药	不耐药	合计	耐药率/%
A组	5(3.7)	9(10.3)	14	35.7
B组	6(7.3)	22(20.7)	28	21.4
合计	11	31	42	26.2

（1）建立检验假设，确定检验水准 $H_0:\pi_1=\pi_2$。$H_1:\pi_1 \neq \pi_2$，$\alpha=0.05$

（2）计算检验统计量理论频数 计算方法同上，结果见表8.2括号内相应值。本例 $n>40$，但有一个格子 $1<T<5$，故需用校正公式计算 χ^2 值。将数据代入式(8.5)，得：

$$\chi^2 = \frac{(|5\times22-9\times6|-42/2)^2 \times 42}{(5+9)\times(6+22)\times(5+11)\times(9+22)} = 0.3849$$

（3）确定 P 值，做出判断 $\nu=(2-1)\times(2-1)=1$，通过查附表8，$\chi^2_{0.05(1)}=3.84$，本例 χ^2 为 0.3849<3.84，所以 $P>0.05(P=0.535)$。故按 $\alpha=0.05$ 水准不拒绝 H_0，但还不能认为两组耐药率差别有统计学意义。

8.1.3 两组率比较的 Z 检验

两组率比较的假设检验也可直接基于两个样本率的差别，即 p_1-p_2，检验两个总体率相同的无效假设。如果样本率的差别足够大，则有足够的理由拒绝总体率相同的原假设；否则，得出不同的结论。

当 n_1、n_2 较大，p_1、p_2 或 $(1-p_1)$、$(1-p_2)$ 不太小，且 n_1p_1、n_2p_2 或 $n_1(1-p_1)$、$n_2(1-p_2)$ 均大于5时，两样本均数的差近似服从正态分布，此时可以计算检验统计量 Z 值：

$$Z = \frac{|p_1-p_2|}{S_{p_1-p_2}} \tag{8.6}$$

式中 p_1、p_2 为两样本率，分母为样本率差值的标准误。

$$S_{p_1-p_2} = \sqrt{p_C(1-p_C)(\frac{1}{n_1}+\frac{1}{n_2})} \tag{8.7}$$

其中 p_C 为合计率，作为总体率的估计。n_1、n_2 为两样本例数，将表8.1中数据代入，得：

$$Z = \frac{|0.885-0.734|}{\sqrt{0.811\times(1-0.811)\times(\frac{1}{113}+\frac{1}{109})}} = 2.873$$

因为双侧检验界值 $Z_{0.05/2}=1.96$，现 $Z>1.96$，$P<0.05$，所以推断结论同卡方检验。数理统计理论可以证明，在两样本率比较中，当自由度为1时，卡方检验和 Z 检验是等价的，即 $\chi^2=Z^2$，但使用时应注意各自的适用条件。

基于正态近似法，可以估计两组率的差值 $\pi_1-\pi_2$ 的双侧 $100(1-\alpha)\%$ 置信区间如下：

$$((p_1-p_2)-Z_{1-\alpha/2}S_{p_1-p_2}, (p_1-p_2)+Z_{1-\alpha/2}S_{p_1-p_2}) \tag{8.8}$$

式中,$Z_{\alpha/2}$ 为在检验水准为 α 时的双侧 Z 界值,两组率差值的标准误计算公式如下:

$$S_{p_1-p_2} = \sqrt{\frac{p_1(1-p_1)}{n_1} + \frac{p_2(1-p_2)}{n_2}} \tag{8.9}$$

本例两组有效率分别为 0.885、0.734,样本例数分别为 113、109,计算差值标准误为:

$$S_{p_1-p_2} = \sqrt{\frac{0.885 \times (1-0.885)}{113} + \frac{0.734 \times (1-0.734)}{109}}$$

本例估计两组总体率差值的 95% 置信区间下限和上限分别为

$$C_L = (0.885-0.734) - 1.96 \times 0.051\ 9 = 4.927\ 6\%,$$
$$C_U = (0.885-0.734) + 1.96 \times 0.051\ 9 = 25.272\ 4\%,$$

本例两组率的差值的置信区间不包含 0,说明两组率的差值有统计学意义,与两组间率的假设检验拒绝 H_0 结论一致,此时置信区间估计还可以提供总体率差值的具体数值范围。若两组率的差值的置信区间包含 0,说明差值无统计学意义。

8.1.4 两组率比较的精确概率检验(Fisher's exact test)

当四格表资料中理论频数 $T < 1$ 或总例数 $n < 40$ 时,卡方检验均不再适用,此时应采用精确概率检验(Fisher's exact test)。当四格表资料的卡方检验,统计量值接近界值时,也应以本方法检验结果为准。事实上,当样本例数较大时,四格表资料只要计算资源许可,均可进行精确概率检验。

四格表资料精确概率检验法的基本思想是:在无效假设成立的前提下,构造检验统计量的无效分布,即固定边缘合计数不变,得到所有可能的不同实际频数分布的四格表,即四格表中的实际频数 a、b、c、d 的多种组合,基于所有组合的确切概率,计算现有样本检验统计量(实际频数与理论频数的差,或两样本率的差)以及更极端的样本检验统计量的概率之和,得到假设检验之 P 值。

【例 8.3】 某临床试验为评价妥布霉素治疗细菌性结膜炎的效果,将 30 例病人随机分配到两种不同剂型和剂量的药物组,分别给予即型凝胶(一日 2 次)和眼药水(一日 3 次),结果见表 8.3。问:即型凝胶药的效果是否优于眼药水?

表 8.3 两种剂型妥布霉素治疗细菌性结膜炎的结果比较

组别	有效数	无效数	合计	有效率/%
即型凝胶	10(a)	4(b)	14($a+b$)	71.43
眼药水	9(c)	7(d)	16($c+d$)	56.25
合计	19($a+c$)	11($b+d$)	30(n)	63.33

本资料 $n = 30 < 40$,故宜用精确概率检验。

本例检验步骤如下:

(1)建立假设,确定检验水准

$$H_0:两种剂型药物疗效相同$$
$$H_1:两种剂型药物疗效不同$$
$$双侧\ \alpha = 0.05$$

(2)确定检验统计量

$$|A-T| = 10-8.9 = 1.1$$

本例以$|A-T|$作为检验统计量,现有样本获得的检验统计量为1.1。也可选择两样本率的差别作为检验统计量,其对应概率仍为四格表中的概率。

（3）计算无效假设下四格表组合对应概率并计算 P 值

根据假设检验的基本思想,当无效假设成立时,在边缘合计不变的情况下,样本四格表的组合有限可列,每个四格表中的概率 P_i 可基于超几何分布计算,公式为:

$$P_i = \frac{(a+b)!(c+d)!(a+c)!(b+d)!}{n!a!b!c!d!} \tag{8.10}$$

首先,假设 H_0 成立,四格表的边缘合计不变,可以列出所有可能的样本组合,每种组合下的四格表及对应概率。检验统计量值 $|A-T|$ 和概率 P_i 如下[其中（5）为现有样本]:

组合号	（1）	（2）	（3）	（4）	**（5）**	（6）
组合	14　0 5　11	13　1 6　10	12　2 7　9	11　3 8　8	**10　4** **9　7**	9　5 10　6
P_i 值	0.000 1	0.002 1	0.019 1	0.085 8	**0.209 6**	0.293 5
$|A-T|$	5.1	4.1	3.1	2.1	**1.1**	0.1

组合号	（7）	（8）	（9）	（10）	（11）	（12）
组合	8　6 11　5	7　7 12　4	6　8 13　3	5　9 14　2	4　10 15　1	3　11 16　0
P_i 值	0.240 1	0.114 3	0.030 8	0.004 4	0.000 3	0.000 0
$|A-T|$	0.9	1.9	2.9	3.9	4.9	5.9

如前定义,P 值为当 H_0 成立时,现有样本检验统计量以及更极端的样本检验统计量的概率和。本例中,现有样本检验统计量为1.1,概率为

$$P = \frac{14!16!19!11!}{10!4!9!7!30!} = 0.209\ 6$$

从所有四格表组合中选取 $|A-T| \geqslant 1.1$ 的其他四格表组合,合并计算双侧检验 P 值为 $P = P_1 + P_2 + P_3 + P_4 + P_5 + P_8 + P_9 + P_{10} + P_{11} + P_{12} = 0.466\ 5$。单侧检验时仅考虑位于一侧的组合,如本例考虑即型凝胶组有效率大于药水对照组的组合,得单侧 P 值为:

$$P = P_1 + P_2 + P_3 + P_4 + P_5 = 0.000\ 1 + 0.002\ 1 + 0.019\ 1 + 0.085\ 8 + 0.209\ 6 = 0.316\ 7。$$

（4）基于 P 值得出检验结论

因 $P = 0.466\ 5 > \alpha$,故不拒绝 H_0,两种药物治疗的有效率差别无统计学意义,但尚不能说明即型凝胶与眼药水的疗效存在差异。

8.2　行×列表数据的假设检验

完全随机设计下,多组率比较,或者变量分类大于2的构成比(如血型构成)的比较均可采用卡方检验完成。因为数据可列为多行多列的两维频数表数据,所以从资料格式的角度,常常统称为行×列表资料或 R×C 表资料。前述两组率的比较只是行×列表的特例,即 2×2 的最简单的行×列表。

8.2.1 多组率比较的卡方检验

【例 8.4】 某研究将 155 例失眠患者随机分为 3 组,分别服用 3 种不同剂量的试验药,观察 3 组患者的疗效,结果见表 8.4。问:3 组有效率有无差别?

表 8.4 三种剂量失眠药物治疗失眠有效率的结果比较

组别	有效数	无效数	合计	有效率/%
高剂量	32(23.2)	18(26.8)	50	64.0
中剂量	20(23.2)	30(26.8)	50	40.0
低剂量	20(25.5)	35(29.5)	55	36.4
合计	72	83	155	46.5

表 8.4 资料为 3 组有效率比较,属于双向无序 R×C 表。分析时,可先做卡方检验,当多组间差别有统计学意义时,可再做两两比较。

(1)建立假设,确定检验水准

$$H_0:3 \text{ 组有效率相等}$$

$$H_1:3 \text{ 组有效率不全相等}$$

$$\alpha = 0.05$$

(2)计算检验统计量

按式(8.2)计算理论频数 T,本例 T 均大于 5。将数据代入公式(8.1),得:

$$\chi^2 = \sum \frac{(A-T)^2}{T} = \frac{(32-23.2)^2}{23.2} + \frac{(18-26.8)^2}{26.8} + \frac{(20-23.2)^2}{23.2} +$$

$$\frac{(30-26.8)^2}{26.8} + \frac{(20-25.5)^2}{25.5} + \frac{(35-29.5)^2}{29.5} = 9.277$$

R×C 表资料的 χ^2 值计算,也可用下列专用公式:

$$\chi^2 = n\left(\sum \frac{A^2}{n_R n_C} - 1\right) \tag{8.11}$$

将表 8.4 数据代入式(8.11),得:

$$\chi^2 = 155 \times \left(\frac{32^2}{50 \times 72} + \frac{18^2}{50 \times 83} + \frac{20^2}{50 \times 72} + \frac{30^2}{50 \times 83} + \frac{20^2}{55 \times 72} + \frac{35^2}{55 \times 83} - 1\right) = 9.277$$

(3)确定 P 值,得出结论 本例自由度 $\nu = (3-1) \times (2-1) = 2$,查 χ^2 界值表(附表 8),$\chi^2_{0.05(2)} = 5.99$,$9.277 > 5.99$,$P < 0.05(P=0.010)$,故按 $\alpha = 0.05$ 水准拒绝 H_0,接受 H_1,可认为 3 组治疗失眠的有效率不全相同。

多组比较的卡方检验拒绝 H_0 假设的结论,若仍需要分析任意两组间的差别,可采用前述 Bonferroni 校正方法,调整检验水准 $\alpha' = \alpha/C$,或者调整 $P_a = \min\{1, C \times P\}$,以确保犯总 I 类错误的概率保持在原定水平,其中 C 为比较次数。以例 8.4 为例,3 组间的两两比较需要进行 $C=3$ 次,所需四格表及检验统计量见表 8.5。

表 8.5 三组率两两比较卡方计算表

比较次数	分组	有效	无效	χ^2	P	P_a
1	高剂量	32	18	5.769 2	0.016	0.048
	中剂量	20	30			
2	中剂量	20	30	0.146 9	0.702	1.000
	低剂量	20	35			
3	高剂量	32	18	8.002 1	0.005	0.015
	低剂量	20	35			

组数 $k=3$,比较次数 $C=3$,调整检验水准 $\alpha'=0.05/3=0.016\,67$。基于此,推断结论为高剂量与中剂量、高剂量与低剂量比较,有效率差别均有统计学意义($P<\alpha'$ 或 $P_a<0.05$);中剂量与低剂量比较,两组有效率差别无统计学意义($P>\alpha'$ 或 $P_a>0.05$)。

多组比较的两两比较在正态近似条件满足时也可采用结合 Bonferroni 校正的 Z 检验(见 8.4 节)。

8.2.2 构成比比较的卡方检验

两组或多组构成比的卡方检验的基本思想与两组率比较(四格表资料)的卡方检验相同,即在假设各组总体构成相同的前提下,考察样本实际频数与理论频数差别,计算卡方统计量进行检验。

【例 8.5】 某研究比较试验组和对照组的血型构成有无差别,数据见表 8.6。χ^2 检验步骤如下:

(1)建立假设,确定检验水准

$$H_0:两组患者血型总体构成相同$$
$$H_1:两组患者血型总体构成不同$$
$$\alpha=0.05$$

表 8.6 某临床试验治疗组和对照组血型构成

组别	A	B	AB	O	合计
治疗组	60(62.4)	46(46.9)	62(59.3)	21(20.4)	189
对照组	41(38.6)	30(29.1)	34(36.7)	12(12.6)	117
合计	101	76	96	33	306

(2)计算检验统计量 用两组合计例数乘以合计构成比,即得两组各血型的理论频数,和采用式(8.2)计算的结果相同。采用式(8.1)或(8.11)计算本例卡方值得:

$$\chi^2 = n\left(\sum\frac{A^2}{n_R n_c} - 1\right) = 306\times\left(\frac{60^2}{189\times101}+\frac{46^2}{189\times76}+\frac{62^2}{189\times96}+\frac{21^2}{189\times33}+\right.$$
$$\left.\frac{41^2}{117\times101}+\frac{30^2}{117\times76}+\frac{34^2}{117\times96}+\frac{12^2}{117\times33}-1\right)=0.659\,2$$

(3)确定 P 值,得出结论 本例自由度 $\nu=(2-1)\times(4-1)=3$,查附表 8 得 $\chi^2_{0.05(3)}=7.81$,因此 $P>0.05(P=0.883)$。按 $\alpha=0.05$ 水准不能拒绝 H_0,两组患者血型构成差别无统计学意义。

8.2.3 行×列表卡方检验注意事项

(1)关于理论频数的基本假设 行×列表资料采用卡方检验时,对理论频数的要求与四格表资料类似,即 $T\geq1$,且 $T<5$ 的个数不能超过所有理论数个数的 1/4(四格表中有一个 $T<5$ 即超过 1/4)。

(2)当理论频数不满足上述基本假设时,可以在合理性原则下合并相邻行或列的实际频数,减小行数或列数,从而增加理论频数。例如多个年龄分组,在高或低年龄组频数过少时,合并为较少的分组;也可采用精确概率检验法或似然比卡方检验法(likelihood ratio chi-square test)。

（3）当多组资料比较经卡方检验得到差别有统计学意义的结论时,只能得出多组间存在有统计学意义的差别,如需确认哪两组之间有差别,则需要采用两两比较方法。

（4）行×列表中的行一般安排研究因素的不同水平分组,列一般为研究结果(效应指标)的分类。卡方检验仅适用于效应指标为无序分类的情形,如二分类结局和无序多分类的情形。研究因素的水平为等级资料时,如药物剂量水平、患者年龄分级、病情轻重等,可以采用趋势性检验(trend test)分析效应是否有随有序分类因素单调变化的趋势。

8.3 配对设计两组率比较的卡方检验(McNemar test)

配对设计为最常用的研究设计类型,当研究结局为二分类资料时,可采用配对卡方检验,也叫 McNemar 检验(McNemar test)进行率的差异比较。

【例 8.6】 某研究者采用诊断试验评价两种检验方法的敏感度是否一致,同时对 140 例确诊阳性的患者进行血液检查,结果见表 8.7。问:两种方法阳性率是否有差别?

表 8.7 用两种方法检测 140 例患者的检查结果

甲法	乙法		合计
	+	−	
+	50(a)	40(b)	90($a+b$)
−	15(c)	35(d)	50($c+d$)
合 计	65($a+c$)	75($b+d$)	140(n)

表 8.7 资料格式称为配对四格表,是两种方法的阳性和阴性结果的交叉列表,如表中 a 与 d 为两种方法结果一致的频数,而 b、c 为两种方法结果不一致的频数。从表 8.7 可以看出,两种方法均为阳性有 50 例,均为阴性为 35 例,甲法阳性而乙法阴性为 40 例,乙法阳性而甲法阴性为 15 例。

请注意本例中两种方法的阳性率的计算,甲法的阳性率的计算公式为 $(a+b)/n$,而乙法的阳性率的计算公式为 $(a+c)/n$,因此在比较两种方法阳性率的差别时,只需要比较两种方法结果不一致的实际频数 b 与 c。如果两种方法总体阳性率相同($\pi_1 = \pi_2$),理论上应有相应的总体频数 $B=C$。因此,b 和 c 的期望频数应为 $(b+c)/2$,卡方值的计算可以仅基于实际频数 b 与 c 及其对应的理论频数。当 $b+c$ 不小于 40 时,采用下式计算检验统计量:

$$\chi^2 = \sum \frac{(A-T)^2}{T} = \frac{(b-c)^2}{b+c} \tag{8.12}$$

当 $b+c < 40$ 时,应采用校正公式:

$$\chi^2 = \sum \frac{(|A-T|-0.5)^2}{T} = \frac{(|b-c|-1)^2}{b+c} \tag{8.13}$$

本例检验步骤如下:

（1）建立假设,确定检验水准

$$H_0 : B = C,\text{或甲法的阳性率等于乙法}$$
$$H_1 : B \neq C,\text{或甲法的阳性率不等于乙法}$$
$$\alpha = 0.05$$

（2）计算检验统计量

$$T=(b+c)/2=(40+15)/2=27.5$$

$$\chi^2=\frac{(b-c)^2}{b+c}=\frac{(40-15)^2}{40+15}=11.36$$

（3）确定 P 值，得出结论

配对四格表自由度 $\nu=1$，故检验界值 $\chi^2_{0.05(1)}=3.84$，可知 $P<0.05(P<0.001)$，故按 $\alpha=0.05$ 水准拒绝 H_0，接受 H_1，两组阳性率差别有统计学意义，可认为两种方法检查结果不同。

8.4 SPSS 操作及其解释

8.4.1 两独立样本卡方检验的 SPSS 实现

例 8.1 数据包含治疗组（group；1＝试验药，2＝对照药），疗效（effect；1＝有效，2＝无效）和频数（freq）三个变量。

在 SPSS 操作中，当分类资料是原始数据格式时，可直接进行卡方检验的操作步骤；当数据为频数表格式（如频数）时，分析前需首先指定加权变量，然后再进行卡方检验。操作步骤如下：

Data→Weight case by

Frequency variable：freq　　　　　　　　＊确定加权变量 freq

对数据加权后，卡方检验操作步骤如下：

Analyze→Descriptive statistics→Crosstabs

Rows：组别（group）

Column：疗效（effect）

Statistics：Chi-square □Continue　　　　　＊指定所需检验统计量

Cell：Count Observed □

Percentages Row □Continue　　　　　　＊指定输出实际频数、列百分比

在确定行与列时，应注意行变量是组别变量、列变量为结局变量。例 8.1 输出结果为两部分：交叉列表和卡方检验结果。交叉列表与表 8.1 相似，可输出实际频数、行百分比等。

表 8.8　例 8.1 卡方检验输出结果

	Value	df	Asymptotic Significance (2-sided)	Exact Sig. (2-sided)	Exact Sig. (1-sided)
Pearson Chi-Square	8.248[a]	1	.004		
Continuity Correction[b]	7.293	1	.007		
Likelihood Ratio	8.407	1	.004		
Fisher's Exact Test				.006	.003
Linear-by-Linear Association	8.211	1	.004		
N of Valid Cases	222				

注：a. 0 cells（0.0%）have expected count less than 5. The minimum expected count is 20.62.

　　b. Computed only for a 2×2 table.

由于样本例数为 222 例，大于 40，且最小理论频数为 20.6，故选用卡方检验。对应结果为表 8.8

第一行,卡方值为 8.248,自由度为 1,P 值为 0.004。当样本例数大于 40 且最小理论频数介于 1 到 5 之间时,选用第二行连续性校正卡方;当样本含量小于 40 或最小理论频数小于 1 时,采用第四行的精确概率检验。

8.4.2 行×列表卡方检验的 SPSS 实现

以例 8.4 的资料为例说明多组率的比较及多重比较的操作。由于例 8.4 的资料为频数资料,因此首先对数据进行加权,见 8.4.1。对数据进行加权后,卡方检验操作步骤如下:

Analyze→Descriptive statistics→Crosstabs

Rows:疗效(effect)

Column:组别(group)

Statistics : Chi-square √Continue   * 指定所需检验统计量

Cell : Count Observed √Percentages column √

z-test ☑ Compare column proportions   * 指定输出实际频数、列百分比,采用 Z
       ☑ Adjust p-values (Bonferroni method) Continue   方法进行两两比较(Bonferroni 校正)

其输出结果如表 8.9,表 8.10。

表 8.9　例 8.4 卡方检验输出结果(1)

	Value	df	Asymptotic Significance (2-sided)
Pearson Chi-Square	9.277[a]	2	.010
Likelihood Ratio	9.348	2	.009
Linear-by-Linear Association	7.816	1	.005
N of Valid Cases	155		

注:a. 0 cells (0.0%)have expected count less than 5. The minimum expected count is 23.23。

表 8.10　例 8.4 卡方检验输出结果(2)

			group			Total
			高剂量	中剂量	低剂量	
effect	有效	Count	32a	20b	20b	72
		% within group	64.0%	40.0%	36.4%	46.5%
	无效	Count	18a	30b	35b	83
		% within group	36.0%	60.0%	63.6%	53.5%
Total		Count	50	50	55	155
		% within group	100.0%	100.0%	100.0%	100.0%

注:Each subscript letter denotes a subset of group categories whose column proportions do not differ significantly from each other at the 0.05 level.

由表 8.9 可知,本例中样本例数为 155 例,最小理论频数为 23.2,故采用卡方检验,选择第一行,卡方值为 9.277,自由度为 2,近似双侧检验 P 值为 0.010。因为 $P<0.05(P=0.010)$,所以按 $\alpha=0.05$ 水准拒绝 H_0,接受 H_1,可认为 3 组治疗失眠的有效率不同或不全相同。线性和线性组合即为趋势性检

验(trend test)结果,此时卡方值为 7.816,自由度为 1,$P=0.005$,提示有效率有随剂量增加而增加的趋势。

3 组之间的两两比较结果如表 8.10 所示,可知低剂量组和中剂量组之间有效率无差异,低剂量组和高剂量组及中剂量组和高剂量组之间的有效率有差异[注意各数的下脚标的字母(a、b),若存在相同的字母,则表示两组之间差异无统计学意义,若两组字母不同,则表示两组之间的差异有统计学意义]。

8.4.2 配对设计卡方检验的 SPSS 实现

例 8.6 数据包含 method1(1=阳性,0=阴性),method2(1=阳性,0=阴性)和频数(freq)三个变量。其操作步骤如下:

方法 1:

Analyze→Descriptive statistics→Crosstabs

Rows:法 1(method1)

Column:法 2(method2)

|Statistics|:McNemar |√Continue| *指定所需检验统计量

|Cell|:|Count| Observed |√| *指定输出实际频数、行百分比、列百分比

|Percentages| Row |√| Col |√|

方法 2:

Analyze → Nonparametric tests → Legacy dialogs → 2 Related Samples

Test paris:method1,method2

Test type:McNemar |√Continue| *指定 McNemar 检验

两种方法输出检验结果如表 8.11,表 8.12

表 8.11   例 8.6 McNemar 检验输出结果 1(方法 1)

	Value	Exact Sig.(2-sided)
McNemar Test		.001[a]
N of Valid Cases	140	

注:a. Binomial distribution used.

方法 1 的结果是根据二项分布得到的精确概率($P<0.001$)。

表 8.12   例 8.6 McNemar 检验输出结果 2(方法 2)

	法 1 & 法 2
N	140
Chi-Square	10.473
Asymp. Sig.	.001

方法 2 的结果是根据式(8.13)得到的校正后的卡方值($\chi^2=10.47$),P 为 0.001。

本 章 小 结

1. 本章主要介绍分类资料的假设检验方法,包括完全随机设计两组率的比较、多组率的比较、构成比的比较,以及配对设计两组率的比较等。

2. 两组率比较(四格表资料)可用卡方检验和正态近似 Z 检验。卡方检验对于数据的基本要求是样本例数不小于 40,理论频数不小于 5。当理论频数大于 1 但小于 5 时,可选用连续性校正卡方检验;当样本例数小于 40 或理论频数小于 1 时,可选用精确概率检验。

3. 行×列表卡方检验对于理论频数的要求是没有小于 1 的理论频数,并且小于 5 的理论频数不超过 1/4。

4. 配对设计两样本率的比较采用配对卡方检验,在样本例数不满足基本假设($b+c$ 不小于 40)时,也有相应的校正公式。

复 习 思 考 题

一、选择题

1. 四格表资料的卡方检验,其基本条件是(   )。

A. 总例数大于 40　　　　　　　　　　　　B. 理论频数大于 5

C. 两者都不是　　　　　　　　　　　　　D. 两者都是

2. 当四格表周边合计数不变时,实际频数如有改变,理论频数(   )。

A. 增大　　　　　　B. 减小　　　　　　C. 不变　　　　　　D. 不确定

3. 卡方检验中自由度的计算公式是(   )。

A. 行数×列数　　　B. $n-1$　　　　　C. $n-k$　　　　　D. (行数−1)(列数−1)

4. 四格表中,当 $a=20,b=60,c=40,d=30$ 时,最小理论频数等于(   )。

A. $60×90/150$　　B. $80×70/150$　　C. $70×90/150$　　D. $70×60/150$

5. 配对四格表卡方检验时的检验假设为(   )。

A. $B=C$　　　　　B. $A=C$　　　　　C. $B=D$　　　　　D. $A=B$

6. 四格表资料精确概率检验中所需组合的确定依据是(   )。

A. A 大于实际组合 A　　　　　　　　　B. $|A-T|$ 大于或等于实际$|A-T|$

C. T 大于实际组合 T　　　　　　　　　D. $P≤$实际组合 P

7. 当 n 较大,p 和 $1-p$ 均不太小,且 np 或 $n(1-p)≥5$ 时,四格表资料除用卡方检验外,还可用(   )。

A. t 检验　　　　　B. Z 检验　　　　C. F 检验　　　　D. q 检验

8. 四个样本率做比较,$\chi^2 > \chi^2_{0.05(3)}$,可认为(   )。

A. 各总体率不同或不全相同　　　　　　　B. 各总体率均不相同

C. 各样本率均不同　　　　　　　　　　　D. 各样本率不同或不全相同

二、简答题

1. 四格表资料的 Z 检验和 Pearson 卡方检验的应用条件有何异同?

2. 普通四格表和配对四格表如何区别? 分析方法有何不同?

3. 试解释四格表确切概率法与卡方检验之间的不同。

4. 卡方检验可用于哪些检验假设问题? 对资料的设计类型和应用条件有何不同要求?

5. 如何处理行×列表卡方检验中理论频数过小的问题?

三、计算分析题

1. 为了了解某市高血压患病情况,随机抽查男性 100 人(现患 20 人)、女性 150 人(现患 20 人)进行预调查。问:该市男性高血压患病率是否高于女性?

2. 某医院肿瘤科 3 年来治疗食管癌病人 150 例,每例观察均满 5 年,求得 5 年生存率如表 8.13,试比较手术治疗和联合治疗(手术＋术后化疗)的效果。

表 8.13　150 例食管癌治疗后 5 年存活率比较

治疗方法	治疗数	存活数	存活率/%
手术治疗	80	55	
联合治疗	70	35	
合计	150	90	

3. 为研究超声诊断慢性乙型肝炎的效果,现比较慢性乙型肝炎病人与正常人在超声波波型上的表现,资料如表 8.14。问:两组波形的分布有无差别?

表 8.14　慢性乙型肝炎病人与正常人超声波波型比较

分组	正常波	可疑波	较密波	合计
乙型肝炎组	15	40	210	265
正常组	220	50	20	290
合计	235	90	230	555

4. 某医院为研究三种药物治疗血吸虫病的效果,选取病人 250 例,结果如表 8.15,比较 3 组治愈率差别有无统计学意义。

表 8.15　三种药物治疗血吸虫病病人治愈率比较

药物组	治疗数	治愈数	治愈率/%
药物 1	80	36	
药物 2	82	40	
药物 3	88	44	
合计	250	120	

5. 表 8.16 为对某省一个少数民族聚居县(A)和汉族聚居县(B)进行抽样调查得到的 ABO 血型分布结果。问:两个县的 ABO 血型构成是否相同?

表 8.16　两个县 ABO 血型分布比较

比较县	A 型	B 型	O 型	AB 型
A	442	483	416	172
B	369	384	487	115
合计	811	867	903	287

6. 比较两种方法治疗早期胰腺癌的效果,结果如表 8.17,试比较两种方法效果差别有无统计学意义。

表 8.17　两种方法治疗胰腺癌的结果比较

治疗方法	有效	无效	合计
化学治疗	14	4	18
放射治疗	8	10	18
合计	22	14	36

7. 比较两种检验方法(荧光抗体法与常规培养法)检测食品沙门菌的阳性率,结果如表 8.18,试比较两种方法的阳性结果有无差别。

表 8.18　荧光抗体法与常规培养法检验食品沙门菌的结果比较

荧光抗体法	常规培养法		合计
	＋	－	
＋	160	26	186
－	5	48	53
合计	165	74	239

9 基于秩次的非参数检验

前面介绍的均数的区间估计、t 检验和方差分析均有一个应用条件,即假定变量的总体分布是已知的(如正态分布),而其中有的参数是未知的,统计分析的目的是对这些未知参数进行估计或检验,统计学上将这类分析方法称为参数统计(parametric statistics)。在实际工作中,若总体分布不清楚或已知总体分布与检验所要求的条件(如正态分布)不符,这时不宜用参数统计方法,而应该选用非参数统计(nonparametric statistics)。这种不依赖于总体分布类型,也不对参数进行估计或检验的统计方法,称为非参数检验,统计分析的目的是比较总体分布或分布位置是否相同。

非参数检验的主要优点是适用范围更为广泛,可用于定量资料与有序资料的分析。实际应用中,以下几种资料更适用于非参数检验:偏态分布或分布不清的定量资料,一端或两端没有确切数值(如<1.0、>1.0 等)的资料,有序资料。当 t 检验或单因素方差分析的方差齐性不满足时,也可以进行非参数检验。

非参数检验的主要缺点是:对于符合参数检验条件的资料如果选用非参数检验,则不能充分利用资料提供的信息,检验效率低于参数检验,犯第二类错误的概率会增大。

秩和检验(rank sum test)是较为常用的非参数检验方法,它是将原始数值转化为秩次(位次)并对秩次求和,将得到的秩和作为检验统计量的假设检验方法。根据不同设计,有配对设计资料的 Wilcoxon 符号秩和检验、两样本比较的 Wilcoxon 秩和检验与多个样本比较的 Kruskal-Wallis 秩和检验等。

9.1 配对设计资料的 Wilcoxon 符号秩和检验

配对设计资料的 Wilcoxon 符号秩和检验(Wilcoxon signed rank test)用于配对数值变量或有序变量的非参数检验。

【例 9.1】 为评价某胶囊治疗缺血性脑卒中患者恢复期的临床疗效,以简化 Fugl-Meyer 下肢运动功能分值(FM 得分)为主要指标。收集的病人基线与治疗后第 12 周的 FM 得分结果见表 9.1 第(2)栏和第(3)栏。问:治疗前后 FM 得分是否有差异?

表 9.1 治疗前后缺血性脑卒中患者 FM 得分

编号(1)	基线(2)	12 周(3)	差值(4)	秩次(5)	编号(1)	基线(2)	12 周(3)	差值(4)	秩次(5)
1	15	30	15	14.5	11	22	25	3	5.0
2	31	31	0	—	12	27	32	5	8.0
3	4	31	27	17.0	13	33	34	1	2.0
4	34	33	−1	−2.0	14	25	25	0	—
5	19	25	6	9.5	15	19	34	15	14.5
6	18	31	13	13.0	16	12	23	11	11.5
7	29	33	4	6.5	17	19	30	11	11.5
8	14	34	20	16.0	18	21	21	0	—
9	25	31	6	9.5	19	30	34	4	6.5
10	28	30	2	4.0	20	30	29	−1	−2.0

本例资料属于自身配对的定量资料，首先考虑用配对 t 检验对差值进行正态性检验，结果表明差值不满足正态性（$W=0.882,P=0.019$），因此考虑用 Wilcoxon 符号秩和检验进行治疗前后比较。

（1）建立假设，确定检验水准

$$H_0:治疗前后 FM 得分总体分布位置相同，即差值的总体中位数 M_d=0$$
$$H_1:治疗前后 FM 得分总体分布位置不同，即差值的总体中位数 M_d \neq 0$$
$$\alpha=0.05，双侧$$

（2）计算统计量 T

① 求差值 d：见表 9.1 第（4）栏。

② 编秩：见表 9.1 第（5）栏，依差值的绝对值从小到大编秩，再根据差值的正、负号给秩次冠以正负号。编秩时，如遇差值等于 0，舍去不计，因此用于检验的有效对子数 n 相应减少。本例中共有 3 对差值为 0，有效对子数为 17。如遇差值的绝对值相同，取其平均秩次，再标明原差值的正负号。本例中，第 4、13、20 号个体的绝对值为 1，取平均秩次为 2，第 4、20 号个体在秩次前加上负号。

③ 求秩和：分别求出正、负秩次之和，正秩和用 T_+ 表示，负秩和的绝对值用 T_- 表示。T_+ 和 T_- 之和等于 $n(n+1)/2$。此式可验算 T_+ 和 T_- 的计算是否正确。本例 $T_+=149,T_-=4$，其和为 153，$n(n+1)/2=17 \times (17+1)/2=153$，可见计算无误。

④ 求 T 值：任取 T_+ 和 T_- 作为检验统计量 T，本例可取 $T=149$ 或 $T=4$。

（3）确定 P 值，得出统计结论

当 $n \leqslant 50$ 时，查 T 界值表（附表 9）。表中不同对子数与不同概率水平所对应的界值是一个范围，P 值的判断是：若检验统计量 T 在 T_α 的上、下界值范围内（不包含界值），则 $P>\alpha$；若检验统计量 T 在 T_α 的上、下界值范围外或等于界值，则 $P \leqslant \alpha$。本例 $n=17,T=149$，双侧概率为 0.05 时的界值范围为 34~119，T 值在此范围外，则 $P<0.05(P<0.001)$。按 $\alpha=0.05$，拒绝 H_0，可以认为治疗前后 FM 得分的差异有统计学意义。

当 $n>50$，超出 T 界值表（附表 9）的范围，可用正态近似法做 Z 检验，按式（9.1）计算 Z 值：

$$Z=\frac{|T-n(n+1)/4|-0.5}{\sqrt{n(n+1)(2n+1)/24}} \tag{9.1}$$

式中 0.5 是连续性校正数，因为 T 值是不连续的，而 Z 分布是连续的。

当存在相同秩次时（不包括差值为 0 者），用式（9.1）求得的 Z 值偏小，应用式（9.2）计算校正的 Z_c 值：

$$Z_c=\frac{|T-n(n+1)/4|-0.5}{\sqrt{n(n+1)(2n+1)/24-\sum(t_j^3-t_j)/48}} \tag{9.2}$$

式中 t_j 为第 $j(j=1,2,\cdots)$ 个相同秩次的个数，本例中 FM 得分差值的绝对值相同的有 1，-1，-1，4，4，6，6，11，11，15，15，因此，$\sum(t_j^3-t_j)/48=[4 \times (2^3-2)+(3^3-3)]/48=1.0$。

若治疗前后患者下肢运动功能得分相同，则差值的总体分布是对称的，差值的总体中位数为零。若 H_0 为真，在大多数情况下，T_+ 和 T_- 都应该在 $n(n+1)/4$ 附近，并且从差值的随机样本中获得的正、负秩和相差悬殊的可能性很小；反之，若样本的正秩和与负秩和差别太大，我们就有理由拒绝 H_0，接受 H_1。

9.2 两样本比较的 Wilcoxon 秩和检验

两样本比较的 Wilcoxon 秩和检验可用于两组定量资料或有序分类资料的比较,目的是推断两样本所代表的总体分布位置是否相同。

9.2.1 定量资料的 Wilcoxon 秩和检验

【例 9.2】 某医师欲研究Ⅱ期和Ⅲ期肝癌患者甲胎蛋白(AFP)含量(μg/L)是否有差异,该医师选择了 10 名Ⅱ期肝癌患者和 12 名Ⅲ期肝癌患者,测量其 AFP 含量,结果见表 9.2 第(1)和第(3)栏。问:Ⅱ期和Ⅲ期肝癌患者 AFP 含量是否有差异?

表 9.2　Ⅱ期和Ⅲ期肝癌患者 AFP 检测结果

Ⅱ期患者(1)	秩次(2)	Ⅲ期患者(3)	秩次(4)
14.5	4	3.0	1.5
1 750.0	18.5	1 348.8	16
8.5	3	473.9	13
355.8	12	3.0	1.5
82.7	9	107 158.0	22
51.0	7	206.6	10
3 145.0	20	82.1	8
22.5	5	1 750.0	18.5
26.8	6	750.0	14
313.0	11	909.8	15
		1 377.0	17
		4 411.0	21
$n_1 = 10$	$T_1 = 95.5$	$n_2 = 12$	$T_2 = 157.5$

本例资料属于两样本定量资料,首先考虑进行成组 t 检验,但由于Ⅱ期患者与Ⅲ期患者两组正态性均不满足(W 检验 P 均小于 0.001),因此,采用两样本 Wilcoxon 秩和检验进行比较。

(1)建立假设,确定检验水准

$$H_0:Ⅱ 期患者和 Ⅲ 期患者 AFP 含量总体分布位置相同$$
$$H_1:Ⅱ 期患者和 Ⅲ 期患者 AFP 含量总体分布位置不同$$
$$\alpha = 0.05,双侧$$

(2)计算统计量 T

① 编秩:见表 9.2 第(2)栏和第(4)栏,将两组数据混合并由小到大统一编秩,编秩时如遇原始数据相同,则取平均秩次。

② 求秩和:两组秩次分别相加,记为 T_1 和 T_2,本例 $T_1 = 95.5$,$T_2 = 157.5$。

③ 求 T 值:若两组例数相等,则任取一组的秩和作为统计量 T;若两组例数不等,则以样本例数较小者对应的秩和为统计量 T。本例Ⅱ期患者 $n_1 = 10$,Ⅲ期患者 $n_2 = 12$,故取Ⅱ期患者 AFP 含量的秩和为统计量 T,本例检验统计量为 $T = 95.5$。

(3) 确定 P 值,得出结论

由 n_1、n_2-n_1 查附表 10。若 T 值在界值范围内,则 $P>\alpha$;若 T 值等于界值或在界值范围外,则 $P\leqslant\alpha$。本例 $n_1=10$、$n_2=12$,查附表 10 双侧概率 0.05 的范围为 84～146,$T=95.5$ 落在该范围内,$P>0.05$(精确法 $P=0.203$)。按 $\alpha=0.05$ 的检验水准,不拒绝 H_0,但还不能认为两组患者 AFP 含量分布位置不同。

如果 n_1 或 n_2-n_1 超出附表 10 的范围,可用正态近似法即 Z 检验,按式(9.3)计算 Z 值:

$$Z=\frac{\mid T-n_1(n_1+n_2+1)/2\mid-0.5}{\sqrt{n_1 n_2(n_1+n_2+1)/12}} \tag{9.3}$$

式(9.3)用于无相同秩次或相同秩次不多的情况;当相同秩次较多时,按式(9.3)估算的 Z 值偏小,须按式(9.4)进行校正,计算 Z_c 值:

$$Z_c=Z/\sqrt{c} \tag{9.4}$$

其中 $c=1-\sum(t_j^3-t_j)/(N^3-N)$,$t_j$ 为第 j 个相同秩次的个数,N 为总例数。

9.2.2 两组有序分类资料的 Wilcoxon 秩和检验

【例 9.3】 某医师用两种方法治疗急性脑梗死 Ⅱ 期患者 212 例,数据见表 9.3 第(1)～(3)栏。问:两种疗法治疗急性脑梗死 Ⅱ 期的疗效是否有差别?

表 9.3 两种疗法对急性脑梗死 Ⅱ 期的疗效比较

疗效 (1)	试验组 (2)	对照组 (3)	合计 (4)	秩次范围 (5)	平均秩次 (6)	秩和	
						试验组 (7)=(2)×(6)	对照组 (8)=(3)×(6)
基本痊愈	39	8	47	1～47	24	936	192
显著进步	43	48	91	48～138	93	3 999	4 464
进步	21	32	53	139～191	165	3 465	5 280
无效	5	16	21	192～212	202	1 010	3 232
合计	108	104	212	—	—	9 410	13 168

本例资料为有序资料,采用两样本 Wilcoxon 秩和检验进行比较。

(1) 建立假设,确定检验水准

$$H_0:两种疗法的疗效总体分布相同$$
$$H_1:两种疗法的疗效总体分布不同$$
$$\alpha=0.05,双侧$$

(2) 计算统计量 Z_c

① 编秩:本例为有序分类资料,在编秩时,先计算各等级的合计人数,见第(4)栏,再确定各等级的秩次范围,见第(5)栏,然后计算出各等级的平均秩次,见第(6)栏。

② 求秩和:将各等级的平均秩次分别与该等级例数相乘,见第(7)(8)栏,再求和得到 T_1 和 T_2,本例 $T_1=9\ 410$,$T_2=13\ 168$。

③ 计算统计量 Z_c:本例 $n_1=108$、$n_2=104$ 超过了附表 10 T 界值表范围,需用正态近似法即 Z 检验,可用公式(9.3)求 Z 值。本例由于相同秩次较多,须按式(9.4)进行校正。

$$Z=\frac{\mid 13\ 168-104\times(104+108+1)/2\mid-0.5}{\sqrt{104\times108\times(104+108+1)/12}}=4.68$$

$$c=1-[(47^3-47)+(91^3-91)+(53^3-53)+(21^3-21)]/(212^3-212)=0.89$$

$$Z_c=Z/\sqrt{c}=4.68/\sqrt{0.89}=4.96$$

（3）确定 P 值，得出结论

$Z_c>1.96$，$P<0.05$（$P<0.001$），按 $\alpha=0.05$ 的检验水准，拒绝 H_0，接受 H_1，可以认为两种疗法治疗急性脑梗死Ⅱ期患者疗效总体分布不相同。试验组与对照组的平均秩和分别为 87.13 与 126.62。在编码中，值越小表明疗效越好（如 1 为基本痊愈），因此我们可以得出试验组的疗效优于对照组的疗效。

9.3 多个样本比较的 Kruskal-Wallis 秩和检验

上节讨论了两样本比较的 Wilcoxon 秩和检验。如果进行比较的样本多于两个，则需要用本节介绍的 Kruskal-Wallis 秩和检验，该方法是由 Kruskal 和 Wallis 在 Wilcoxon 秩和检验的基础上扩展而来的，又称为 K-W 检验或 H 检验，主要用于推断多组样本的总体分布是否相同，适用于多组定量资料或有序分类资料间的比较。

9.3.1 多组数值变量资料的秩和检验

【例 9.4】 某医师检测了健康人、肝癌患者、肝炎患者和肝硬化患者 AFP 含量（μg/L），测量结果见表 9.4 第（1）（3）（5）和（7）栏。问：四组人群 AFP 检测结果是否有差别？

表 9.4 四组人群 AFP 检测结果

肝癌组(1)	秩次(2)	肝炎组(3)	秩次(4)	肝硬化组(5)	秩次(6)	健康组(7)	秩次(8)
4.7	16.5	2.1	4	1.5	1	1.7	2
5.8	18	2.3	5	2.0	3	2.4	6
13.3	21	4.7	16.5	2.8	9	2.6	7.5
22.9	23	7.8	19	4.5	15	2.6	7.5
205.9	25	50.6	24	9.0	20	2.9	10
274.0	26	452.3	27	21.1	22	3.3	11
71 348.8	30					3.6	12
2 134.8	28					3.9	13
9 402.0	29					4.4	14
159 261.0	31						
R_i	247.5		95.5		70		83
n_i	10		6		6		9

本例资料属于四个组的定量资料，首先考虑单因素方差分析，但由于肝癌组、肝炎组和肝硬化组均不满足正态性（$P<0.1$），因此，采用多个样本比较的 Kruskal-Wallis 秩和检验。

（1）建立假设,确定检验水准

H_0：四组人群 AFP 检测结果总体分布相同

H_1：四组人群 AFP 检测结果总体分布不全相同

$$\alpha = 0.05$$

（2）计算统计量 H

① 编秩:将各组数据混合并由小到大统一编秩,见表 9.4 第(2)(4)(6)(8)栏。若遇相同数值,取其平均秩次,如第(1)(3)栏各有一个 4.7,均取原秩次 16 和 17 的平均秩次 16.5。

② 求秩和:将各组秩次相加得到秩和,记为 R_i,下标 i 为组号 $i(i=1,2,\cdots)$。本例 $R_1=274.5$,$R_2=95.5$,$R_3=70$,$R_4=83$。

③ 计算统计量 H:按式(9.5)计算统计量 H。

$$H = \frac{12}{N(N+1)} \sum \frac{R_i^2}{n_i} - 3(N+1) \tag{9.5}$$

式中 n_i 为各组例数,N 为总例数。

本例 $H = \dfrac{12}{31 \times (31+1)} \times \left(\dfrac{247.5^2}{10} + \dfrac{95.5^2}{6} + \dfrac{70^2}{6} + \dfrac{83^2}{9} \right) - 3 \times 32 = 15.626$

（3）确定 P 值,做出统计推断

① 当组数 $k=3$、每组例数 $n_i \leqslant 5$ 时,可查 H 界值表(附表 11)确定 P 值。

② 当组数 $k>3$ 或每组例数 $n_i>5$ 时,H 近似服从自由度 $\nu=k-1$ 的 χ^2 分布,可查 χ^2 界值表(附表 8)确定 P 值。

本例 $k=4$,每组例数 $n_i>5$,查 χ^2 界值表(附表 8),$\nu=k-1=3$,得 $P<0.05(P=0.001)$。按 $\alpha=0.05$ 的检验水准,拒绝 H_0,接受 H_1,可以认为四组人群 AFP 检测结果总体分布不全相同。

式(9.5)用于秩次不同或相同秩次不多的情况。当相同秩次较多时,由式(9.5)计算所得的 H 值偏小,此时应按式(9.6)进行 H 值的校正,即:

$$H_c = H/c \tag{9.6}$$

其中 $c = 1 - \sum (t_j^3 - t_j)/(N^3 - N)$,$t_j$ 为第 j 个相同秩次的个数,N 为总例数。

9.3.2 多组有序分类资料的 Kruskal-Wallis 秩和检验

【例 9.5】 某医院用某药物治疗不同类型病理性黄疸病人,疗效见表 9.5 第(2)～(4)栏。问:不同类型病人疗效是否有差别?

表 9.5 某医院用某药物治疗不同类型病理性黄疸病人的疗效比较

疗效(1)	溶血性(2)	肝细胞性(3)	梗阻性(4)	合计(5)	秩次范围(6)	平均秩次(7)
控制(1)	65	77	42	184	1～184	92.5
显效(2)	18	16	6	40	185～224	204.5
好转(3)	30	36	23	89	225～313	269.0
无效(4)	13	18	11	42	314～355	334.5
R_i	22 112	26 099.5	14 978.5			
n_i	126	147	82	355		

（1）建立假设，确定检验水准

$$H_0：不同类型病人疗效总体分布相同$$

$$H_1：不同类型病人疗效总体分布不全相同$$

$$\alpha=0.05，双侧$$

（2）计算统计量 H_c

① 编秩：与两组有序分类资料的秩和检验编秩类似，先计算各等级的合计人数，见第（5）栏，再确定各等级的秩次范围及平均秩次，见第（6）（7）栏。

② 求秩和：将各等级的平均秩次分别与该等级的例数相乘，再求秩和 R_i。本例 $R_1=22\ 112$，$R_2=26\ 099.5$，$R_3=14\ 978.5$。

③ 计算统计量 H_c：先按式（9.5）计算统计量 H。

$$H=\frac{12}{355\times(355+1)}\times\left(\frac{22\ 112^2}{126}+\frac{26\ 099.5^2}{147}+\frac{14\ 978.5^2}{82}\right)-3\times356=0.248$$

由于此资料相同秩次很多，因此须按式（9.6）进行校正。

$$c=1-\frac{(184^3-184)+(40^3-40)+(89^3-89)+(42^3-42)}{(355^3-355)}=0.842$$

$$H_c=0.248/0.842=0.295$$

（3）确定 P 值，得出统计结论

本例 $k=3$，每组例数 $n_i>5$，所以按 $\nu=k-1=2$，查 χ^2 界值表（附表8），得 $P>0.05$（$P=0.863$）。按检验水准 $\alpha=0.05$，不拒绝 H_0，但还不能认为用该药物治疗不同类型病理性黄疸疗效差异有统计学意义。

9.4　多个样本两两比较的秩和检验

用多个样本比较的秩和检验（Kruskal-Wallis 秩和检验）推断多个总体分布是否相同时，当统计推断结论拒绝 H_0，接受 H_1 时，只能得出总体分布不同或不全相同的结论，但不能说明任意两个总体分布不同。若要对每两个总体分布做出有无不同的推断，需要做多个样本两两比较的秩和检验。

【例9.6】　对例9.4资料作四个样本间的两两比较。

（1）建立假设，确定检验水准

$$H_0：任何两组人群检测 AFP 含量的总体分布相同$$

$$H_1：任何两组人群检测 AFP 含量的总体分布不同$$

$$\alpha=0.05，双侧$$

（2）计算统计量 Z

$$Z=\frac{|\overline{R}_A-\overline{R}_B|}{\sqrt{\dfrac{N(N+1)}{12}\left(\dfrac{1}{n_A}+\dfrac{1}{n_B}\right)}} \tag{9.7}$$

其中 $\overline{R}_A$ 和 $\overline{R}_B$ 分别表示比较的 A 组和 B 组的平均秩和，即 $\overline{R}_A=R_A/n_A$、$\overline{R}_B=R_B/n_B$，N 为所有处理组的例数之和。本例中 $\overline{R}_{肝癌组}=247.5/10=24.75$，$\overline{R}_{肝炎组}=95.5/6=15.917$，$\overline{R}_{肝硬化组}=70/6=11.667$，$\overline{R}_{健康组}=83/9=9.222$，$N=31$。

肝癌与肝炎相比:

$$Z_1 = \frac{\mid 24.75 - 15.917 \mid}{\sqrt{\dfrac{31 \times (31+1)}{12} \times \left(\dfrac{1}{10} + \dfrac{1}{6}\right)}} = 1.881$$

用同样的方法计算得到 Z_2、Z_3、Z_4、Z_5 和 Z_6。

(3) 确定 P 值,得出统计结论

由于进行了 6 次的事后(post hoc)比较,因此会增大犯总 I 类错误的概率。我们采用 Bonferroni 方法进行校正,校正概率 $P_a = \min\{C \times P, 1\}$。$P_a$ 为校正后的概率,P 为校正前的概率,C 为比较的次数,本例 $C = 6$。

表 9.6 结果表明,肝癌组与肝硬化组和肝癌组与健康组人群 AFP 检测结果差异有统计学意义($P_a < 0.05$),其余各组之间 AFP 含量检测结果差异均无统计学意义($P_a > 0.05$)。

表 9.6 四个样本间两两比较的秩和检验

对比组	$\mid \bar{R}_A - \bar{R}_B \mid$	Se	Z	P	P_a
肝癌组与肝炎组	8.833	4.695	1.881	0.060	0.360
肝癌组与肝硬化组	13.083	4.695	2.787	0.005	0.032
肝癌组与健康组	15.528	4.178	3.717	0.000	0.001
肝炎组与肝硬化组	4.250	5.249	0.810	0.418	1.000
肝炎组与健康组	6.695	4.792	1.397	0.162	0.974
肝硬化组与健康组	2.445	4.792	0.510	0.610	1.000

式(9.7)用于秩次不同或相同秩次不多的情况,当各样本相同秩次较多时,应按式(9.8)进行 Z 值的校正,即

$$Z_c = Z / \sqrt{c} \tag{9.8}$$

其中 $c = 1 - \sum (t_j^3 - t_j)/(N^3 - N)$,$t_j$ 为第 j 个相同秩次的个数,N 为总例数。

9.5　SPSS 操作及其解释

9.5.1　配对 Wilcoxon 符号秩和检验的 SPSS 实现

例 9.1 的配对 Wilcoxon 符号秩和检验的 SPSS 实现步骤如下:

Analyze→Nonparametric tests→Legacy dialogs→2 Related samples

Test paris:

Pair	Variable1	Variable2
1	基线 [we...	12周 [we...

＊纳入待分析变量

Test type: ☑ Wilcoxon

＊选择分析方法

Exact:
◉ Exact
☑ Time limit per test 5 minutes

＊指定给出精确概率

OK

分析结果见表 9.7，表中列对应内容分别为例数（N）、秩均值（Mean Rank）、秩和（Sum of Ranks）。表 9.8 为基于负秩和的 Wilcoxon 检验，精确概率 $P < 0.001$（双侧）。

表 9.7 秩

		N	Mean Rank	Sum of Ranks
12 周—基线	Negative Ranks	2[a]	2.00	4.00
	Positive Ranks	15[b]	9.93	149.00
	Ties	3[c]		
	Total	20		

注：a. 12 周＜基线； b. 12 周＞基线； c. 12 周＝基线。

表 9.8 检验统计量[a]

	12 周—基线
z	-3.436[b]
Asymp. Sig.（2-tailed）	.001
Exact Sig.（2-tailed）	.000
Exact Sig.（1-tailed）	.000
Point Probability	.000

注：a. Wilcoxon signed ranks test； b. Based on negative ranks.

9.5.2 两样本 Wilcoxon 秩和检验的 SPSS 实现

例 9.2 的两样本 Wilcoxon 秩和检验的 SPSS 实现步骤如下：

Analyze→Nonparametric tests→Legacy dialogs→2
Independent samples

Test variable list：AFP   ＊纳入待分析变量

Grouping variable：Group   ＊纳入分组变量

Define groups：Group 1: [1]   Group 2: [2]   ＊定义分组变量

Continue

Test type：☑ Mann-Whitney U   ＊选择分析方法

OK

分析结果见表 9.9，表中列对应内容分别为组别（group）、样本总数（N）、秩均值（Mean Rank）、秩和（Sum of Ranks）。表 9.10 中，Wilcoxon＝95.500，双侧精确概率 $P＝0.203$。

表 9.9 秩

	group	N	Mean Rank	Sun of Ranks
AFP	1	10	9.55	95.50
	2	12	13.13	157.50
	Total	22		

表 9.10　检验统计量[a]

	AFP
Mann-Whitney U	40.500
Wilcoxon W	95.500
Z	-1.287
Asymp. Sig. (2-tailed)	.198
Exact. Sig. [2 * (1-tailed sig.)]	.203[b]

注：a. Grouping Variable：group. b. Not corrected for ties.

例 9.3 的数据集是频数的资料，在进行分析前，首先要对资料进行加权，加权的步骤见第 8 章。加权后，其 SPSS 分析步骤与原始资料的操作一致。

9.5.3　多个样本 Kruskal-Wallis 秩和检验的 SPSS 实现

例 9.4 的多个样本 Kruskal-Wallis 秩和检验的 SPSS 实现步骤如下：

Analyze→Nonparametric tests→Legacy dialogs→K
Independent samples
Test variable list：AFP　　　　　　　　　　　　　* 纳入待分析变量
Grouping variable：Group　　　　　　　　　　　* 纳入分组变量
Define range：Minimum: 1　Maximum: 4　　　　* 定义分组变量
Continue
Test type：☑ **Kruskal-Wallis H**　　　　　　　* 选择分析方法
OK

分析结果见表 9.11 及表 9.12，表 9.11 中列对应内容分别为组别（group）、样本总数（N）、秩均值（Mean Rank）。表 9.12 中对应的内容分别是卡方值（Chi-square）、自由度（df）以及 P 值（Asmp. Sig.）。

表 9.11　秩

	group	N	Mean Rank
AFP	1	10	24.75
	2	6	15.92
	3	6	11.67
	4	9	9.22
	Total	31	

表 9.12　检验统计量[a,b]

	AFP
Chi-square	15.633
df	3
Asymp. Sig.	.001

注：a. Kruskal-Wallis test；　b. Grouping Variable：group.

9.5.4 基于秩次的多个样本两两比较的 SPSS 实现

在多个样本 Kruskal-Wallis 秩和检验中,如果 $P<0.05$,则认为多组的分布位置不全相同,可以采用 Bonferroni 法进行两两比较。其 SPSS 实现步骤如下:

Analyze→Nonparametric tests→Independent samples

Fileds：Test Fileds：AFP Groups：组别(group)　　　　* 纳入应变量 AFP 与组别

Settings：◉ Customize tests　　　　　　　　　　　* 自定义模式:进行 Kruskal-Wallis 检验,进行组间的多重比较

Multiple comparisons：All pairs

得到的 Bonferroni 事后比较结果与 9.4 节表 9.6 的结果一致。

本 章 小 结

1. 本章介绍了非参数检验的基本概念,非参数检验的优缺点,非参数检验与参数检验的区别。

2. 根据资料的类型及分析的目的,本章主要介绍了配对设计资料的符号秩和检验(Wilcoxon 配对法)、两样本比较的秩和检验(Wilcoxon 两样本比较法)、多个样本比较的秩和检验(Kruskal-Wallis 秩和检验)、多个样本两两比较的秩和检验。

3. 需特别注意,非参数检验是不依赖于总体分布类型,也不对参数进行估计或检验,仅仅比较总体分布或分布位置是否相同的一种检验,所以,在参数检验条件满足的情况下,非参数检验通常较参数检验的检验效率低,此时,应首选参数检验方法。

复习思考题

一、选择题

1. 符合参数检验条件的数值变量资料如果采用非参数检验则( )。

A. 犯第一类错误的概率增大　　　　　　B. 犯第二类错误的概率增大

C. 犯第一类错误的概率减小　　　　　　D. 犯第二类错误的概率减小

2. 以下检验方法中,不属于非参数检验方法的是( )。

A. t 检验　　　　　B. χ^2 检验　　　　　C. H 检验　　　　　D. T 检验

3. 有序分类资料比较宜采用( )。

A. t 检验　　　　　B. 方差分析　　　　　C. 秩和检验　　　　　D. Z 检验

4. 两小样本资料比较的假设检验,若总体方差不等且分布呈偏态,宜选用( )。

A. t 检验　　　　　　　　　　　B. Z 检验

C. Kruskal-Wallis 秩和检验　　　　D. Wilcoxon 秩和检验

5. Wilcoxon 配对法,其无效假设是( )。

A. 总体均数相同　　　　　　　　　B. 样本均数相同

C. 差值的总体中位数为 0　　　　　D. 差值的样本中位数为 0

6. 以下对非参数检验的描述错误的是( )。

A. 非参数检验方法不依赖于总体的分布类型

B. 应用非参数检验时可以不用考虑被研究对象的分布类型

C. 非参数检验犯第二类错误的概率高于参数检验

D. 非参数检验的检验效能高于参数检验

7. 有序分类资料做秩和检验时,如果用 H 值而不用校正后的 H_c 值,则(　　　)。

A. 对结果没有影响　　　　　　　　B. 会把一些无差别的总体推断成有差别

C. 会把一些有差别的总体推断成无差别　　D. 不能确定

8. Wilcoxon 配对法,对差值编秩时,如遇差值的绝对值相等,则(　　　)。

A. 正负号相同,取平均秩次　　　　　B. 正负号相同,顺次编秩

C. 正负号不同,顺次编秩　　　　　　D. 不用考虑正负号,按顺序编秩

9. 非参数检验的应用条件是(　　　)。

A. 总体正态分布

B. 总体偏态分布

C. 大样本

D. 若两组数值变量资料做比较,要求两组资料的总体方差相等

10. 秩和检验和 t 检验相比,其优点是(　　　)。

A. 计算简便,不受分布限制　　　　　B. 检验效能高

C. 抽样误差小　　　　　　　　　　　D. 结果精确

二、简答题

1. 对两样本定量资料进行比较,请谈谈分析思路。

2. 对配对的定量资料进行比较,请谈谈分析思路。

3. 对多组定量资料进行比较,请谈谈分析思路。

4. 当样本例数比较大时,两样本比较的 Wilcoxon 秩和检验采用正态法计算 Z 值,此时方法属于参数检验还是非参数检验? 为什么?

5. 等级资料的两组间比较,采用秩和检验与卡方检验分别说明了什么问题?

三、计算分析题

1. 某医生利用某治疗方法治疗 15 例急性脑梗死患者,采集基线与治疗后第 90 d 的改善 Rankin (mRS)评分,评分如下:0—完全没有症状;1—有症状,但未见明显残障;2—轻度残障;3—中度残障;4—重度残障;5—严重残障;6—死亡。试比较治疗前后 mRS 评分是否有差异。

表 9.13　15 例急性脑梗死患者基线与治疗后第 90 d 的 mRS 评分

编号	1	2	3	4	5	6	7	8	9	10	11	12	13	14	15
基线	4	3	4	2	5	4	3	3	3	2	4	4	4	5	3
治疗后第 90 d	2	3	2	1	2	6	1	2	0	3	2	1	2	4	1

2. 某研究人员为观察某种抗癌新药治疗小鼠肿瘤的疗效,选择 20 只小鼠,随机分成两组,每组各有 10 只,一组给予抗癌新药,另一组不给予药物治疗,以生存时间作为观察指标,实验结果见表 9.14。试分析两组小鼠生存时间有无差别。

表 9.14　两组小鼠生存时间

单位:d

编号	1	2	3	4	5	6	7	8	9	10
试验组	35	38	26	32	40	42	38	32	36	42
对照组	14	18	10	8	42	30	18	14	8	9

3. 为评价某胶囊治疗缺血性脑卒中患者恢复期的临床疗效,以简化 Fugl-Meyer 下肢运动功能分值(FM 得分)为主要指标。收集的病人基线与第 12 周的 FM 得分差值如表 9.15,A 组为试验组,B 组为阳性对照组,C 组为安慰剂对照组,每组共 20 例。试对数据进行分析。

表 9.15 用三种不同方法治疗后缺血性脑卒中患者的 FM 得分改善值

组别	1	2	3	4	5	6	7	8	9	10	11	12	13	14	15	16	17	18	19	20
A	15	0	27	−1	6	13	4	20	6	2	3	5	1	0	15	11	11	0	4	−1
B	8	6	4	4	11	7	6	0	−2	6	7	17	0	5	8	−1	6	−2	0	7
C	1	0	1	4	6	0	4	3	4	1	0	2	−1	0	−2	2	5	3	−3	5

10　简单线性相关与线性回归

医学研究中,常要分析两个或两个以上变量间的关系,如年龄与血压、体温与脉搏次数、身高与体重、毒物剂量与动物死亡率、血糖与胰岛素间的关系等。简单线性回归与简单相关就是研究两个变量间关系的统计方法。

变量间的关系可以分成两种。一是确定性关系,又称为函数关系 $Y=f(X)$,即自变量 X 取某一数值时,因变量 Y 有且仅有唯一值与之对应。例如,圆的半径为 r,则圆的面积 $S=\pi r^2$。二是非确定性关系,自变量 X 取同一数值时,因变量 Y 可以取不同值。如血压随年龄的增长而增高,但是相同年龄的人,其血压亦有高有低,具有随机性,不能用一个函数来加以描述。但通过大量的试验和观察,可寻求上述具有随机性的非确定性关系背后的统计规律性,以此来表达变量间的关系。

相关(correlation)是研究两个变量间的相互关系与密切程度,并用相关系数表示。回归(regression)是研究因变量 Y(dependent variable,或称为因变量;反应变量,response variable)与自变量 X(independent variable;或称为解释变量,explanatory variable;或预测因子,predictor)的依存关系,并用函数形式表示。根据变量间的关系可将回归分为线性(linear regression)回归与非线性(non-linear regression)回归两类。根据自变量的个数可将回归分为两类;考虑一个自变量时称为简单回归(simple regression),考虑多个自变量时称为多元回归(multiple regression)。

10.1　直线相关

10.1.1　直线相关的概念

直线相关(linear correlation)又称为简单相关(simple correlation),它描述具有直线关系的两变量 X、Y 间的相关关系,用于分析两个变量间是否有协同变化的关系及变化的趋势。

相关系数(correlation coefficient)又称为积差相关系数(coefficient of product-moment correlation),它用来说明具有直线关系的两个变量间相关关系的密切程度和方向的指标。样本相关系数用符号 r 表示,总体相关系数用希腊字母 ρ 表示。直线相关的性质可用散点图(scatter diagram)直观地说明(如图 10.1)。

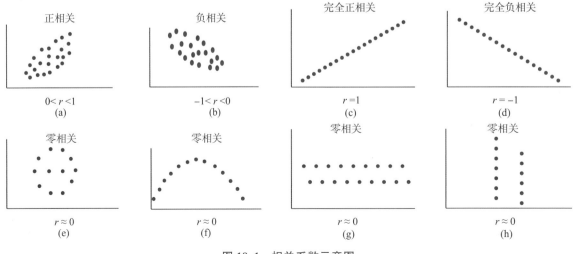

图 10.1　相关系数示意图

图 10.1(a)中,两变量的散点呈椭圆形分布,两变量 X、Y 同时增大或减小,变化趋势同向,为正相关(positive correlation);图 10.1(b)中,X、Y 间呈反向变化,称为负相关(negative correlation);图 10.1(c)中,两变量 X、Y 的散点在一条直线上,且是同向变化,称为完全正相关(perfect positive correlation);图 10.1(d)中,X、Y 的散点在一条直线上但呈反向变化,称为完全负相关(perfect negative correlation);图 10.1(e)与 10.1(f)两变量散点分别呈圆形与抛物线形,图 10.1(g)与图 10.1(h)的散点图分别平行于 X 轴和 Y 轴,四者均无直线相关关系。

10.1.2 相关系数的计算

相关系数 r 的计算公式为:

$$r = \frac{\sum (X - \overline{X})(Y - \overline{Y})}{\sqrt{\sum (X - \overline{X})^2 \sum (Y - \overline{Y})^2}} = \frac{l_{XY}}{\sqrt{l_{XX} l_{YY}}} \tag{10.1}$$

式中 $\overline{X}$、$\overline{Y}$ 分别为 X、Y 的均数;l_{XX} 为 X 的离均差平方和,l_{YY} 为 Y 的离均差平方和,l_{XY} 为 X 与 Y 的离均差积和,其计算公式分别为:

$$l_{XX} = \sum (X - \overline{X})^2 = \sum X^2 - \left(\sum X\right)^2 / n \tag{10.2}$$

$$l_{YY} = \sum (Y - \overline{Y})^2 = \sum Y^2 - \left(\sum Y\right)^2 / n \tag{10.3}$$

$$l_{XY} = \sum (X - \overline{X})(Y - \overline{Y}) = \sum XY - \left(\sum X\right)\left(\sum Y\right) / n \tag{10.4}$$

相关系数没有单位,取值为 $-1 \leqslant r \leqslant 1$。$r$ 值为正表示正相关,r 值为负表示负相关。r 的绝对值等于 1 为完全相关。下面以例 10.1 说明相关系数的计算步骤。

【例 10.1】 某医师收集了 12 名糖尿病患者的糖化血红蛋白 X(%)与血糖 Y(mmol/L)测量值,数据见表 10.1。计算直线相关系数。

表 10.1 12 名糖尿病患者的糖化血红蛋白与血糖数据

项目	1	2	3	4	5	6	7	8	9	10	11	12
X/%	8.2	8.4	8.9	9.1	9.8	10.3	11.2	11.4	11.5	11.7	12.3	12.6
Y/(mmol/L)	10.04	11.90	9.79	12.07	10.12	14.61	16.36	14.91	15.18	13.12	17.56	16.94

(1) 作散点图,判断有无直线趋势

散点图的横坐标为自变量 X,纵坐标为应变量 Y,将每个个体的变量值(X,Y)在坐标系中用点描出。例 10.1 的散点图见图 10.2,从散点图上可以直观地看出两个变量之间存在直线趋势,且为正相关。

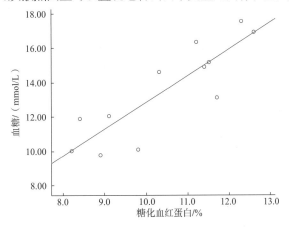

图 10.2 糖尿病病人的血糖与糖化血红蛋白的关系

(2) 求 $\sum X$、$\sum Y$、$\sum X^2$、$\sum Y^2$、$\sum XY$、l_{XX}、l_{YY} 和 l_{XY}

$\sum X = 125.4$，$\sum Y = 162.60$，$\sum X^2 = 1\,336.540\,0$，$\sum Y^2 = 2\,287.648\,8$，$\sum XY = 1\,739.627\,0$。由式(10.2)~式(10.4)得：

$$l_{XX} = 1\,336.540\,0 - (125.4)^2/12 = 26.110\,0$$
$$l_{YY} = 2\,287.648\,8 - (162.60)^2/12 = 84.418\,8$$
$$l_{XY} = 1\,739.627\,0 - 125.4 \times 162.60/12 = 40.457\,0$$

(3) 计算相关系数

按式(10.1)计算相关系数得：

$$r = \frac{40.457\,0}{\sqrt{26.110\,0 \times 84.418\,8}} = 0.861\,7$$

10.1.3　相关系数的假设检验

上面所求的相关系数 r 是样本统计量,是总体相关系数 ρ 的估计值。要判断 X、Y 间是否真有相关关系,就要对 r 进行是否来自 ρ 为零的总体的假设检验。即使从 $\rho = 0$ 的总体中进行随机抽样,由于抽样误差的存在,用抽样所得的样本计算出的样本相关系数 r 值也常不等于零。

对于相关系数的假设检验的零假设为 $H_0: \rho = 0$,统计量 t 值的计算公式如下：

$$t_r = |r| / \sqrt{\frac{1-r^2}{n-2}} = |r| \sqrt{\frac{n-2}{1-r^2}}, \quad \nu = n-2 \tag{10.5}$$

在本例中,$r = 0.861\,7$,$n = 12$,代入式(10.5),得

$$t_r = 0.861\,7 \times \sqrt{\frac{12-2}{1-0.861\,7^2}} = 5.370\,2$$

查 t 界值表(附表 4),得 $P < 0.05 (P = 0.000\,3)$,故可认为血糖与糖化血红蛋白之间呈正相关。

相关系数的假设检验亦可按 $\nu = n-2$,直接查相关系数 r 界值表(附表 12)。当 $|r| \geqslant r_{a/2,\nu}$ 时,$P \leqslant \alpha$；$|r| < r_{a/2,\nu}$ 时,$P > \alpha$。本例 $r = 0.861\,7$,按 $\nu = 10$ 查 r 界值表,$r_{0.05,10} = 0.576$,故 $P < 0.05$。

10.2　秩相关系数

直线相关适用于 (X, Y) 服从双变量正态分布的资料。在实际工作中,常遇到有些资料并非呈双变量正态分布,如有序资料,以率或构成比等相对数为变量组成的资料。对于这些资料不宜用上述相关分析方法,而应用非参数分析方法,即秩相关(rank correlation)。秩相关系数的计算方法最常用的是 Spearman 相关系数。

秩相关系数不用原始数据计算相关系数,而是首先按其取值由小到大编秩,然后根据这种秩次来计算秩相关系数。具体步骤如下:将 X 和 Y 分别由小到大编秩,秩次分别记为 R_X、R_Y,数值相同时,取平均秩次。利用 R_X、R_Y 计算相关系数 r_s：

$$r_s = \frac{\sum (R_X - \bar{R}_X)(R_Y - \bar{R}_Y)}{\sqrt{\sum (R_X - \bar{R}_X)^2 \sum (R_Y - \bar{R}_Y)^2}} \tag{10.6}$$

式(10.6)与直线相关的公式类似,只是把公式中的 X、Y 换成其秩次 R_X、R_Y,r_s 的含义与 r 相

同,下面举例介绍 r_s 的具体计算步骤。

【例 10.2】 某医师收集了 15 名肝癌患者的甲胎蛋白 AFP(X,U/mL)与 α-L-岩藻糖苷酶 AFU(Y,Kat/L),其数据见表 10.2。计算秩相关系数。

表 10.2 15 名肝癌患者的 AFP 与 AFU 数据

ID	X(1)	Y(2)	R_X(3)	R_Y(4)	R_X^2(5)	R_Y^2(6)	$R_X R_Y$(7)
1	3 450.0	36.8	11	1.0	121	1.00	11.0
2	51.0	47.4	2	2.0	4	4.00	4.0
3	225.4	134.0	3	3.0	9	9.00	9.0
4	723.6	147.0	7	4.0	49	16.00	28.0
5	473.9	151.0	6	5.0	36	25.00	30.0
6	335.2	163.0	4	6.0	16	36.00	24.0
7	1 889.8	181.0	10	7.0	100	49.00	70.0
8	9 402.0	190.0	14	8.0	196	64.00	112.0
9	22 283.0	205.0	15	9.5	225	90.25	142.5
10	1 778.1	205.0	9	9.5	81	90.25	85.5
11	8 750.0	226.0	13	11.0	169	121.00	143.0
12	14.5	300.0	1	12.0	1	144.00	12.0
13	1 750.0	314.0	8	13.0	64	169.00	104.0
14	413.5	318.0	5	14.0	25	196.00	70.0
15	8 397.0	480.0	12	15.0	144	225.00	180.0
合计	—	—	120	120	1 240	1 239.50	1 025.0

计算秩相关系数的步骤为:

(1) 编秩 将各 X 与 Y 由小到大编秩得 R_X、R_Y,列于表 10.2 中第(3)(4)列。当遇到相等的测定值时则求平均秩,如 ID 为 9 与 10 的 AFU 值,其秩次均为 9.5。

(2) 求出秩相关系数 将表 10.2 中的数据代入式(10.6)得

$$r_s = \frac{1\ 025 - 120 \times 120/15}{\sqrt{(1\ 240 - 120^2/15) \times (1\ 239.5 - 120^2/15)}} = 0.232$$

样本秩相关系数 r_s 是总体秩相关系数 ρ_s 的估计值,r_s 值介于 -1 与 1 之间,r_s 为正表示正相关,r_s 为负表示负相关,r_s 等于零表示零相关。

(3) 对总体相关系数 ρ_s 做假设检验 根据样本含量 n 的大小有两种方法:

① 当 $n \leqslant 50$,用查表法。根据样本含量 n 查附表 13。若 $|r_s| \geqslant r_{s(\alpha/2,n)}$,$P \leqslant \alpha$,则说明相关有统计意义;若 $|r_s| < r_{s(\alpha/2,n)}$,$P > \alpha$,则说明相关无统计意义。

本例查表 $r_{s(0.05/2,15)} = 0.521$,$r_s = 0.232 < 0.521$,$P > 0.05$。但还不能认为肝癌患者的 AFP 与 AFU 之间存在秩相关关系。

② 当 $n > 50$ 时,用 t 检验。按式(10.7)计算统计量 t 值:

$$t = |r_s| \sqrt{\frac{n-2}{1-r_s^2}} \tag{10.7}$$

10.3 直线回归

10.3.1 直线回归的概念

直线相关研究两个变量的线性共同变化关系。有时研究者可能关心两个变量在数量上的依存关系,这时就可应用直线回归进行分析。直线回归是回归分析中最基本、最简单的一种,又称为简单回归,它研究两个变量之间的数量依存关系,找出一条最能代表这种数据关系的直线。直线相关中的两个变量 X 与 Y 的地位相同;而回归分析中两变量的地位是不相同的,应变量 Y 随自变量 X 的变化而变化。由图 10.2 可见,血糖 Y 随糖化血红蛋白 X 的增加而增加,但并非 12 个点恰好全都在一条直线上,而是散点图呈现线性趋势。直线回归分析的目的在于找出两个变量有依存关系的直线方程,以确定一条能代表这些数据关系的、最接近各实测点的直线,这条直线使各实测点与该直线的纵向距离的平方和最小,为了区别于一般的函数方程,我们称之为直线回归方程。

10.3.2 直线回归方程的建立

总体的直线回归方程可以表达为:

$$\mu_X = \alpha + \beta X \tag{10.8}$$

对应的第 i 个观测值为 $Y_i = \mu_{X_i} + e_i = (\alpha + \beta X_i) + e_i$,假定 $e_i \sim N(0, \sigma^2)$。总体参数 α、β 未知,利用样本估算得到的直线回归方程的表达式为:

$$\hat{Y} = a + bX \tag{10.9}$$

式中,a 为回归直线在 Y 轴上的常数项(constant),或称为截距(intercept),它是自变量 X 取 0 时 Y 的平均估计值 $\hat{Y}$。b 为回归系数(regression coefficient),也称为斜率(slope)。$b > 0$,表示直线 Y 随 X 的增大而增大;$b < 0$,表示 Y 随 X 的增大而减小;$b = 0$,表示直线与 X 轴平行,即 X 与 Y 无直线关系。由式(10.9)可以看出 b 的统计学意义是 X 每增(减)一个单位,Y 平均改变 $|b|$ 个单位。

为求解 a、b 两个系数,根据数学上的最小二乘法(least square)原理,使各实测值 Y_i 与回归直线上对应的估计值 $\hat{Y}_i$ 之差的平方和[即 $\sum_i (Y_i - \hat{Y}_i)^2 = \sum_i (Y_i - a - bX_i)^2$]最小。对于上式,分别对 a、b 求偏导数并令其等于 0,可得到两个方程,求解方程组得:

$$b = l_{XY}/l_{XX} \tag{10.10}$$

$$a = \bar{Y} - b\bar{X} \tag{10.11}$$

【例 10.3】 以例 10.1 中的资料为例,以血糖为应变量、糖化血红蛋白为自变量做直线回归分析。

(1) 作散点图,判断有无直线趋势 由图 10.2 可见,血糖与糖化血红蛋白存在线性趋势。

(2) 求回归系数与截距 由式(10.10)与式(10.11)得:

$$b = l_{XY}/l_{XX} = 40.457/26.11 = 1.5495$$

$$a = \bar{Y} - b\bar{X} = 13.55 - 1.5495 \times 10.45 = -2.6423$$

(3) 列出直线回归方程

$$\hat{Y} = a + bX = -2.6423 + 1.5495X$$

回归系数 b 的意义是,对于糖尿病患者,如果糖化血红蛋白每增加 1%,血糖平均增加 1.5495 mmol/L。

（4）绘制回归直线　在自变量 X 的取值范围内任取两个 X 值，代入方程可算出相应 Y 的预测值，通过两点就确定直线。回归方程一定会经过点 $(\overline{X}, \overline{Y}) = (10.45, 13.55)$；另外，再取 $X = 12$ 时，$\hat{Y} = 15.951\ 7$，根据这两点绘制直线，图形见图 10.2。

10.3.3　回归系数的区间估计与假设检验

与直线相关系数一样，回归系数也是样本统计量，存在抽样误差。即使 X、Y 的总体回归系数 β 为 0，由于存在抽样误差，其样本回归系数 b 也不一定为 0。因此，当用样本求得不等于 0 的回归系数 b 后，还不能认为 X 与 Y 间存在回归关系（$\beta \neq 0$）。我们必须对 β 进行假设检验，可对回归系数进行区间估计与假设检验，假设检验有 t 检验或方差分析两种方法。

（1）回归系数的区间估计　根据抽样原理，总体回归系数 β 的 $(1-\alpha)$ 置信区间为：

$$(b - t_{\alpha/2, \nu} S_b,\ b + t_{\alpha/2, \nu} S_b) \tag{10.12}$$

式中 S_b 为样本回归系数的标准误，其公式为：

$$S_b = S_{Y \cdot X} / \sqrt{l_{XX}} \tag{10.13}$$

式中 $S_{Y \cdot X}$ 为残差标准差（residual standard deviation），亦称标准估计误差（standard error estimation），自由度 $\nu = n - 2$，它是总体残差标准误 σ 的估计值。

$$S_{Y \cdot X} = \sqrt{\sum (Y - \hat{Y})^2 / (n - 2)} \tag{10.14}$$

$$\sum (Y - \hat{Y})^2 = l_{YY} - l_{XY}^2 / l_{XX} \tag{10.15}$$

本例中，将 $l_{XX} = 26.110\ 0$、$l_{YY} = 84.418\ 8$、$l_{XY} = 40.457\ 0$ 代入式（10.15）、式（10.14）与式（10.13），可得残差标准差 $S_{Y \cdot X}$ 与回归系数的标准误 S_b 分别为 1.474 2 和 0.288 5。

查 t 界值表（附表 4），得双侧 $t_{0.05/2, 10} = 2.228$，代入式（10.12），得总体回归系数 β 的 95% 置信区间为 $(1.549\ 5 - 2.228 \times 0.288\ 5,\ 1.549\ 5 + 2.228 \times 0.288\ 5) = (0.906\ 7, 2.192\ 3)$。

（2）回归系数的 t 检验法

回归系数假设检验的 t 检验公式如下：

$$t_b = (b - 0) / S_b,\ \nu = (n - 2) \tag{10.16}$$

对于例 10.3，其具体步骤如下：

① 建立假设，确定检验水准

$$H_0：总体回归系数 \beta = 0，即糖化血红蛋白与血糖无回归关系$$
$$H_1：总体回归系数 \beta \neq 0，即糖化血红蛋白与血糖存在回归关系$$
$$\alpha = 0.05$$

② 计算统计量　回归系数 $b = 1.549\ 5$，$S_b = 0.288\ 5$，根据式（10.16）得：

$$t_b = (1.549\ 5 - 0) / 0.288\ 5 = 5.370\ 9$$

③ 确定 P 值，并得出结论　本例中 $\nu = 12 - 2 = 10$，查附表 4 得 $t_{0.05/2, 10} = 2.228$，$P < 0.05$（$P < 0.001$）。按 $\alpha = 0.05$ 的水准，拒绝 H_0，可以认为在糖尿病患者中，血糖与糖化血红蛋白之间存在直线回归关系。

（3）方差分析法

我们先对应变量 Y 的离均差平方和 l_{YY} 进行分解。图 10.3 中，点 P 的坐标为 (X, Y)，平行于

X 轴的虚线是 Y 的均数 $\bar{Y}$,斜线为回归的直线。点 P 到虚线的距离为 $Y-\bar{Y}$,它是由两段纵向距离组成的,即:$Y-\bar{Y}=(\hat{Y}-\bar{Y})+(Y-\hat{Y})$。

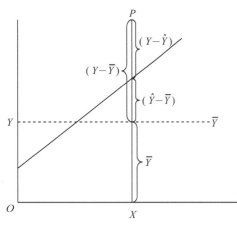

图 10.3　应变量 Y 的离均差平方和分解示意图

$Y-\hat{Y}$ 表示观测点与回归直线的纵向距离,即实测值 Y 与 $\hat{Y}$ 之差,称为残差或剩余(residual)。$\hat{Y}-\bar{Y}$ 是估计值 $\hat{Y}$ 与均数 $\bar{Y}$ 之差,即回归能解释的部分。它与回归系数的大小有关,$|b|$ 越大,$\hat{Y}-\bar{Y}$ 值越大。

这里的 P 是散点图中任取的一点,将全部点都按前述处理,并将等式两边平方后再求和,则有:

$$\sum (Y-\bar{Y})^2 = \sum (\hat{Y}-\bar{Y})^2 + \sum (Y-\hat{Y})^2$$

$$(10.17)$$

上式用符号表示:$SS_总=SS_回+SS_残$。总平方和(total sum of square)$SS_总 = \sum (Y-\bar{Y})^2$,等于 Y 的离均差平方和 l_{YY},它是没有考虑回归关系时 Y 的总变异。回归平方和(regression sum of square)$SS_回 = \sum (\hat{Y}-\bar{Y})^2$ 是指当自变量 X 引入回归方程后,X 的不同而引起的 $\hat{Y}=a+bX$ 之间的不同,它是在总平方和中可以用 X 解释的部分,$SS_回$ 越大,说明拟合的回归直线效果越好。残差平方和(residual sum of square,或称为剩余平方和)$SS_残 = \sum (Y-\hat{Y})^2$ 是在总平方和中无法用 X 解释的部分。

以上三个平方和,其相应的自由度 ν 分别为:

$$\nu_总=n-1, \nu_回=1, \nu_残=n-2$$

其关系为:$\nu_总=\nu_回+\nu_残$。

按照方差分析思想,统计量 F 的计算公式为:

$$F=\frac{SS_回/\nu_回}{SS_残/\nu_残}=\frac{MS_回}{MS_残}$$

$$(10.18)$$

式中 $MS_回$、$MS_残$ 分别称为回归均方与残差均方。统计量 F 服从自由度为 $\nu_回$、$\nu_残$ 的 F 分布。求 F 值后,查 F 界值表,得 P 值,按所取检验水准给出结论。

对于例 10.3,其检验假设与检验水准与 t 检验相同。

$$SS_总=l_{YY}=84.418\,8, \nu_总=12-1=11$$

$$SS_残=l_{YY}-l_{XY}^2/l_{XX}=84.418\,8-40.457^2/26.11=21.731\,4, \nu_残=12-2=10$$

$$SS_回=SS_总-SS_残=62.687\,4, \nu_回=1$$

$$F=\frac{SS_回/\nu_回}{SS_残/\nu_残}=\frac{62.687\,4/1}{21.731\,4/10}=28.846\,5$$

列出方差分析表(表 10.3):

表 10.3　例 10.3 的方差分析表

变异来源	自由度	SS	MS	F	P
回归	1	62.687 4	62.687 4	28.846 5	<0.05
残差	10	21.731 4	2.173 1		
总变异	11	84.418 8			

根据 $\nu_1=1,\nu_2=10$，查 F 界值表(附表 5)，$F_{0.05;1,10}=4.96$，$P<0.05(P<0.001)$。按 $\alpha=0.05$ 水准拒绝 H_0，接受 H_1，故可认为血糖与糖化血红蛋白之间存在线性依存关系。

实际上，在直线回归分析中，回归系数的 F 检验与 t 检验是等价的，$t^2_{\alpha/2,\nu_{残}}=F_{\alpha;1,\nu_{残}}$。

统计学上将 $SS_{回}/SS_{总}$ 称为决定系数(determinate coefficient)，用 R^2 表示，其值在 0—1 之间。R^2 表示 Y 的变异中由 X 解释的部分占总变异的比例。本例中，$R^2=62.6874/84.4188=0.743$，说明血糖的变异中可以通过糖化血红蛋白解释其 74.3% 的变异。

10.3.4　直线回归的条件均数的置信区间与预测区间

(1) 条件均数 $\mu_{\hat{Y}|X_0}$ 的区间估计

$\mu_{\hat{Y}|X_0}$ 是总体中当 X 取为定值 X_0 时 Y 的总体条件均数(conditional mean)。将 $X=X_0$ 代入回归方程求得点估计值 $\hat{Y}_{X_0}=a+bX_0$，称为 $X=X_0$ 时的条件均数，是样本统计量。条件均数服从总体均数为 $\mu_{\hat{Y}|X_0}=\alpha+\beta X_0$ 和标准差为 $\sigma_{\hat{Y}|X_0}=\sigma\sqrt{\dfrac{1}{n}+\dfrac{(X_0-\overline{X})^2}{\sum(X-\overline{X})^2}}$ 的正态分布。当 σ 未知时，若用标准差估计值 $S_{Y\cdot X}=\sqrt{MS_{残}}$ 代替 σ，则统计量 $\hat{Y}_{X_0}$ 服从自由度为 $n-2$ 的 t 分布。

当 $X=X_0$ 时，条件均数 $\mu_{\hat{Y}|X_0}$ 的 $(1-\alpha)$ 置信区间为：

$$(\hat{Y}_{X_0}-t_{\alpha/2,\nu}S_{\hat{Y}|X_0},\hat{Y}X_0+t_{\alpha/2,\nu}S_{\hat{Y}|X_0}) \tag{10.19}$$

式中标准误的估计值：

$$S_{\hat{Y}|X_0}=S_{Y\cdot X}\sqrt{\dfrac{1}{n}+\dfrac{(X_0-\overline{X})^2}{\sum(X-\overline{X})^2}} \tag{10.20}$$

【例 10.4】　以例 10.3 所求直线回归方程为例，试计算当糖化血红蛋白 $X_0=10$ 时，$\mu_{\hat{Y}|X_0}$ 的 95% 置信区间。

由例 10.3 得 $\hat{Y}=-2.6423+1.5495X$，$\overline{X}=10.45$，$l_{XX}=26.11$，$S_{Y\cdot X}=1.47420$。当 $X_0=10$ 时，$\hat{Y}_{10}=-2.6423+1.5495\times10=12.8527$，按式(10.20) 有：

$$S_{\hat{Y}|10}=1.4742\times\sqrt{\dfrac{1}{12}+\dfrac{(10-10.45)^2}{26.11}}=0.0449$$

本例 $n=12,\nu=12-2=10$，查 t 界值表(附表 4)，得 $t_{0.05/2,10}=2.228$。按式(10.19) 求当 $X_0=10$ 时，$\mu_{\hat{Y}|X_0}$ 的 95% 置信区间：

$(12.8527-2.228\times0.4449,12.8527+2.228\times0.4449)=(11.8615,13.8439)$

用同样的方法，可计算出 X 取不同值时的 Y 的条件均数的置信区间。以 X 为横坐标、Y 为纵坐标，同时将置信区间的上下限分别连起来，形成两条弧线间的区域，称之为回归直线的置信带(confidence band)。例 10.3 数据的置信带见图 10.4 中的虚线带。

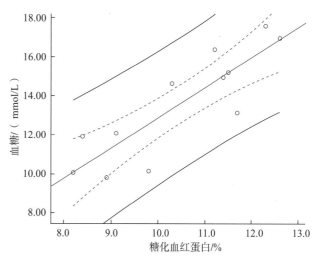

图 10.4　血糖条件均数的置信区间带与预测区间带

（2）个体 Y 值的预测区间

当 X 取定值 X_0 时，个体 Y 围绕着 $\hat{Y}_{X_0}$ 波动，其标准误计算公式如下：

$$S_{Y|X_0}=S_{Y\cdot X}\sqrt{1+\frac{1}{n}+\frac{(X_0-\overline{X})^2}{\sum(X-\overline{X})^2}} \tag{10.21}$$

则当 $X=X_0$ 时，个体 Y 值的 $1-\alpha$ 预测区间(prediction interval)按下式计算：

$$(\hat{Y}_{X_0}-t_{\alpha/2,\nu}S_{Y|X_0},\hat{Y}_{X0}+t_{\alpha/2,\nu}S_{Y|X_0}) \tag{10.22}$$

【例 10.5】 以例 10.3 所求直线回归方程为例，试计算当糖化血红蛋白 $X_0=10$ 时，血糖观测值的 95% 预测区间。

根据式(10.21)与上例计算结果，得：

$$S_{Y|10}=1.474\ 2\times\sqrt{1+\frac{1}{12}+\frac{(10-10.45)^2}{26.11}}=1.539\ 9$$

则个体 Y 值的 95% 预测区间为：

$$(12.852\ 7-2.228\times1.539\ 9,\ 12.852\ 7+2.228\times1.539\ 9)=(9.421\ 8,\ 16.283\ 6)$$

用同样的方法，可计算出 X 取不同值时的 Y 的预测区间。以 X 为横坐标、Y 为纵坐标，同时将预测区间的上下限分别连起来，形成两条弧线间的区域，称之为回归直线的预测带(prediction band)。例 10.3 数据的预测带见图 10.4 中的实线带。

10.4　直线相关与回归应用时的注意事项

10.4.1　直线相关与回归的区别与联系

1. 区别

（1）资料要求　直线相关要求两个随机变量 X 与 Y 服从双变量正态分布；回归要求 X 可以精确测量和严格控制，当 X 给定时应变量 Y 服从正态分布。

（2）应用　相关分析用于说明两变量间的相互关系，描述两变量 X、Y 间呈线性关系的密切程度和方向；回归分析用于说明两变量间的依存关系，可以用自变量 X 对应变量 Y 进行预测。

（3）数值与单位　相关系数取值范围介于 -1 到 $+1$ 间，且没有单位；而回归系数取值范围介于 $-\infty$ 到 $+\infty$，回归系数是有单位的，其单位等于 Y 的单位除以 X 的单位。

2. 联系

（1）符号　在同一资料中，计算 r 与 b 值的符号应该相同，且 $b=r\sqrt{l_{YY}/l_{XX}}$。

（2）假设检验　在同一资料中，r 与 b 值的假设检验的统计量 t 值相等，即 $t_r=t_b$。

（3）回归解释相关　$r^2=\dfrac{(l_{XY})^2}{l_{XX}l_{YY}}=\dfrac{(l_{XY})^2/l_{xx}}{l_{YY}}=\dfrac{SS_{回}}{SS_{总}}=R^2$，因此，相关系数 r 的平方等于决定系数 R^2，决定系数 R^2 越接近于 1，说明应用相关分析的意义越大，贡献越大。

10.4.2　应用直线相关与回归的注意事项

（1）进行相关与回归分析要有实际意义　要求从专业角度对两个变量内在联系有一定认识，不能对毫无关联的两种现象勉强做相关与回归分析。如将儿童身高的增长与小树的增长做相关或回归分析是没有任何实际意义的。

（2）正确理解相关分析　相关分析只是用相关系数描述两个变量间直线关系的密切程度和方向，但并不能证明两变量间有因果关系。要说明两事物间的内在联系，必须凭借专业知识从理论上加以阐明。当事物间的内在联系尚未被认识时，相关分析的数量关系可为理论研究提供线索。

（3）绘制散点图　两变量间的关系除了从专业角度考虑之外，在进行直线相关与回归之前先作散点图也是很重要的。根据散点图可以判断两变量间的关系是否为线性趋势，有无离群点等。

（4）结果的解释　相关系数或回归系数接近于 0 并不一定能说明两变量不存在任何关系，此时变量可能存在非线性的关系。不能仅根据假设检验的 P 值判断回归或相关效果的优劣，因 P 值除了与相关系数与回归系数的大小有关外，还与样本含量有关。

（5）回归外推性　回归方程只能在自变量 X 原观察数据的范围内使用，而不能随意外推，我们并不知道在这些观测值的范围之外两变量间是否也存在同样的直线关系。

10.5　SPSS 操作及其解释

10.5.1　散点图及直线回归方程的作图

例 10.1 中的数据包含两个变量：X 为糖化血红蛋白（%），Y 为血糖（mmol/L）。散点图及直线回归方程的 SPSS 实现步骤如下：

Graphs→Legacy dialogs→Scatter/Dot→Simple scatter→| Define |

Y 轴：血糖（Y）

X 轴：糖化血红蛋白（X）

| OK |

按上述步骤可得到散点图，双击散点图进入图形编辑模式。点击快捷键 ⬚，出现属性框，在属性| Fit line |下的| Fit method |选项中选定 ⬚ ◉ Linear ，则可在散点图中作出回归直线。如果在| Confidence intervals |中加上 ◉ Mean 选项，则可在图形中作出 95% 置信区间带，关闭返回图形。以同样的方式，在属性| Fit line |下的| Confidence intervals |中加上 ◉ Individual 选项，则可在具有回归直线及置信区间带的图形中作出 95% 的个体预测带。其图形见图 10.4。

10.5.2　相关系数的 SPSS 实现

例 10.1 中的数据直线相关的 SPSS 实现步骤如下：

Analyze→Correlate→Bivariate

Variables：血糖（Y）　　　　　　　　　　　　　＊要分析的变量

糖化血红蛋白（X）

Correlation Coefficients：☑ Pearson　　　　　　＊计算相关系数，默认为 Pearson 相关

☑ Spearman　　　　　　系数，若要计算秩相关系数，Spearman

选项前须打上钩

| OK |

表 10.4　直线相关系数的 SPSS 分析结果

		糖化血红蛋白	血糖
糖化血红蛋白	Pearson Correlation	1	.862**
	Sig.(2-tailed)		.000
	N	12	12
血糖	Pearson Correlation	.862**	1
	Sig.(2-tailed)	.000	
	N	12	12

注:** Correlation is significant at the 0.01 lever(2-tailed).

表 10.4 的结果表明糖化血红蛋白与血糖之间的相关系数 $r=0.862$ 及 $P<0.001$。

10.5.3　直线回归的 SPSS 实现

例 10.3 的直线回归的 SPSS 实现步骤如下:

Analyze→Regression→Linear

Dependent:血糖(Y)

Independent:糖化血红蛋白(X)

Statistics : ☑ Confidence intervals　　　　　　　　* 输出回归系数的 95% 置信区间

Continue

OK

表 10.5　直线回归的 SPSS 结果(1)——模型汇总

Model	R	R Square	Adjusted R Square	Std. Error of the Estimate
1	.862a	.743	.717	1.474

注:a. Predictors:(Constant),糖化血红蛋白.

表 10.6　直线回归的 SPSS 结果(2)——回归系数

Model	Unstandardized Coefficients		Standardized Coefficients	t	Sig.	95.0% Confidence Interval for B	
	B	Std. Error	Beta			Lower Bound	Upper Bound
1　(Constant)	−2.642	3.045		−.868	.406	−9.426	4.142
糖化血红蛋白	1.549	.288	.862	5.371	.000	.907	2.192

表 10.5 列出了直线回归中的 R^2($=0.743$)、剩余标准差(标准估计的误差)($=1.474$)。表 10.6 列出了直线回归的回归系数(B):第一行常量为常数项,$a=-2.642$;第二行为回归系数,$b=1.549$。标准误差为常数项与回归系数的标准误。后四项分别为统计量 t、P(Sig.)及回归系数的 95% 置信区间。

本 章 小 结

　　本章介绍了两变量之间的相关和回归。直线相关分析是描述两变量间是否有直线关系以及直线关系的方向和密切程度的分析方法。总体相关系数用 ρ 表示,样本相关系数用 r 表示。相关系数 r 没有单位,其值为 $-1 \leqslant r \leqslant 1$。如果资料是等级资料或不服从正态分布,应计算秩相关系数 r_s。由样本资料所求得的相关系数 r 及 r_s 是样本相关系数,它是总体相关系数 ρ 或 ρ_s 的估计值,需进行假设检验。

　　直线回归是用直线回归方程表示两个数值变量间依存关系的统计分析方法,即建立一个描述应变量随自变量变化而变化的直线方程,并要求各点与该直线纵向距离的平方和最小。直线回归方程 $\hat{Y} = a + bX$ 中,a、b 是决定直线的两个系数。a 为常数项;b 为回归系数,即直线的斜率,表示 X 每变化一个单位时,Y 的平均变化量的估计值。在寻找回归方程前,应根据原始数据绘出散点图,以估计两变量之间是否有线性相关关系。根据样本资料计算出来的相关系数和回归系数 b 也有抽样误差,需进行区间估计或假设检验,假设检验方法有 F 检验与 t 检验。

复习思考题

一、选择题

1. 当 $|r| > r_{0.05, \nu}$ 时,可认为两变量之间(　　)。

A. 有一定关系　　　　B. 有正相关关系　　　C. 有直线关系　　　D. 一定有直线关系

2. 下列式子中可出现负值的是(　　)。

A. $\sum (X - \bar{X})^2$

B. $\sum Y^2 - \left(\sum Y \right)^2 / n$

C. $\sum (Y - \bar{Y})^2$

D. $\sum (X - \bar{X})(Y - \bar{Y})$

3. 已知 $r = 1$,则一定有(　　)。

A. $b = 1$　　　　　　B. $a = 1$　　　　　　C. $S_{Y \cdot X} = 0$　　　　D. $F = 0$

4. 用最小二乘法确定直线回归方程的原则是各实测点(　　)。

A. 距直线的纵向距离相等　　　　　　B. 距直线的垂直距离相等

C. 距直线的纵向距离的平方和最小　　D. 距直线的垂直距离的平方和最小

5. 对于用同一份资料计算得到的相关系数和回归系数,下列论断正确的是(　　)。

A. 相关系数与回归系数的符号一致

B. 相关系数有统计学意义则回归系数不一定有统计学意义

C. 相关系数和回归系数都有单位

D. 相关描述关联关系,回归描述因果关系

6. 相关系数假设检验的无效假设为(　　)。

A. r 来自 $\rho = 0$ 的总体　　　　　　B. r 有高度相关性

C. r 来自 $\rho \neq 0$ 的总体　　　　　　D. r 来自 $\rho > 0$ 的总体

7. 在 Y 对 X 的直线回归分析中,$|b|$ 愈大,则(　　)。

A. 所描绘的散点愈靠回归直线　　　　B. 所描绘的散点愈远离回归直线

C. 回归直线对 X 轴倾斜　　　　　　D. 回归直线对 X 轴平坦

8. 假设 $r \approx 0$,$P > 0.9$,下列描述中正确的是(　　)。

A. X 和 Y 存在线性相关关系　　　　B. X 和 Y 存在曲线相关关系

C. X 和 Y 不存在线性相关关系　　　　D. X 和 Y 不存在相关关系

9. $\hat{Y}=14+4X$ 是 1～7 岁儿童用年龄(岁)估计体重(市斤)的回归方程,若体重换算成国际单位千克,则此方程式(　　)。

A. 常数项改变　　　　　　　　　　B. 回归系数改变

C. 两者都有改变　　　　　　　　　　D. 两者都不改变

二、简答题

1. 相关与回归的联系与区别是什么?

2. 应用直线回归和相关分析应注意哪些问题?

3. 某资料的 X 与 Y 的相关系数 $r=0.8$,可否认为 X 与 Y 有较密切的相关关系?

三、计算分析题

1.12 名糖尿病人血糖水平(mmol/L)与胰岛素水平(mU/L)的测定值列于表 10.7 中。试以血糖为应变量 Y,胰岛素为自变量 X,计算直线相关系数并建立直线回归方程。

表 10.7　12 名糖尿病人血糖(mmol/L)与胰岛素(mU/L)测定值

变量	1	2	3	4	5	6	7	8	9	10	11	12
$Y/$ (mmol/L)	12.21	14.54	12.27	12.04	7.88	11.1	10.43	13.32	19.59	9.05	6.44	9.49
$X/$ (mU/L)	15.2	16.7	11.9	14	19.8	16.2	17	10.3	5.9	18.7	25.1	16.4

2. 试对例 5.5 的资料进行直线回归,Y 变量为 12 周糖化血红蛋白下降值,X 变量为组别(1=对照组,2=试验组),试对回归系数进行解释。将回归结果与 t 检验的结果进行比较。

11　多元线性回归与协方差分析

多因素分析(multivariate analysis)是多变量资料的统计分析方法。与单因素分析相比,它可以在错综复杂的多因素中寻求事物内部的规律性及相互之间的联系。目前,医学研究中较为成熟的多因素统计分析方法有多元线性回归、logistic 回归、Cox 回归等。

第 10 章已介绍了简单直线回归的概念与计算,它分析的是一个应变量 Y 与一个自变量 X 之间的数量依存关系。但通常一个应变量受到许多因素的影响,例如:一个人的收缩压受到年龄、饮食、锻炼及遗传等因素的影响,住院费用受住院时间、病种、年龄、手术情况等的影响。多元线性回归(multiple linear regression)是分析一个应变量与多个自变量间线性关系的一种统计分析方法。

11.1　多元线性回归

11.1.1　多元线性回归方程的建立

假定有 n 个观察对象,应变量为 Y,p 个自变量为 $X_1, X_2, \cdots, X_p$,则数据格式如表 11.1 所示:

表 11.1　多元线性回归数据格式

序号	Y	X_1	X_2	$\cdots$	X_p
1	Y_1	X_{11}	X_{12}	$\cdots$	X_{1p}
2	Y_2	X_{21}	X_{22}	$\cdots$	X_{2p}
$\cdots$	$\cdots$	$\cdots$	$\cdots$	$\cdots$	$\cdots$
n	Y_n	X_{n1}	X_{n2}	$\cdots$	X_{np}

多元线性回归模型为:

$$Y_i = \beta_0 + \beta_1 X_{i1} + \beta_2 X_{i2} + \cdots + \beta_p X_{ip} + e_i, i = 1, 2, \cdots, n \tag{11.1}$$

式中 β_j 是 $X_j(j = 1, 2, \cdots, p)$ 对 Y 的偏回归系数(partial regression coefficient),又简称为回归系数。它表示在其他自变量固定不变的情况下,X_j 每改变一个测量单位时所引起的应变量 Y 的平均改变量。e_i 为残差,独立服从 $N(0, \sigma^2)$ 分布。用最小二乘法解出偏回归系数 β_j 的估计值 $b_j(j = 0, 1, 2, \cdots, p)$ 后,得到估计的多元线性回归方程为:

$$\hat{Y} = b_0 + b_1 X_1 + b_2 X_2 + \cdots + b_p X_p \tag{11.2}$$

多元线性回归模型与简单线性回归模型一样,需要满足 LINE 条件。① 线性(linear):自变量与应变量的关系是线性的;② 独立性(independence):对于任意两个个体 i 与 k 有 $\text{Cov}(e_i, e_k) = 0$,即残差间相互独立,也等价于测量值间相互独立;③ 正态性(normality):$e_i \sim N(0, \sigma^2)$,$i = 1, 2, \cdots, n$;④ 方差齐性(equal variance):$\text{Var}(e_i) = \sigma^2$,$i = 1, 2, \cdots, n$。后两个条件是残差服从于均数为 0、方差为 σ^2 的正态分布,等价于在给定自变量 $X_1, X_2, \cdots, X_p$ 的条件下,应变量 Y 具有相同方差的正态分布,但其均数可能不同。

11.1.2　多元线性回归方程回归系数的估计

与直线回归一样,多元线性回归的参数估计是利用最小二乘法原理得到的,即要求各实测值 Y_i

与 $\hat{Y}_i$ 之差的平方和最小：

$$Q = \sum_{i=1}^{n}(Y_i - \hat{Y}_i)^2 = \sum_{i=1}^{n}[Y_i - (b_0 + b_1 X_{i1} + b_2 X_{i2} + \cdots + b_p X_{ip})]^2 \tag{11.3}$$

分别对函数 Q 求关于 $b_0, b_1, \cdots, b_p$ 的偏导数，令其等于 0，可得到由 p 个方程组成的正规方程组。

$$\begin{cases} l_{11}b_1 + l_{12}b_2 + \cdots + l_{1p}b_p = l_{1Y} \\ l_{21}b_1 + l_{22}b_2 + \cdots + l_{2p}b_p = l_{2Y} \\ \qquad\qquad\qquad \vdots \\ l_{p1}b_1 + l_{p2}b_2 + \cdots + l_{pp}b_p = l_{pY} \end{cases} \tag{11.4}$$

$$b_0 = \bar{Y} - (b_1\bar{X}_1 + b_2\bar{X}_2 + \cdots + b_p\bar{X}_p) \tag{11.5}$$

式中：

$$l_{jk} = \sum_i (X_{ij} - \bar{X}_j)(X_{ik} - \bar{X}_k) \qquad j,k = 1,2,\cdots,p \tag{11.6}$$

$$l_{jY} = \sum_i (X_{ij} - \bar{X}_j)(Y_i - \bar{Y}) \qquad j = 1,2,\cdots,p \tag{11.7}$$

求解方程组(11.4)与式(11.5)，可得到回归系数的解。

【例 11.1】 探讨影响新生儿体重 Y(g)的相关因素，某医师共收集了 173 例孕 20～24 周的孕妇的年龄 X_1(岁)、体重 X_2(kg)、BMI X_3(kg/m^2)以及中孕期胎儿的头围 X_4(mm)、腹围 X_5(mm)，另外还考虑中孕超声检查至分娩时间 X_6(d)及胎儿性别 X_7(1＝男，2＝女)共计 7 个自变量。资料如表 11.2 所示。

表 11.2　173 例胎儿出生体重及其影响因素

ID	Y/g	X_1/岁	X_2/kg	X_3/(kg/m^2)	X_4/mm	X_5/mm	X_6/d	X_7
1	2 400	28	60	22.58	179.78	144.6	107	2
2	2 530	35	55	21.16	205.70	172.5	103	1
...	...	...	...	...	...	...	...	...
173	4 345	27	74	27.33	200.15	188.8	127	1

采用 SPSS 统计软件包可得到多元线性回归方程：

$$\hat{Y} = 636.46 - 17.46X_1 + 4.78X_2 + 21.02X_3 - 4.07X_4 + 10.37X_5 + 12.06X_6 - 52.94X_7$$

年龄的回归系数为 -17.46 g/岁，说明在其他因素固定的情况下，孕妇的年龄每增加 1 岁，新生儿体重平均减少 17.46 g；新生儿性别的回归系数说明，固定前 6 个因素后，男婴比女婴的体重平均重 52.94 g。

11.1.3　多元线性回归方程的假设检验

根据样本所计算出的回归系数为样本统计量，存在抽样误差，因此，需要进行假设检验。对于多元线性回归的假设检验有两种：一是对整个模型的假设检验；二是对偏回归系数的假设检验。

1. 对整个模型的假设检验(overall regression)

（1）方差分析法

用方差分析法对整个模型进行假设检验是指检验应变量 Y 与方程中所有自变量整体是否存在

线性关系。其检验假设为：

$$H_0: \beta_1 = \beta_2 = \cdots = \beta_p = 0$$
$$H_1: \beta_j \text{ 不全为 } 0 (j = 1, 2, \cdots, p)$$

其分析思路与简单直线回归一致，是将总变异 $\sum (Y - \bar{Y})^2$ 分解成引入回归以后的变异(或称为残差变异) $\sum (Y - \hat{Y})^2$ 及回归(或称为模型)平方和 $\sum (\hat{Y} - \bar{Y})^2$ 两部分，即：

$$SS_{总} = SS_{回} + SS_{残} \tag{11.8}$$

上式各项相应的自由度 ν 分别为：

$$\nu_{总} = n - 1, \nu_{回} = p, \nu_{残} = n - p - 1$$

按照方差分析思想，统计量 F 的计算公式为：

$$F = \frac{SS_{回} / \nu_{回}}{SS_{残} / \nu_{残}} = \frac{MS_{回}}{MS_{残}} \tag{11.9}$$

对于例 11.1，其方差分析结果见表 11.3。

表 11.3 例 11.1 的方差分析表

变异来源	自由度	SS	MS	F	P
回归	7	7 269 703.88	1 038 529.13	11.33	<0.05
残差	165	15 117 677.33	91 622.29		
总变异	172	22 387 381.21			

方差分析中 $P < 0.05 (P < 0.000\ 1)$，说明在 $\alpha = 0.05$ 的检验水准上拒绝 H_0，可认为拟合的回归方程有统计学意义，也就是说回归系数不全为 0。

(2) 决定系数(determinant coefficient)

决定系数用于解释模型中的自变量能够解释 Y 变化的百分比，越接近 1 说明模型越好。它的计算公式如下：

$$R^2 = \frac{SS_{回}}{SS_{总}} = 1 - \frac{SS_{残}}{SS_{总}} \tag{11.10}$$

对于本例，$R^2 = 0.324\ 7$，也就是说利用 7 个自变量可解释新生儿 32.47% 的体重变异。

(3) 复相关系数(multiple correlation coefficient)

进行多元回归时，有时希望了解一个应变量和一组自变量之间的相关程度，即观测值 Y 与预测值 $\hat{Y}$ 间的相关系数。复相关系数 R 的公式为

$$R = \sqrt{SS_{回} / SS_{总}} = \sqrt{R^2} \tag{11.11}$$

当自变量仅有一个时，复相关系数就等于简单相关系数。当自变量个数大于 2 时，复相关系数的值比任何一个自变量与单个应变量的简单相关系数的绝对值大。

例 11.1，$R = 0.569\ 8$ 说明新生儿体重与 7 个自变量之间的相关系数为 0.569 8。

2. 偏回归方程的假设检验

方差分析是检验应变量 Y 与所有自变量间的关系，如果 $P < 0.05$，则只能说明所有的回归系数不全为 0，并未说明每一个自变量对 Y 的影响如何。在实际分析中，人们更关注的是每个自变量对 Y 的影响。因此，有必要对回归系数进行假设检验。对于每个回归系数的假设检验有 t 检验法与偏

回归系数法两种,这里介绍 t 检验法。

(1) t 检验法

对于第 j 个变量的假设为:

$$H_0: \beta_j = 0。 \quad H_1: \beta_j \neq 0 (j = 1, 2, \cdots, p)$$

t 检验的公式如下:

$$t_j = \frac{b_j - 0}{S_{b_j}} \tag{11.12}$$

它是服从于自由度为 $n - p - 1$ 的 t 分布。用 SPSS 统计软件计算出的 7 个自变量的检验结果,如表 11.4 所示。

表 11.4　例 11.1 的回归分析结果

变　量	回归系数	标准差	标准化回归系数	t	P
常数项	636.46	611.14		1.04	0.299
孕妇年龄/岁	−17.46	7.70	−0.146	−2.27	0.025
中孕期体重/kg	4.78	7.27	0.099	0.66	0.512
孕妇中孕期 BMI/(kg/m²)	21.02	20.49	0.154	1.03	0.307
中孕期胎儿头围/mm	−4.07	2.42	−0.133	−1.68	0.095
中孕期胎儿腹围/mm	10.37	2.38	0.354	4.35	<0.001
中孕期超声检查至分娩时间/d	12.06	2.83	0.280	4.26	<0.001
胎儿性别	−52.94	47.22	−0.073	−1.12	0.264

(2) 标准化回归系数

如果要比较上述 7 个自变量对新生儿出生体重影响的大小,从回归系数看,性别的系数最大,但我们不能说性别对新生儿出生体重的影响最大,中孕期胎儿头围对新生儿出生体重的影响最小。因为自变量单位不同,从而造成回归系数的单位也不相同,所以回归系数间不能直接进行比较。如果要进行比较,需要对每个自变量进行标准化,即:

$$X_j' = \frac{X_j - \overline{X}_j}{S_j} \tag{11.13}$$

然后再利用标准化的变量进行多元线性回归,所得到的回归系数即标准化回归系数(standardized regression coefficient)。标准化回归方程中常数项(截距项)为 0,标准化回归系数 b_j' 与回归系数 b_j 间的关系如下:

$$b_j' = b_j \sqrt{l_{jj}/l_{yy}} = b_j \times S_j/S_Y \tag{11.14}$$

式中 S_j 与 S_Y 分别是第 j 个自变量与应变量 Y 的标准差。如例 11.1 中,新生儿体重的标准差 $S_Y = 360.78$,中孕期胎儿腹围的标准差 $S_5 = 12.31$。由式(11.14)得:

$$b_5' = 10.37 \times \frac{12.31}{360.78} = 0.354$$

同理,计算其他 6 个标准化回归系数。从表 11.4 可见,在 7 个变量中,对新生儿体重影响最大的是中孕期胎儿腹围,其次是中孕超声检查至分娩时间。

11.1.4 自变量筛选

在设计时,一般根据问题本身的专业理论及有关经验,尽可能罗列出与应变量(Y)有关的自变量。这时自变量往往较多,其中有一些自变量可能对应变量影响很小。如果把这些自变量都纳入,不但计算量大,而且对应变量估计和预测的精度也会下降。因此,筛选自变量是回归分析中一个非常重要的问题。

从例 11.1 中回归系数的假设检验中可以看出,孕妇年龄、中孕期胎儿腹围、中孕超声检查至分娩时间三个变量对新生儿出生体重有影响,而另外 4 个变量的影响则无统计学意义,因此需要进行自变量筛选。筛选的方法有全局择优法、逐步筛选法(包括向前筛选法、向后剔除法、逐步法等)。

1. 全局择优法

对自变量各种不同的组合所建立的回归方程进行比较,从而选出一个"最优"的回归方程。对于"最优"的方程的判断可以基于校正决定系数、AIC、Cp 等统计量。

从方程总体上评价,以决定系数 R^2 越大越优。但由于 R^2 是随自变量的增多而增大的,即使对应变量无显著作用的因素也能使 R^2 轻微增大,因此还需考虑方程中所含自变量的个数,即在 R^2 相近的情况下,以包含的自变量少者为优。这时用校正决定系数 R_a^2 作为评价标准,R_a^2 越大,方程越优。R_a^2 的计算公式为

$$R_a^2 = 1 - (1-R^2)\frac{n-1}{n-p-1} = 1 - \frac{MS_{残}}{MS_{总}} \tag{11.15}$$

式中 n 为样本容量,p 为自变量的个数。

校正决定系数不一定随自变量的增加而增大。如例 11.1,如果将 7 个自变量全部纳入多元线性回归模型,则模型的 $R^2 = 0.3247$、$R_a^2 = 0.2961$。如果把孕妇体重剔除,将另外 6 个变量纳入多元线性回归模型,则模型的 $R^2 = 0.3230$、$R_a^2 = 0.2985$。前者的决定系数大于后者,而后者的校正决定系数大于前者。由于后者的 R_a^2 较大且孕妇体重的回归系数无统计学意义,故后一个模型优于前一个模型。

2. 逐步筛选法

对于上述例子,如果采用全局择优法,需要对不同的自变量个数(1~7)均进行回归模型的构造,这时需要的模型个数为 $2^7 - 1 = 127$。当变量有 n 个时,则需要 $2^n - 1$ 个模型,计算量很大,而且用全局择优法并不能保证每个自变量都有统计学意义。因此,对于多元线性回归更常用的是逐步筛选法,常见的方法有以下三种。

(1)向前筛选法(forward selection)

该法是事先给定一个入选标准,即犯第一类错误的概率 $\alpha_入$,然后对自变量进行筛选,把偏回归平方和(sums of squares for partial regression)最大、其偏 F 检验的概率水准小于 $\alpha_入$ 者逐个引入回归方程,直至无显著贡献的自变量可以选入时为止。

偏回归平方和是从由 k 个自变量组成的模型中删除第 j 个自变量所引起的回归平方和的减少量,或在由 $k-1$ 个自变量组成的模型中加入第 j 个自变量所引起的回归平方和的增加量。其值越大,说明第 j 个自变量越重要。对于例 11.1,第一步引入变量"中孕超声检查至分娩时间",模型的回归平方和为 3 028 991,如果再引入变量"腹围",模型的回归平方和为 5 064 646,两者相减得到偏回归平方和为 2 035 655。

向前筛选法中,自变量一旦入选便始终保留在方程中而不被剔出。因此,该方法的缺点在于:后续变量引入后,可能会使先进入的自变量变得不重要,甚至使原先已经引入的自变量无统计学意义,但向前筛选法却仍然将其保留在回归方程中。

（2）向后剔除法（backward elimination）

该法是事先给定剔除标准 $\alpha_{出}$，即变量保留在方程中的概率水准。首先建立一个包括全部自变量的全回归方程，然后逐个审查，把偏回归贡献最小而无统计学意义（即犯第一类错误的概率 $>\alpha_{出}$）的自变量从方程中逐个剔除，直至方程内的所有自变量都有显著贡献为止。

向后剔除法的优点是考虑自变量的组合作用，但其缺点为当自变量数目多或高度相关时，可能出现不正确的结果。

（3）逐步法（stepwise）

给出选入方程的检验水准 $\alpha_{入}$ 和保留在方程中的检验水准 $\alpha_{出}$，每次选入一个在方程外最具统计学意义的自变量后，就对原来已在方程中的自变量做剔除检验，把偏 F 值最小而达不到保留水平的自变量从方程中剔除。这个过程是一步一步进行的，直到没有统计学意义的自变量可以引入，也没有无统计学意义的自变量保留在方程中为止。

逐步法既考虑纳入又考虑剔除，从理论上讲效果最好，故实际工作中多采用逐步法。由于多元线性回归分析多用于因素筛选，因此不必对 $\alpha_{入}$ 及 $\alpha_{出}$ 规定得很严格，如：对于小样本 $\alpha_{入}$ 及 $\alpha_{出}$ 可取 0.10 与 0.15，对于大样本两者分别取 0.05 与 0.1（这是统计软件包默认的临界值）。在检验水准的选取上，$\alpha_{入}$ 要小于 $\alpha_{出}$，否则计算时可能会出现死循环。

对于例 11.1，向前筛选法、向后剔除法、逐步法三种方法所得结果相同，其结果见表 11.5：

表 11.5 例 11.1 逐步回归的系数

变量	回归系数	标准差	标准化回归系数	t	P
常数项	-55.07	512.028		-0.11	0.915
孕妇年龄/岁	-16.35	7.674	-0.137	-2.13	0.035
孕妇中孕期 BMI/(kg/m^2)	34.48	8.804	0.253	3.92	<0.001
中孕期胎儿腹围/mm	8.52	1.918	0.291	4.44	<0.001
中孕超声检查至分娩时间/d	12.63	2.821	0.293	4.48	<0.001

从结果上看，孕妇年龄、中孕期 BMI、中孕期胎儿腹围及中孕超声检查至分娩时间四个变量进入方程。其中，孕妇年龄越大，新生儿的体重越轻；孕妇中孕期 BMI、中孕期胎儿腹围及中孕检查距出生时间差的值越大，新生儿的体重越重。

11.1.5 多元线性回归分析的作用与需注意的问题

（1）多元线性回归的作用　医学研究中，多元线性回归可以分析疾病的影响因素，如高血压的影响因素有年龄、饮食情况、吸烟、家族史等。在临床试验中，如果基线不均衡，可用多元线性回归控制混杂因素。另外，多元线性回归可以应用容易测量的指标对难以直接测量的指标进行预测，如：用儿童的心脏横径、心脏纵径和心脏宽径估计心脏的表面积；用胎儿的孕龄、头颈、胸径和腹径预测新生儿体重。

（2）多元线性回归自变量的设置　多元线性回归中，Y 是定量资料，自变量可以是定量的，也可以是定性（包括两分类、无序多分类及有序分类）的。如果自变量为定量资料，则可以直接对原始观测值进行分析。如果资料是两分类资料，则编码后纳入方程进行分析，如性别，可用 1 代表男性，0 代表女性。在自变量为无序多分类变量的情况下，假定有 $k>2$ 种分类，不可以用自然数例如 1,2,3,$\cdots$，k 进行有序量化，必须采用 $k-1$ 个哑变量（dummy variable）作定性赋值。哑变量设置最常用的是参照代码设计阵，如职业分成工人、农民、干部及职员 4 个分类时，需用 3 个哑变量，哑变量的赋值结果如下：

$$X_1 = \begin{cases} 1, \text{农民} \\ 0, \text{其他} \end{cases}, \qquad X_2 = \begin{cases} 1, \text{干部} \\ 0, \text{其他} \end{cases}, \qquad X_3 = \begin{cases} 1, \text{职员} \\ 0, \text{其他} \end{cases}$$

由表 11.6 可知如果 X_1、X_2 及 X_3 都取为 0，即都在"其他"项中时，代表工人，它作为对比基础。X_1、X_2 及 X_3 分别代表农民、干部及职员与工人进行的比较。

表 11.6　无序多分类的哑变量赋值方法

职业	指示变量		
	X_1	X_2	X_3
工人	0	0	0
农民	1	0	0
干部	0	1	0
职员	0	0	1

当自变量为有序分类变量时，如 $X=1$ 代表轻，$X=2$ 代表中，$X=3$ 代表重，其处理方式有两种。第一种是作为定量资料直接纳入回归方程：如果变量存在线性关系，即自变量每提升一个等级时所引起的 Y 的平均改变量相等，如自变量中与轻、重与中所引起的 Y 的平均改变量相等，这时可当成定量资料进行分析。第二种是生成哑变量后纳入回归方程：如果变量不存在线性关系，可生成哑变量后纳入回归方程，但这种做法将会增加变量的个数。

（3）样本含量　多元线性回归建立在统计推断的基础上，因此需要一定的样本含量，一般情况下，样本例数 n 至少是多元线性回归方程的自变量个数 p 的 5～20 倍。

（4）多重共线性　自变量间存在高度相关性，即一些自变量间存在较强的线性关系，如胎儿的头顶径、头围、腹围间可能存在高度的相关性。多重共线性的判断可以基于方差膨胀因子（variance inflation factor，VIF）、容许度（tolerance）或条件数（condition number）等统计量。将第 j 个自变量视为应变量，其他 $p-1$ 个自变量当作自变量构建多元线性回归方程，根据模型得到的（1－决定系数）就是第 j 个自变量的容许度，方差膨胀因子是容许度的倒数，一般认为当容许度小于 0.1（或 0.2）或 VIF 大于 10（或 5）时，存在共线性问题，必须进行多重共线性处理。

多重共线性可能造成：回归系数的符号与实际不符；回归系数的估计值与实际相差太大；回归系数的标准误太大；有些重要变量选不进方程；整个方程有显著性，而每一个自变量均无显著性。回归方程不稳定，增加几个或减少几个变量时，估计值可能发生很大变化。消除多元共线性问题的方法有岭回归、LASSO 回归、主成分回归、通径分析法等，这些方法的详细内容可参考多元统计分析及数据挖掘的教材。

利用 SPSS 计算例 11.1 的容许度与 VIF，由表 11.7 可见，VIF 均小于 10，因此，可以认为本例的资料不存在多重共线性。

表 11.7　多重共线的容许度与 VIF

变量	容许度	VIF
中孕超声检查至分娩时间/d	0.960	1.042
中孕期胎儿腹围/mm	0.964	1.038
孕妇中孕期 BMI/（kg/m²）	0.988	1.012
孕妇年龄/岁	0.999	1.001

（5）残差分析

残差是指观测值 Y_i 与估计值 $\hat{Y}_i$ 之差，用 e_i 表示，它服从均值为 0、方差为 σ^2 的正态分布。总体方差 σ^2 未知，它的估计值为 $MS_{残}$。用 $\sqrt{MS_{残}}$ 代替 σ 对残差进行标准化：

$$e'_i = \frac{Y_i - \hat{Y}_i}{\sqrt{MS_{残}}} \tag{11.16}$$

得到的标准化残差 e'_i 近似服从均数为 0、方差为 1 的正态分布。以 Y 或 $\hat{Y}$ 为横坐标，e'_i 为纵坐标作散点图，可以深入了解实际资料是否符合模型假设（如残差的正态性、方差齐性），以及识别异常值。

图 11.1 给出的是以 Y 为横坐标、e'_i 为纵坐标的不同类型残差图。其中，图 11.1(a)散点均分布于 0 的两侧，是理想的残差；图 11.1(b)散点呈现曲线状态，显示存在非线性关系；图 11.1(c)散点呈现喇叭状，说明误差不满足方差齐性。

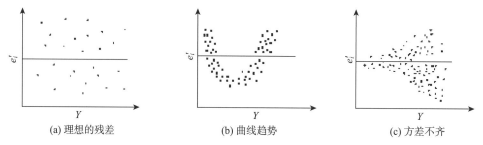

（a）理想的残差　　　　（b）曲线趋势　　　　（c）方差不齐

图 11.1　残差分布示意图

以 Y 为横坐标、e'_i 为纵坐标作散点图（图 11.2），图中显示绝大部分残差值在 $-2\sim2$ 之间，有部分异常值的绝对值大于 2。对残差进行正态性检验得到 $W=0.99$，$P=0.413$，这说明残差满足正态性。图 11.2 显示方差基本上也满足齐性，但残差随着 Y 的增加而逐渐增大，这表明除了孕妇年龄、中孕期 BMI、中孕期胎儿腹围及中孕超声检查至分娩时间这四个变量之外，可能存在更多的影响因素没有纳入回归方程，如孕妇的营养情况等，这与 $R^2=0.307$ 相一致。

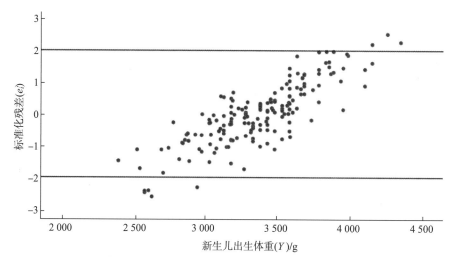

图 11.2　例 11.1 的逐步多元线性回归残差分布示意图

11.2 协方差分析

临床试验设计的重要任务之一就是尽力排除非处理因素的干扰和影响,从而更为准确地获得处理因素的试验效应。但在某些实际问题中,有些因素则难以控制,如两种药物治疗高血压的疗效,如果两组患者年龄分布不同,则必须考虑年龄对舒张压的影响。将年龄视为混杂因素,在统计分析中又称协变量。若忽视这些协变量的作用,直接对资料进行 t 检验或方差分析,则会因为混杂因素影响而得出片面的结论。

在临床试验前应认真考虑可能对主要指标有重要影响的协变量,事先在方案中规定在统计模型中校正的协变量,当采用分层随机抽样时,分层因素作为协变量进行校正。临床试验中如果事先没有规定校正的协变量,通常不应进行校正。

控制协变量常用的统计方法为协方差分析(analysis of covariance,ANCOVA),它是将直线回归和方差分析结合应用的一种统计方法,用来消除混杂因素对分析指标的影响。基本思想是在进行两组或多组均数的假设检验前,用直线回归方法找出各组 Y 与协变量 X 之间的数量关系,求得在假定 X 相等时的修正均数,然后用方差分析比较修正均数间的差别。

假定模型中仅有一个处理因素 X_1 与一个协变量 X_2。ANCOVA 可以表达如下:

$$Y_i = \beta_0 + \beta_1 X_{i1} + \beta_2 X_{i2} + e_i \tag{11.17}$$

协方差分析要求满足如下条件。① 与线性回归一样,需要满足独立性、正态性、方差齐性,即要求 $e_i \sim N(0, \sigma^2)$。② 平行性:各处理组中应变量与协变量的回归系数相等,即处理因素与协变量间不存在交互作用。在满足这两个条件时才能进行协方差分析。

【例 11.2】 某医师欲了解成年人体重正常者与超重者(0=正常组,1=超重组)的血清胆固醇(mmol/L)是否不同。而胆固醇含量(Y)与年龄(X)有关,资料见表 11.8。

表 11.8　体重正常组与超重组的年龄及胆固醇

组别		1	2	3	4	5	6	7	8	9	10	11	12	13
正常	X	48	33	51	43	44	63	49	42	40	47	41	41	56
	Y	3.5	4.6	5.8	5.8	4.9	8.7	3.6	5.5	4.9	5.1	4.1	4.6	5.1
超重	X	58	41	71	76	49	33	54	65	39	52	45	58	67
	Y	7.3	4.7	8.4	8.8	5.1	4.9	6.7	6.4	6.0	7.51	6.4	6.8	9.2

本例的研究目的是了解正常组和超重组的胆固醇含量是否不同。如果不考虑年龄因素,正常组与超重组的平均胆固醇分别为(5.09±1.31)mmol/L 与(6.79±1.44)mmol/L,经过 t 检验可得 $t=3.136$、$P=0.004$,两组间的均数差值及 95%CI 分别为 1.69 mmol/L 及(0.58,2.81)。

两组观察对象的平均年龄分别为(46.00±7.70)岁、(54.46±13.03)岁,虽然两组年龄差异无统计学意义($P=0.058$),但超重组的年龄比正常组高出近 10 岁,根据专业知识得知年龄与胆固醇含量有关,因此应把年龄作为一个协变量进行控制。

1. 平行性检验

平行性检验是指分析处理变量与协变量间有无交互作用,即在样本估计的方程中加上两者交互项:$\hat{Y} = b_0 + b_1 X_1 + b_2 X_2 + b_3 X_1 X_2$,检验方程中的 b_3 是否等于 0。

$$H_0: \beta_3 = 0,即处理变量与协变量间不存在交互作用$$

$$H_1: \beta_3 \neq 0,即处理变量与协变量间存在交互作用$$

$$\alpha = 0.05$$

利用 SPSS 软件计算可得到 $b_3=0.004, S_{b_3}=0.043, t=0.082$（或 $F=0.007$），$P=0.935$。按 $\alpha=0.05$ 的水准，不拒绝 H_0，可以认为两个变量不存在交互作用，平行性满足。

2. 修正均数的比较

由于两组平行性满足，可以考虑采用协方差分析。此时模型中不能考虑交互项，即拟合回归方程 $\hat{Y}=b_0+b_1X_1+b_2X_2$，模型中，回归系数的结果见表 11.9。

表 11.9　例 11.2 协方差分析结果的回归系数

变量	回归系数	标准误	t	P	95%CI
b_0	0.761	0.880	0.864	0.396	$(-1.060, 2.581)$
b_1	0.895	0.406	2.207	0.038	$(0.056, 1.735)$
b_2	0.094	0.018	5.162	<0.001	$(0.056, 0.132)$

表 11.9 的结果表明，年龄对胆固醇有影响（$P<0.001$）。将年龄的均数 50.23 岁代入方程 $\hat{Y}=0.761+0.895X_1+0.094\times50.23$，当 $X_1=0$ 时正常组的修正均数为 5.483 mmol/L，当 $X_1=1$ 时超重组的修正均数为 6.378 mmol/L。控制年龄后，体重正常组与超重组的胆固醇差异有统计学意义（$t=2.207$，$P=0.038$），两组均数的差值及 95%CI 分别为 0.895 及（0.056, 1.735）。没有控制年龄前，两组胆固醇的均数差值为 1.69 mmol/L，修正后的均数差值为 0.895 mmol/L，控制年龄后的均数差值更准确。对于本例，可以对残差进行正态性检验，$W=0.971, P=0.614$，这说明资料满足正态性要求。与线性回归一样，还可以进一步作出残差图以判断方差齐性。

当协方差分析的应变量为定量资料时，应至少有一个处理因素，有一个定量协变量或多个协变量（如临床试验中常将基线、中心等作为协变量），以提高处理组间比较的精度。当处理因素为多组时，需要将其生成哑变量，这时处理因素与协变量间的交互项只能使用 F 检验进行整体检验。对于修正均数的多组比较，采用 LSD（SPSS 软件包默认）进行多重比较的 P 值与 95%CI 与直接进行线性回归的结果一致，还可以采用 Bonferroni 与 Sidka 多重比较方法进行校正。

统计学中将应变量定量、自变量定量或定性的线性回归模型统称为一般线性模型（general linear model）。一般线性模型包含了线性回归、方差分析或协方差分析（analysis of covariance, ANCOVA）。

11.3　SPSS 操作及其解释

11.3.1　多元线性回归的 SPSS 实现及其解释

例 11.1 的多元线性回归的 SPSS 实现步骤如下：

Analyze→Regression→Linear

Dependent：婴儿出生体重（Y）　　　　　　　　　* 纳入应变量

Independent：年龄（X_1）、体重（X_2）、BMI（X_3）、中孕期胎儿的头围（X_4）、中孕期胎儿的腹围（X_5）、中孕超声检查至　　* 纳入要分析的自变量
分娩时间（X_6）及胎儿性别（X_7）

Method：Stepwise　　　　　　　　　　　　　　　* 选择自变量筛选方法

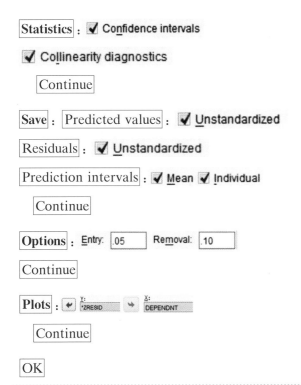

Statistics：☑ Confidence intervals ☑ Collinearity diagnostics Continue		＊输出回归系数的 95% 置信区间及共线性诊断的统计量
Save：Predicted values：☑ Unstandardized Residuals：☑ Unstandardized Prediction intervals：☑ Mean ☑ Individual Continue		＊主要功能是将 Y 的预测值、残差及 95% 置信区间与 95% 的容许区间计算出来,生成新的变量保存在数据集中
Options：Entry：.05 Removal：.10 Continue		＊考虑自变量逐步法筛选中的纳入标准与剔除标准
Plots：Y：*ZRESID X：DEPENDNT Continue		＊作以 Y 为横坐标,e_i' 为纵坐标的残差图

OK

自变量筛选方法中,"进入"是指强制进入法,即所有分析的自变量均在方程中;另外还有逐步法、向前筛选法及向后剔除法。

SPSS 的结果包括了模型汇总、方差分析、系数等内容。

表 11.10 多元线性回归的模型汇总

Model	R	R Square	Adjusted R Square	Std. Error of the Estimate
1	.368[a]	.135	.130	336.462
2	.476[b]	.226	.217	319.215
3	.537[c]	.288	.276	307.021
4	.554[d]	.307	.291	303.856

注:a. Predictors:(Constant),时间(d). b. Predictors:(Constant),时间(d),腹围(mm). c. Predictors:(Constant),时间(d),腹围(mm),BMI. d. Predictors:(Constant),时间(d),腹围(mm),BMI,年龄(岁).

表 11.10 中列出了每一步的多元线性回归中的复相关系数 R、R^2、调整 R^2、剩余标准差(标准估计的误差)。方差分析的结果与表 11.3 一致,此处不列出。纳入方程的中孕超声检查至分娩时间、腹围、BMI、年龄 4 个变量的回归系数(B)、回归系数的标准差、标准化回归系数、t、P 及共线性诊断的容差及 VIF,分析结果与表 11.5 一致,不再列出。残差图如图 11.2 所示。

11.3.2 协方差分析的 SPSS 实现及其解释

例 11.2 的协方差分析的 SPSS 实现步骤如下:

Analyze→General linear model→Univariate	
Dependent:胆固醇(TC)	＊纳入应变量
Fixed factors:组别(group)	＊纳入分类变量

Covariates:年龄(age)　　　　　　　　　*纳入定量的协变量

Model:　Specify model　◉ Custom　　　*进行平行性检验,选入组别与年龄的

group age group * age　　　　　　　　　交互项

Options：☑ Parameter estimate　　　　　*给出模型的估计值

Display Means for：group ☑ Compare main effects　　*对修正后的均数进行多重比较,高版

Confidence interval adjustment:
LSD(none)　　　　　　　　　　　　　　本 SPSS 多重比较不在 Options 中,而在

EM Means 中

OK

　　注意,进行协方差分析需要构建两次模型,第一次需要考虑组别与年龄的交互项,结果见表 11.11。表 11.11 表明,交互项的假设检验中 $F=0.007$, $P=0.935$。

表 11.11　考虑组别与年龄的交互作用的模型变异分解

Source	Type III Sum of Squares	df	Mean Square	F	Sig.
Corrected Model	43.002[a]	3	14.334	14.988	.000
Intercept	1.202	1	1.202	1.257	.274
group	.247	1	.247	.259	.616
age	19.053	1	19.053	19.922	.000
group * age	.006	1	.006	.007	.935
Error	21.040	22	.956		
Total	980.940	26			
Corrected Total	64.042	25			

注:a. R Squared=.671(Adjusted R Squared=.643).

　　由于组别与年龄的交互作用没有统计学意义,可以进一步考虑协方差分析,在操作中将 group * age 的交互项从模型中移出,重新构建模型。

　　表 11.12 协方差分析的回归系数与表 11.9 有些差异,主要是因为采用 General linear model 分析时以超重组(group=1)为参照,而表 11.9 以正常组(group=0)为参照。校正年龄后,正常组与超重组的修正均数差值为 -0.895 mmol/L。

表 11.12　协方差分析的回归系数

Parameter	B	Std. Error	t	Sig.	95% Confidence Interval	
					Lower Bound	Upper Bound
Intercept	1.656	1.028	1.610	.121	−.471	3.783
age	.094	.018	5.162	.000	.056	.132
[group=0.00]	−.895	.406	−2.207	.038	−1.735	−.056
[group=1.00]	0[a]	.	.	.	.	.

注:a. This parameter is set to zero because it is redundant.

表 11.13 列出了以平均年龄 50.23 岁进行校正后的修正均数及 95%CI。表 11.14 为修正均数多重比较结果,本例中只有两个组,可以不考虑。

表 11.13　协方差分析的修正均数与 95%CI

组别	Mean	Std. Error	95% Confidence Interval	
			Lower Bound	Upper Bound
.00	5.491[a]	.276	4.919	6.062
1.00	6.386[a]	.276	5.815	6.958

注:a. Covariates appearing in the model are evaluated at the following values:年龄=50.23.

表 11.14　协方差分析的修正均数的多重比较

(I) 组别	(J) 组别	Mean Difference (I-J)	Std. Error	Sig.[b]	95% Confidence Interval for Difference[b]	
					Lower Bound	Upper Bound
.00	1.00	−.895*	.406	.038	−1.735	−.056
1.00	.00	.895*	.406	.038	.056	1.735

注: * The mean difference is significant at the 0.05 level.
　b. Adjustment for multiple comparisons:Least Significant Difference(equivalent to no adjustments).

本 章 小 结

1. 多元线性回归是分析一个应变量与多个自变量间的线性关系,多元线性回归要求应变量 Y 为数值资料且满足 LINE 条件,即线性、独立性、正态性及方差齐性。本章介绍了多元线性回归的构建、整个模型的假设检验及偏回归系数的假设检验。

2. 在多元线性回归中,筛选自变量是回归中一个很重要的问题,本章介绍了多元线性回归中的全局择优法、向前筛选法、向后剔除法、逐步法及上述方法的优缺点。在线性回归模型中,自变量既可以是数值资料,又可以是分类资料,本章介绍了自变量的设置方法,如无序多项分类资料一定要生成哑变量。

3. 协方差分析是用于控制混杂因素的一种统计方法,利用一般线性模型控制混杂因素后,计算各组的修正均数,最后对修正均数进行比较。

复习思考题

一、选择题

1. 在多元线性回归中,可以有哪些类型的自变量?(　　)。

A. 定量变量　　　　　　　　　　B. 无序分类变量

C. 有序分类　　　　　　　　　　D. 以上都可以

2. 多重线性回归分析中,共线性是指(　　)。

A. 自变量相互之间存在高度相关关系

B. 应变量与各个自变量的相关系数相同

C. 应变量与自变量间有较高的复相关关系

D. 应变量与各个自变量之间的回归系数相同

3. 在多变量线性回归分析中,决定系数 R^2 越大,则(　　)。

A. 回归系数的假设检验 P 值越小　　　　B. 直线回归系数 b 越大

C. 校正决定系数 R^2 可能大也可能小　　　D. 自变量对应变量的影响越重要

二、简答题

1. 多元线性回归可使用哪些类型的自变量? 如何设置?

2. 多元线性回归自变量筛选的方法有哪些?

3. 什么是多重共线性? 对资料有何影响?

三、计算分析题

1. 根据 27 名 13 岁男童的总胆固醇 X_1(mmol/L)、甘油三酯 X_2(mmol/L)、胰岛素 X_3(μU/ml)、糖化血红蛋白 X_4(%)和血糖 Y(mmol/L)建立的回归方程为:

$$\hat{Y} = 5.943\,3 + 0.142\,4X_1 + 0.351\,5X_2 - 0.270\,6X_3 + 0.638\,2X_4$$

(1) 写出整体模型的假设检验。

(2) 能否说明糖化血红蛋白对血糖的影响最大,其次是甘油三酯? 为什么?

(3) 请说明总胆固醇的回归系数的意义。

2. 对 20 名 25~34 岁的健康妇女进行测量,用三头肌皮褶厚度 X_1(cm)、大腿围 X_2(cm)和中臂围 X_3(cm)预测身体脂肪 Y(cm)分布的回归方程,SPSS 数据见"习题 11.2.sav"。

3. 请对例 6.1 的组别生成哑变量,并进行多元线性回归分析,采用强制进入法纳入,试比较单因素方差分析结果与多元线性回归结果间的关系。

4. 现有 27 例体检健康者、26 例高血压病人及 27 例高血脂病人,收集了他们的年龄与胆固醇含量(mmol/L),请分别采用单因素方差分析与协方差对三组的胆固醇进行比较,SPSS 数据见"习题 11.4.sav"。

12 logistic 回归分析

第11章介绍的多元线性回归方程中,要求应变量 Y 为连续型变量,而且残差 e_i 服从 $N(0, \sigma^2)$ 分布。然而,在医学研究中,经常遇到应变量为两分类资料(如疾病的发生与不发生)、有序分类资料(如疗效分为显效、有效、无效与加重)或无序多分类资料(如产后无大出血、胎盘因素大出血及宫缩乏力大出血)的情况。如果仅考虑单因素的情况,可以采用前面介绍的卡方检验及秩和检验进行分析。当影响应变量的自变量(或协变量)为多个变量时,这些自变量可以是定量变量(如年龄),也可以是定性变量(如性别、暴露与否)。如食管癌的发生与年龄、吸烟、饮酒、不良饮食习惯、基因等因素有关,采用多元线性回归分析显然是不恰当的。

本章将介绍 logistic 回归(logistic regression)簇对应变量进行分析。logistic 回归簇对应的统计方法有如下几种:当应变量 Y 为两分类资料且研究类型为病例对照研究时,模型为非条件 logistic 回归,简称为 logistic 回归;当应变量 Y 为两分类资料且为匹配设计时,模型为条件 logistic 回归(conditional logistic regression);当应变量 Y 为无序多分类资料时,模型为多项 logistic 回归(multinomial/polytomous logistic regression);当应变量 Y 为有序分类资料时,模型为有序 logistic 回归(ordinal logistic regression)。本章按不同的 logistic 回归分别进行介绍。

logistic 回归簇可用于病例对照研究中的影响因素分析,可用于临床试验中治疗措施的效果评价及筛选与疾病预后有关的因素,可用于对个体进行分类,还可用于毒理的剂量反应关系分析。

12.1 logistic 回归

12.1.1 logistic 回归模型及回归系数的意义

当应变量 Y 为两分类资料时,将治愈与未愈、生存与死亡、发病与未发病等概括为阳性与阴性两种互斥的结果,此类模型的实际应用非常广泛。这时对应的模型为(非条件)logistic 回归,下面将对该模型进行介绍。

1. logistic 回归方程

设观察对象在 p 个自变量 $X_1, X_2, \cdots, X_p$ 作用下出现结局(应变量)Y,通常情况下出现阳性结果时赋值 $Y=1$,出现阴性结果时赋值 $Y=0$。出现阳性结果的总体概率为 $\pi = P\{Y=1\}$,出现阴性结果的总体概率为 $1-\pi = P\{Y=0\}$,要将观察对象的应变量 Y 出现的总体概率 π 与自变量 X_1, $X_2, \cdots, X_p$ 联系起来,可以写成数学中的函数形式 $\pi = f(X_1, X_2, \cdots, X_p)$。显然,概率 π 不能写成线性函数形式,因为概率 π 只能取 0 到 1 之间的值,而 $X_1, X_2, \cdots, X_p$ 在取值范围内建立的方程不能满足这个要求。为此,要在 $X_1, X_2, \cdots, X_p$ 的作用下对 Y 出现的概率 π 进行数学变换。不少学者的研究表明:在经过 logit 变换后建立的 logistic 回归模型不仅数学上处理方便,而且较好地解决了上述问题;同时在生物学和医学上该模型的意义也可得到较满意的解释。

统计学中将出现某事件的概率 π 与不出现某事件的概率 $1-\pi$ 的比值 $\pi/(1-\pi)$ 称为比数(odds),也称为优势或比值。odds 的自然对数 $\ln(odds)$ 称为阳性结果概率 π 的 logit 变换。

$$\text{logit}\pi = \ln(\text{odds}) = \ln(\pi/(1-\pi)) \tag{12.1}$$

logistic 回归方程为:

$$\text{logit}\pi = \ln(\pi/(1-\pi)) = \beta_0 + \beta_1 X_1 + \beta_2 X_2 + \cdots + \beta_p X_p \tag{12.2}$$

根据式(12.2),经数学推导得到阳性结果的概率为:

$$\pi = \frac{\exp(\beta_0 + \beta_1 X_1 + \beta_2 X_2 + \cdots + \beta_p X_p)}{1 + \exp(\beta_0 + \beta_1 X_1 + \beta_2 X_2 + \cdots + \beta_p X_p)} \tag{12.3}$$

式中 β_0 是与所研究的自变量(协变量)无关的常数项,$\beta_j(j=1,2,\cdots,p)$ 是与第 j 个自变量 X_j 有关的参数,称为偏回归系数,简称为回归系数。

2. logistic 回归系数的意义

设自变量分别为 $X_{i1}, X_{i2}, \cdots, X_{ip}$ 与 $X_{k1}, X_{k2}, \cdots, X_{kp}$ 两类观察对象,出现阳性的总体概率分别为 π_i 与 π_k。它们对应的比数分别为:

$$\text{Odds}_i = \pi_i/(1-\pi_i), \text{Odds}_k = \pi_k/(1-\pi_k)$$

将这两个比数相除得到比数比(odds ratio,OR),$OR = \text{Odds}_i/\text{Odds}_k$,又称为优势比或比值比,根据式(12.2)有:

$$\ln(OR) = \ln\left(\frac{\pi_i/(1-\pi_i)}{\pi_k/(1-\pi_k)}\right) = \beta_1(X_{i1} - X_{k1}) + \beta_2(X_{i2} - X_{k2}) + \cdots + \beta_p(X_{ip} - X_{kp}) \tag{12.4}$$

式(12.4)为具有不同暴露水平 OR 比数比的对数,等式左边是 OR 的自然对数,右边的 $(X_{ij} - X_{kj})(j=1, 2, \cdots, p)$ 是同一因素的暴露水平之差。从式(12.4)可知,回归系数 β_j 的流行病学意义是:其他因素固定,自变量 X_j 的暴露水平每改变一个观察单位时,发生某种疾病的 OR 的自然对数值。或者说,其他因素固定,自变量 X_j 的暴露水平每改变一个观察单位时的 OR 为 $\exp(\beta_j)$。logistic 回归系数与 OR 有直接联系,当发病率很低(接近于 0)时,理论上可以用 OR 近似估计相对危险度(relative risk,RR)。

根据样本估算得到的 logistic 回归方程可表达为:

$$\text{logit}P = b_0 + b_1 X_1 + b_2 X_2 + \cdots + b_p X_p \tag{12.5}$$

【例 12.1】 在食管癌的病例对照研究中,共有 435 例病例($Y=1$)、451 例对照($Y=0$),考虑吸烟 X_1(0=不吸烟,1=吸烟)与饮酒 X_2(0=不饮酒,1=饮酒)两个因素,得到 logistic 回归方程:$\text{logit}P = -0.991 + 0.886 X_1 + 0.526 X_2$。如果考虑吸烟与饮酒之间的交互作用,其模型为:$\text{logit}P = -0.770 + 0.511 X_1 + 0.240 X_2 + 0.581 X_1 X_2$。试对回归系数进行解释。

不考虑交互作用:$b_1 = 0.886$,$\exp(b_1) = 2.42$,这表明控制饮酒因素后(分别对于饮酒或不饮酒的两部分人群),吸烟者与不吸烟者相比,患食管癌的比数比为 2.42;$b_2 = 0.526$,$\exp(b_2) = 1.69$,这表明控制吸烟因素后,饮酒者与不饮酒者相比,患食管癌的比数比为 1.69。

考虑交互作用时:$b_1 = 0.511$,$\exp(b_1) = 1.67$,这表明不饮酒的人群中,吸烟者与不吸烟者相比,患食管癌的比数比为 1.67;$b_2 = 0.240$,$\exp(b_2) = 1.27$,这表明控制吸烟因素,饮酒者与不饮酒者相比,患食管癌的比数比为 1.27;而 $b_3 = 0.581$,这表明吸烟与饮酒两者同时存在时具有协同作用。

12.1.2 logistic 回归的参数估计及模型假设检验

1. logistic 回归的参数估计

logistic 回归通常用最大似然法(maximum likelihood)求回归参数$(\beta_j)(j=0,1,2,\cdots,p)$。设样本例数为 n,第 i 例个体的应变量及自变量的观测值为 $Y_i, X_{i1}, X_{i2}, \cdots, X_{ip}$,则该个体的似然函数 l_i 为 $l_i = \pi_i^{Y_i}(1-\pi_i)^{1-Y_i}$。当 $Y_i = 1$ 时,$l_i = \pi_i$;当 $Y_i = 0$ 时,$l_i = 1 - \pi_i$。n 个观察对象的似然函数 L 是所有观察对象似然函数 l_i 的连乘积,即有:

$$L = \prod_{i=1}^{n} l_i = \prod_{i=1}^{n} \pi_i^{Y_i} (1 - \pi_i)^{1-Y_i}$$

$$= \prod_{i=1}^{n} \frac{\left[\exp(\beta_0 + \beta_1 X_1 + \beta_2 \times 2 + \cdots + \beta_p X_p) \right]^{Y_i}}{1 + \exp(\beta_0 + \beta_1 X_1 + \beta_2 \times 2 + \cdots + \beta_p X_p)} \tag{12.6}$$

式(12.6)是 logistic 回归的似然函数方程,式中 $\prod$ 是观察例数 $i = 1, 2, \cdots, n$ 的连乘积。使该似然函数 L 达最大的参数估计值(称为最大似然估计值),对上式求自然对数后得到对数似然函数 LL。分别对 LL 中的 $p+1$ 个参数(β_j,$j = 0, 1, 2, \cdots, p$)求偏导,得到 $p+1$ 个方程,采用 Newton-Raphson 迭代法求得方程的回归系数的最大似然估计值 $b_0, b_1, \cdots, b_p$。在模型中经常采用 $-2LL$ 作为统计量,当 L 值越大时,$-2LL$ 越小,模型越好。

2. logistic 回归的假设检验

(1)似然比检验

似然比检验是比较两个相嵌套模型的对数似然函数统计量 G(又称 deviance),其统计量为:

$$G = 2\ln(L_K / L_M) = -2(\ln L_M - \ln L_K) = -2\ln L_M + 2\ln L_K \tag{12.7}$$

其中,模型 M 中的变量是模型 K 中变量的一部分,G 服从自由度为 $K-M$ 的 χ^2 分布。当 $M=0$ 时就是判断 K 个参数是否同时为 0,即模型的整体检验($H_0 : \beta_1 = \beta_2 = \cdots = \beta_p = 0$);当 $K = M+1$ 时,可以对模型 M 中自变量外的另一个自变量进行假设检验。

(2)Wald 检验

Wald 检验是对第 j 个自变量的回归系数 b_j 进行检验($H_0 : \beta_j = 0$),其检验统计量为:

$$\chi^2 = \left(\frac{b_j - 0}{S_{b_j}} \right)^2 \tag{12.8}$$

式(12.8)服从于自由度为 1 的 χ^2 分布。

(3)OR 值的 95% 置信区间

对于第 j 个变量,OR 值的 95%CI 为:

$$\exp(b_j - 1.96 S_{b_j}), \exp(b_j + 1.96 S_{b_j}) \tag{12.9}$$

3. logistic 回归模型的拟合度检验

拟合度检验(goodness of fit test)是检验观测值与依照某种假设或模型计算得到的理论频数间一致性的统计检验,判断该理论频数是否与实际频数相吻合。在 logistic 模型中,评价模型拟合优度的指标有 Pearson χ^2、偏差(deviance)、HosmerLemeshow(HL)指标、Akaike 信息准则(AIC)、SC 指标等。

(1)分类表法(classification table)

当估算出回归参数后,将每个个体所对应的自变量 $X_{i1}, X_{i2}, \cdots, X_{ip}$ 代入方程(12.3),可估算预测概率 $p_i = \hat{\pi}_i$。设定一个临界值 c(cut point),当预测概率 $\geq c$ 值时,认为阳性事件发生,否则认为事件不发生。理论分类 $\hat{Y}_i$ 可表达为:

$$\hat{Y}_i = \begin{cases} 1, & 若 \hat{\pi}_i \geq c \\ 0, & 若 \hat{\pi}_i < c \end{cases}, \quad i = 1, 2, \cdots, n \tag{12.10}$$

一般情况下,界值 c 取 0.5,这也是 SPSS、SAS 等统计软件包默认的界值。

将 n 个病例实际分类观测值 Y_i 与理论分类观测值 $\hat{Y}_i$ 构成一个四格表,其表格形式如表 12.1。可计算灵敏度 $= a/(a+b) \times 100\%$,特异度 $= d/(c+d) \times 100\%$,正确率(总符合率)$= (a+d)/(a+b+c+d) \times 100\%$。可根据这三个指标判断模型的拟合好坏。

表 12.1　实际分类与理论分类的分类表

实际分类(Y)	理论分类 $\hat{Y}$	
	阳性(1)	阴性(0)
阳性(1)	a	b
阴性(0)	c	d

（2）Pearson 统计量

设协变量组合（covariate pattern）数目为 G，它是协变量取不同值时的组合数。如有 2 个两分类的协变量，赋值均为 0 与 1，共有 4 种组合 $(0,0)$、$(0,1)$、$(1,0)$ 与 $(1,1)$。比较 G 种组合下阳性与阴性的实际频数与理论频数差异，计算卡方统计量：

$$\chi^2 = \sum_{g=1}^{G} \left[\frac{(O_{g1} - E_{g1})^2}{E_{g1}} + \frac{(O_{g0} - E_{g0})^2}{E_{g0}} \right] \tag{12.11}$$

式中 O_{g1}、E_{g1}、O_{g0}、E_{g0} 分别代表阳性实际频数、阳性理论频数、阴性实际频数、阴性理论频数。Pearson 统计量服从自由度为（$2G$－待估计参数数目）的 χ^2 分布。

（3）HL 拟合度检验

当自变量数量增多时，尤其是连续型变量纳入模型之后，自变量的组合数便增多，造成许多自变量组合中只有很少的观察例数，这时，Pearson 卡方统计量不再适用于拟合度的检验。Hosmer 与 Lemeshow 于 1980 年提出了 HL 拟合度检验方法。

这种方法根据预测概率将数据分成 G（一般取 8~10）组，将观察对象按预测概率进行升序排列，第一组包括估计概率最小的那些观察对象，最后一组包括估计概率最大的那些观察对象，通常 G 组中例数不等。一般情况下，G 取值 $\leqslant 10$。

$$\text{HL} = \prod_{g=1}^{G} \frac{(O_g - n_g \hat{\pi}_g)^2}{n_g \hat{\pi}_g (1 - \hat{\pi}_g)} \tag{12.12}$$

式中 O_g、n_g、$\hat{\pi}_g$ 分别为第 g 组的实际阳性频数、样本例数与理论阳性率。HL 统计量服从自由度为 $G-2$ 的 χ^2 分布。

12.1.3　实例分析

【例 12.2】　为研究低出生体重婴儿的影响因素，共收集 189 例婴儿的体重及其母亲年龄、怀孕前体重、种族、怀孕期是否吸烟、高血压史、子宫过敏史及孕早期（前 3 个月）就医次数，变量设置及数据格式见表 12.2 与表 12.3。

表 12.2　变量的赋值情况

序号	变量	变量代码	变量赋值
1	低体重	Y	1="出生体重$\leqslant$2 500 g"，0="出生体重>2 500 g"
2	母亲年龄	AGE	岁
3	母亲怀孕前体重	LWT	1 b(1 b=0.453 592 37 kg)
4	种族	RACE	1=白人，2=黑人，3=其他种族
5	怀孕期吸烟	SMOKE	0=否，1=是
6	高血压史	HT	0=无，1=有
7	子宫过敏史	UI	0=无，1=有
8	孕早期就医次数	FTV	次数

表 12.3 189 例婴儿低体重的病例对照研究的原始数据(部分)

ID	Y	AGE	LWT	RACE	SMOKE	HT	UI	FTV
1	1	28	120	3	1	0	1	0
2	1	29	130	1	0	0	1	2
...	...	...	...	...	...	...	...	...
189	0	45	123	1	0	0	0	1

从表 12.2 的资料看,种族是一个无序分类变量,需要生成哑变量,以白人为参照的代码法为:

$$RACE(1) = \begin{cases} 1, & 黑人 \\ 0, & 其他 \end{cases}, \quad RACE(2) = \begin{cases} 1, & 其他种族 \\ 0, & 其他 \end{cases}$$

其余变量均为定量或两分类变量。利用 SPSS 统计软件包,将上述 7 个自变量纳入,采用向后剔除法,结果如表 12.4 所示。由于母亲怀孕前体重是定量资料,只能进行 HL 拟合度检验,HL 统计量为 11.71,$P=0.164\ 6$,因此可认为该模型的拟合较为理想。

表 12.4 例 12.2 留在方程中的变量及其参数的估计值

变量	b	S_b	χ^2	P	OR	OR 的 95%CI 下限	OR 的 95%CI 上限
常数	0.06	0.94	0.04	0.952			
LWT	−0.02	0.01	6.05	0.014	0.98	0.97	1.00
RACE(1)	1.32	0.52	6.45	0.011	3.74	1.35	10.45
RACE(2)	0.93	0.43	4.63	0.031	2.53	1.09	5.87
SMOKE	1.04	0.39	6.96	0.008	2.82	1.31	6.08
HT	1.87	0.69	7.34	0.007	6.49	1.68	25.17
UI	0.90	0.45	4.09	0.043	2.46	1.03	5.94

最终模型中的危险因素有怀孕前体重、种族、怀孕期是否吸烟、高血压史及子宫过敏史,回归方程可以写为:

$$logitP = 0.06 - 0.02LWT + 1.32RACE(1) + 0.93RACE(2) +$$
$$1.04SMOKE + 1.87HT + 0.90UI$$

回归系数的意义如下:固定其他 4 个因素,孕妇体重每增加 1 b,新生儿为低体重儿的 OR 值为 0.98,这说明孕妇体重越重,婴儿为低体重儿的风险越小。以白人为参照,固定其他因素,黑人与白人、其他种族与白人相比,OR 值分别为 3.74 与 2.53,这说明黑人、其他种族比白人母亲生育低体重婴儿的风险大。另外,有吸烟史、高血压史及子宫过敏史均为危险因素。

将 $P=0.50$ 作为低体重儿分类的临界值,当预测概率 $P_i \geqslant 0.50$ 时判归低体重儿,$P_i < 0.50$ 时判归非低体重儿,从而得到理论分类与实际分类的分类表,见表 12.5。根据表 12.5 计算得灵敏度为 35.59%、特异度为 90.00%、正确率为 73.02%。

表 12.5　例 12.2 的实际分类与理论分类的分类表

实际分类 Y	理论分类	
	$P \geqslant 0.50$	$P < 0.50$
低体重儿($Y=1$)	21	38
非低体重儿($Y=0$)	13	117

如果取 $P=0.3$ 作为临界值,则灵敏度为 66.92%、特异度为 71.18%、正确率为 68.25%。因此,当 P 取不同值时,就可得到不同的灵敏度与特异度,从而绘制 ROC 曲线,关于 ROC 曲线的具体介绍见 15.4.4 节。图 12.1 是以模型预测概率 P 值作为诊断工具、以 Y 变量为金标准的 ROC 曲线,ROC 曲线下的面积(area under curve, AUC)为 0.735,其 95%CI 为(0.660,0.810),这表明利用母亲怀孕前体重、种族、怀孕期是否吸烟、高血压史及子宫过敏史五个变量来预测低体重儿具有一定的临床价值。

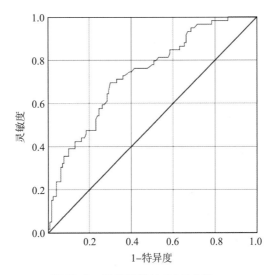

图 12.1　最终模型的 ROC 曲线

12.2　条件 logistic 回归

在观察性研究中为了控制一些混杂因素,常把这些混杂因素进行匹配,形成多个匹配组(层),每个匹配组中有 1 个病例 M 个对照,称为 1:M 匹配($M<4$)。如低体重儿的研究中,根据年龄相等或相近的原则进行 1:1 匹配。当应变量 Y 为两分类资料且设计类型为匹配设计时,对应的模型为条件 logistic 回归。模型常数项是当所有自变量为 0 或参照时的基线风险,因为认为各组匹配因素相同,所以条件 logistic 回归不含常数项。条件 logistic 回归表达式为:

$$\text{logit}\pi = \beta_1 X_1 + \beta_2 X_2 + \cdots + \beta_p X_p \tag{12.13}$$

对式(12.12)进行参数估计,可以得到条件 logistic 回归的估计方程:

$$\text{logit}P = b_1 X_1 + b_2 X_2 + \cdots + b_p X_p \tag{12.14}$$

【例 12.3】　为研究低出生体重婴儿的影响因素,按照母亲年龄相近的原则进行匹配,共有 66 对数据。其变量设置如下:以低体重儿(Y)为应变量,母亲年龄(AGE)、母亲怀孕前体重(LWT)、种族(RACE)、怀孕期吸烟(SMOKE)、高血压史(HT)、子宫过敏史(UI)、早产(PTD)为自变量。

PTD 的赋值为 0＝无、1＝有，其他变量的赋值与表 12.2 一致。其数据格式如表 12.6，试进行条件 logistic 回归。

表 12.6　按母亲年龄匹配研究低出生体重婴儿影响因素的原始数据

配比组	观察对象	Y	影响因素						
			AGE	LWT	RACE	SMOKE	PTD	HT	UI
1	对照	0	14	135	1	0	0	0	0
1	病例	1	14	101	3	1	1	0	0
2	对照	0	15	98	2	0	0	0	0
2	病例	1	15	115	3	0	0	0	1
⋮	⋮	⋮	⋮	⋮	⋮	⋮	⋮	⋮	⋮
66	对照	0	35	170	1	0	1	0	0
66	病例	1	34	187	2	1	0	1	0

与例 12.2 的分析一致，先将种族处理为哑变量，以白人为参照。由于年龄是匹配因素，不能纳入模型中，因此利用 SPSS 统计软件包（Cox 回归模块）将剩余的 6 个自变量纳入，采用向后剔除法，计算结果如表 12.7 所示。

表 12.7　例 12.3 留在方程中的自变量及其参数的估计值

变量	b	S_b	χ^2	P	OR	OR 的 95%CI	
						下限	上限
LWT	−0.02	0.01	3.43	0.064	0.99	0.97	1.00
SMOKE	1.48	0.56	6.93	0.009	4.39	1.46	13.21
PTD	1.67	0.75	5.00	0.025	5.31	1.23	22.97
HT	2.33	1.00	5.40	0.020	10.28	1.44	73.28
UI	1.34	0.69	3.76	0.053	3.82	0.99	14.95

留在方程中的共有 5 个变量：母亲怀孕前体重、怀孕期吸烟、早产、高血压史及子宫过敏史，条件 logisic 回归方程为：

$$\text{logit}P = -0.02\text{LWT} + 1.48\text{SMOKE} + 1.67\text{PTD} + 2.33\text{HT} + 1.34\text{UI}$$

其回归系数的意义与 logistic 回归一致，此处不再解释。

12.3　多项 logistic 回归

前两节介绍的 logistic 回归或条件 logistic 回归的应变量取值为两分类资料。在医学研究中常常会遇到结局为多项分类的情况，其类别间无大小顺序关系，如心理疾病分为精神分裂症、抑郁症、神经官能症等。本节我们介绍应变量为多分类的多项 logistic 回归模型，它是 McFadden 于 1974 年提出的。

设自变量为 $X = \{X_1, X_2, \cdots, X_p\}$，无序多分类应变量为 Y，其有 $J(J \geqslant 3)$ 个类别，属于第 j 类别的概率分别为 $\pi_j (j = 1, 2, \cdots, J)$。用 $\beta_{j0}, \beta_{j1}, \cdots, \beta_{jp}$ 分别表示第 j 类别的总体回归系数，多项 logistic 回归模型可表示为：

$$g_j(X) = \ln\frac{\pi_j}{\pi_1} = \beta_{j0} + \beta_{j1}X_{j1} + \beta_{j2}X_{j2} + \cdots + \beta_{jp}X_{jp} \qquad (j = 1, 2, \cdots, J) \qquad (12.15)$$

该模型是假定以类别 1 为基线,类别 j 与基线之比的模型。式(12.15)中 $g_1(X)$ 代表自身比较的 logit 值,其值为 0,即 $\beta_{j0}=\beta_{j1}=\cdots=\beta_{jp}=0$,故模型是由 $J-1$ 个具有各自参数的 logit 函数组成的方程组。

上式各类别的概率满足 $\sum\limits_{j=1}^{J}\pi_j=1$。 模型(12.15)中待估计的参数个数为 $(J-1)\times(p+1)$,其估计方法与普通的 logistic 回归类似,其样本的估计方程为:

$$\mathrm{logit}P_j=\ln\frac{P_j}{P_1}=b_{j0}+b_{j1}X_{j1}+b_{j2}X_{j2}+\cdots+b_{jp}X_{jp} \quad (j=1,2,\cdots,J) \tag{12.16}$$

【例 12.4】 调查了 412 例女性对乳腺 X 线检查的知识、态度及行为,以行为为应变量(从未、1 年以内、1 年以上),另外 4 个变量为自变量,进行影响因素的分析。

表 12.8 变量的赋值情况

变量	赋值	变量代码
是否做过乳腺 X 线检查?	0=从未,1=1 年以内,2=1 年以上	Y
出现症状才需要乳腺 X 线检查	0=不同意,1=同意	SYMPT
乳腺 X 射线检查获益[*]	0~20	PB
母亲或姐妹有乳腺癌病史	0=无,1=有	HIST
有人教过你如何检查自己乳房吗?	0=无,1=有	BSE

注:[*]由 5 个条目组成,总分 20 分,得分越低,认为进行乳腺 X 线检查获益越大。

利用 SPSS 统计软件包进行相应分析,将乳腺 X 线检查的情况纳入应变量,剩余 4 个自变量纳入自变量,得到的结果如表 12.9。

表 12.9 多项 logistic 回归参数的估计值

模型	变量	b	S_b	χ^2	P	OR	OR 及 95%CI 下限	上限
1	常数项	0.43	0.73	0.35	0.556			
	SYMPT	−2.26	0.45	24.81	<0.001	0.10	0.04	0.25
	PB	−0.28	0.07	15.71	<0.001	0.76	0.66	0.87
	HIST	1.74	0.47	13.64	<0.001	5.70	2.26	14.34
	BSE	1.23	0.52	5.50	0.019	3.42	1.22	9.54
2	常数项	0.10	0.73	0.02	0.895			
	SYMPT	−0.95	0.34	7.60	0.006	0.39	0.20	0.76
	PB	−0.24	0.07	10.36	0.001	0.79	0.68	0.91
	HIST	1.85	0.46	15.87	<0.001	6.36	2.56	15.82
	BSE	0.73	0.48	2.26	0.133	2.08	0.80	5.35

仅考虑常数项的多项 logistic 回归模型的 $-2LL$ 为 286.20,考虑 4 个协变量后,模型的 $-2LL$ 为 176.79,两者差值为 109.41,服从自由度为 8 的卡方分布,$P<0.001$,说明对于整体模型假设而言,8 个回归系数不全为 0。同时从模型的拟合度看,$\chi^2=86.08$,$P=0.597$,说明模型拟合较为理想。
模型对应的回归方程为:

$$logit P_2 = \ln\frac{P_2}{P_1} = 0.43 - 2.26SYMPT - 0.28PB + 1.74HIST + 1.23BSE$$

$$logit P_3 = \ln\frac{P_3}{P_1} = 0.10 - 0.95SYMPT - 0.24PB + 1.85HIST + 0.73BSE$$

第 1 个回归方程表明:固定其他因素后,不同意"出现症状才需要乳腺 X 线检查"的女性与同意它的女性相比,在 1 年以内进行乳腺 X 线检查的 OR 值为 0.10;认为"乳腺 X 线检查有获益"的得分每增加 1 分,在 1 年以内进行乳腺 X 线检查的 OR 值为 0.76。而第 2 个回归方程表明:不同意"出现症状才需要乳腺 X 线检查"的女性与同意它的女性相比,在 1 年以上进行乳腺 X 线检查的 OR 值为 0.39;认为"乳腺 X 线检查有获益"的得分每增加 1 分,在 1 年以内进行乳腺 X 线检查的 OR 值为 0.79。另外两个变量的解释类似。

设 $g_1(X) = 0, g_2(X) = logit P_2, g_3(X) = logit P_3$,当协变量 X 给定时,可以计算三个类别的估计值分别为:

$$P_k = \frac{\exp[g_k(X)]}{1 + \exp[g_2(X)] + \exp[g_3(X)]} \qquad (k = 1, 2, 3)$$

将每个个体的协变量代入上述方程,可以得到相应的三个类别的预测概率 $P_k (k = 1, 2, 3)$,如果第 k 个类别的预测概率最大,则预测结果判为第 k 个类别,从而得到表 12.10 的分类表。

表 12.10　例 12.4 的实际分类与理论分类的分类表

实际分类 Y	理论分类		
	从未	1 年以内	1 年以上
从未	212	20	0
1 年以内	66	39	1
1 年以上	46	25	3

从结果上看,利用多项 logistic 模型构建的分类正确率为 $(212 + 39 + 3)/412 = 61.7\%$。

12.4　有序 logistic 回归

12.3 节介绍了应变量为无序多分类的多项 logistic 回归模型。在医学研究中常常会遇到应变量为有序变量的情况,如:疗效分为治愈、好转、无效,病情分为轻、中、重。采用多项 logistic 回归模型进行分析时,模型并没有考虑应变量的有序性质。有序 logistic 回归模型能有效地考虑应变量的大小顺序关系,其结果解释也相对简单。有序 logistic 回归的模型有很多,最常采用的是累积 logistic 模型(cumulative logistic model)。

设有序应变量 Y 有 J 个分类,令第 $j(j = 1, 2, \cdots, J)$ 类别的概率分别为 $\pi_1, \pi_2, \cdots, \pi_J$,并满足 $\sum\limits_{j=1}^{J} \pi_j = 1$,应变量 $Y \leqslant j$ 的累积概率是 $P(Y \leqslant j) = \pi_1 + \pi_2 + \cdots + \pi_j$,则有 $P(Y \leqslant 1) \leqslant P(Y \leqslant 2) \leqslant \cdots \leqslant P(Y \leqslant J) = 1$。自变量为 $X = \{X_1, X_2, \cdots, X_p\}$,用 $\beta_{j0}(j = 1, 2, \cdots, J)$ 与 $\beta_1, \beta_2, \cdots, \beta_p$ 分别表示第 j 类别的常数项与自变量的回归系数,则有序 logistic 回归模型可表示为:

$$logit[P(Y \leqslant j)] = \ln\frac{\pi_1 + \cdots + \pi_j}{\pi_{(j+1)} + \cdots + \pi_J} = \beta_{j0} - (\beta_1 X_1 + \cdots + \beta_p X_p) \qquad (j = 1, 2, \cdots J)$$

$$(12.17)$$

因为 $P(Y \leqslant J)=1$,所以累积概率模型只考虑 $J-1$ 个 logistic 回归。值得注意的是,以上 $J-1$ 个累积 logistic 回归均采用了所有 J 个反应类别。

有序 logistic 回归模型假定 $J-1$ 个方程中除常数项不同外,自变量对应的回归系数是不变的。在某种程度上,体现了给定协变量后,应变量类别概率是互相同行的,称之为平行线假设(parallel lines assumption),统计上可以采用似然比检验对其进行假设检验。构建不等回归参数的模型如下:

$$\text{logit}[P(Y \leqslant j)] = \beta_{j0} - (\beta_{j1}X_1 + \cdots + \beta_{jp}X_p) \qquad (j=1,2,\cdots,J) \qquad (12.18)$$

式(12.17)中的 $J-1$ 个常数项与回归系数在不同方程中均不同,将(12.17)与(12.18)的 $-2LL$ 相减,结果服从自由度为 ν 的 χ^2 分布,其中 ν 为(12.18)的参数个数减(12.17)的参数个数,即 $\nu=p(J-1)$。当平行线假设不满足时,建议使用多项 logistic 回归。

【例 12.5】 某项治疗慢性稳定性心绞痛的多中心、随机、双盲、安慰剂对照、2:1 的临床研究中,试验组采用内科标准化治疗+试验药,对照组采用内科标准化治疗+安慰剂。共有 463 例患者,根据冠心病中医症状评分的改善率将疗效分为显效、有效、无效与加重四个级别,考虑年龄、性别、基线中医证候评分、组别等因素对疗效的影响进行分析。

表 12.11 变量的赋值情况

变量	赋值	变量代码
疗效	1=显效,2=有效,3=无效,4=加重	Y
组别	0=试验组,1=对照组	GRP
性别	1=男,2=女	SEX
年龄/岁	1="≤60",2=">60"	AGE
基线中医证候评分		SCORE

将疗效纳入应变量,组别、性别、年龄及基线中医证候评分纳入自变量,由于模型中性别的差异无统计学意义($P=0.962$),因此将该变量从方程中剔除,重新拟合模型,得到仅考虑组别、年龄、基线中医证候评分三个自变量的模型。不等回归参数模型的 $-2LL=599.34$,假定回归系数相等(平行线假设成立)模型的 $-2LL=606.42$,两者相减得 $\chi^2=7.08$,$\nu=6$,$P=0.314$。因此,可以认为模型的平行线假设成立,此数据可以进行有序 logistic 回归。最终结果如表 12.12 所示:

表 12.12 有序 logistic 回归参数的估计值

变量	阈值	b	S_b	χ^2	P	OR	下限	上限
常数项	1	-0.20	0.29	0.63	0.573			
	2	1.73	0.30	31.58	<0.001			
	3	3.86	0.38	104.23	<0.001			
基线中医证候评分		0.04	0.01	12.41	<0.001	0.96	0.94	0.98
组别		0.76	0.19	16.70	<0.001	0.47	0.32	0.67
年龄		-0.37	0.17	4.42	0.036	1.45	1.03	2.03

仅考虑常数项的有序 logistic 回归模型的 $-2LL$ 为 637.67,考虑三个协变量后,模型的 $-2LL$ 为 606.42,两者差值为 31.25,服从自由度为 3 的卡方分布,$P<0.001$,说明对于整体模型假设而言,自变量的 3 个回归系数不全为 0。同时从模型的拟合度看,$\chi^2=388.14$,$P=0.102$,说明模型拟合较为理想。

样本回归方程为：

$$\ln \frac{P_1}{P_2+P_3+P_4} = -0.20 - (0.04\text{SCORE} + 0.76\text{GRP} - 0.37\text{AGE})$$

$$\ln \frac{P_1+P_2}{P_3+P_4} = 1.73 - (0.04\text{SCORE} + 0.76\text{GRP} - 0.37\text{AGE})$$

$$\ln \frac{P_1+P_2+P_3}{P_4} = 3.86 - (0.04\text{SCORE} + 0.76\text{GRP} - 0.37\text{AGE})$$

有序 logistic 回归的 OR$=\exp(-\beta)$，本例中的 OR 值是"显效"与"有效、无效与加重"、"显效、有效"与"无效、加重"、"显效、有效与无效"与"加重"的比数比。固定其他两个因素，基线中医证候评分每增加 1 分，其 OR$=\exp(-0.04)=0.96$，说明基线中医证候评分越高，其疗效越差。以试验组为参照，对照组的 OR$=\exp(-0.76)=0.47$，试验组的疗效优于对照组。年龄>60 岁与≤60 岁之比的 OR$=\exp(0.37)=1.45$，说明年龄越大，其疗效越好。

12.5 logistic 回归应用及注意事项

由于应变量的取值类型及设计类型不同，因此选择模型时需要注意应变量的类型，logistic 回归簇中包含了多种形式的 logistic 回归：两分类资料的 logistic 回归与条件 logistic 回归，无序多分类资料的多项 logistic 回归，有序分类资料的有序 logistic 回归。

1. logistic 回归的应用

（1）流行病学中危险因素的分析　logistic 回归常用于流行病学中的病例对照研究、横断面研究，也可用于特定情况下的队列研究，其目的主要在于探索危险因素。通过多变量的 logistic 回归分析，可以得到控制了混杂因素后的比数比。在队列研究中，多采用 Poisson 回归或 Cox 回归进行数据分析。

（2）临床研究中的分析　在临床试验中，如果在基线时试验组与对照组的年龄或病情不同，或在临床试验方案或统计分析计划书中事先指定了需要调整的协变量，可用 logistic 回归进行相应的分析。在分析的结果中建议把粗 OR 值及 95%CI（仅考虑组别因素）与校正 OR 值及 95%CI（考虑控制协变量后组别因素的 OR 值）一起列出。如在一项脑梗死预后研究中，主要指标考虑 90 d 的改良 Rankin 评分（0，1，…，6），采用有序 logistic 回归得到粗 OR 值及 95%CI 分别为 2.6 及（1.7，3.8），对年龄、性别、基线 NIHSS 评分、基线 ASPECTS 评分、发病部位等因素（在方案与统计分析计划中规定）进行校正，得到校正后的 OR 值及 95%CI 分别为 3.1 及（2.0，4.7）。结果表明：调整前与调整后两者结果一致，试验组疗效优于对照组。

（3）倾向性评分（propensity score）匹配　真实世界研究来源于日常所收集的各种与患者健康状况和（或）诊疗及保健有关的数据，如观察性研究、非随机对照研究等。由于存在的混杂因素很多，因此试验组与对照组无法直接进行比较，可以采用流行病学中的个体匹配，但是个体匹配的因素最多只能有 3 个，否则匹配很难实现，且个体匹配后并不能保证试验与对照两组所有的资料完全均衡。

在随机对照研究中每个病人被分配到试验组或对照组的概率是相同的；而在非随机对照研究中，病人被分配到试验组或对照组的概率是不同的，具有倾向性。倾向性评分匹配是将组别设为应变量 Y（试验组 $Y=1$，对照组 $Y=0$），混杂因素设为自变量，进行多元 logistic 回归，计算得到进入试验组的预测概率，此时的倾向性评分指在确定病人的混杂因素后，该病人进入试验组的概率。倾向性评分匹配以试验组的个体为准，到对照组找到匹配对象，与匹配对象的倾向性得分相似，使得两组间的基线资料具有可比较性。对于匹配后的数据根据资料特点采用不同的统计方法（如 t 检验、卡方检验或

Cox 回归等)进行组间的比较。

例如,利用 Monjuvi 与来那度胺(LEN)联合治疗复发难治性弥漫大 B 细胞淋巴瘤(DLBCL)于 2020 年获美国 FDA 批准用于二线治疗。该试验利用倾向性评分匹配进行分析,考虑以年龄、末次治疗难治性、初始治疗难治性、自体干细胞移植、肿瘤分期、中性粒细胞减少症及贫血症为协变量,组别(试验组:Monjuvi+LEN。对照组:LEN)为应变量进行 logistic 回归,计算倾向性评分(进入试验组的预测概率 P),以倾向性评分进行匹配,对于匹配后的 76 对数据采用统计方法比较 Monjuvi+LEN 与 LEN 两组疗效。

(4)预测与分类　将个体的协变量代入 logistic 回归模型,可以获得预测某个事件发生的概率。再取 0.5 为界值(两分类应变量)或预测概率最大(多分类应变量),可以对个体进行分类。

(5)剂量反应关系　在药物或毒理中的剂量反应关系中,用 X 代表剂量,对象出现死亡或不良事件为两分类变量,可以如下构建 logistic 回归模型

$$\text{logit}P = \ln \frac{P}{1-P} = b_0 + b_1 \lg X$$

模型中当 $P=0.5$ 时,对应的 X 值就是半数效应量。

2. 应用 logistic 回归的注意事项

(1)自变量的取值形式　自变量可以是定量资料,也可以是定性(两分类、无序多分类及有序分类)资料。自变量类型为定量资料可以直接纳入进行分析,也可将定量资料转换为等级资料或两分类资料进行分析;当自变量为两分类资料时,将其赋值后直接分析,一般情况下赋值为 0 与 1;当自变量是无序多分类资料时,一定要采用哑变量进行分析;当自变量是有序分类资料时,可直接采用连续变量处理,也可用哑变量处理。采用连续变量处理时,假定等级 OR 值间存在等比关系,如:自变量病情分为轻、中、重等级,连续变量处理中,假定中与轻之比的 OR 值为 1.8,重与轻之比的 OR 值为 $1.8^2=3.24$。但实际上,很多变量的等级间并不存在这种等比关系假定(回归系数的线性假定),采用哑变量进行分析更为合理。

(2)样本含量　logistic 回归也建立在统计推断的基础上,也需要估算样本含量。与多元线性回归一样,样本例数 n 至少是 logistic 回归中自变量个数的 10~20 倍,同时,病例与对照的例数不能太少,至少各有 30~50 例。对于抽样调查、普查或队列研究,每个自变量(暴露)至少需要出现 10 个阳性或阴性的结果,否则,常会导致回归系数估计无效,导致该变量的回归系数变异很大。

(3)自变量的筛选　与多元线性回归相似,在自变量较多时,可使用逐步回归分析方法,在 SPSS 中,逐步回归法有向前筛选法与向后剔除法两种。绝大多数情况下两种方法的结论完全一致,但有时其结果可能会不一致。如例 12.2 中,采用向前筛选法,则纳入母亲怀孕前体重、高血压史及子宫过敏史;而采用向后剔除法纳入母亲怀孕前体重、种族、怀孕期是否吸烟、高血压史及子宫过敏史五个因素。向前筛选法模型中 $-2LL$ 为 216.61,向后剔除法模型中 $-2LL$ 为 204.22,两者相差 12.39,服从自由度为 2 的卡方分布,$P<0.05$,表明采用向后剔除法纳入种族、怀孕期是否吸烟两个变量不都为 0,后一个模型优于前一个模型。

因此,在筛选自变量时,所得到的模型不一定是"最优"的模型。因此,对于同一份资料,可以采用不同的筛选法,样本量不是很大时,还可将 $\alpha_\text{入}$ 及 $\alpha_\text{出}$ 调整到 0.10 与 0.15 再进行分析。如果几个模型的结果不一致,可通过专业学知识及拟合度来选择一个较优的模型。

(4)条件 logistic 回归的注意事项　匹配的原则是混杂因素尽可能相同或相近,但不能把研究因素纳入匹配,否则研究因素的参数无法估计。在 1∶M 的匹配过程中,对照组数目不应超过 4 组。

(5)正确率的注意事项　根据预测模型可得到模型预测的正确率,注意此时为回代的正确率,可能会高估模型的判别。当样本含量足够大时,可以将数据集分成训练集与验证集,用训练集构建模

型,利用该模型获得验证集的正确率。当样本含量不是很大时,可以考虑 K 折交叉验证法,关于 K 折交叉验证法可以参考机器学习的教材。

12.6 SPSS 操作及其解释

12.6.1 logistic 回归的 SPSS 实现

例 12.2 的 logistic 回归的 SPSS 实现步骤如下:

Analyze→Regression→Binary logistic

Dependent:低体重(Y)   *纳入应变量

Covariates:母亲年龄(AGE)、母亲怀孕前体重(LWT)、种族(RACE)、怀孕期吸烟(SMOKE)、高血压史(HT)、子宫过敏史(UI)、孕早期就医次数(FTV)   *纳入要分析的自变量

Method : Backward condintional   *选择自变量筛选方法

Categorical : Categorical variables : RACE

Indicator ▼ Change

Change constrast : ○ Last   ● First   *变量生成,指定第一个分类为参照,默认最后一个分类为参照

Save : Predicted values : ☑ Probabilities Continue   *计算个体预测概率并保存于数据库中

Options : Statistics and plot

☑ CI for exp(B): 95 %   ☑ Classification plots

☑ Hosmer-Lemeshow goodness-of-fit

Probability and steps Entry: 0.05 Removal: 0.10

Continue

     *在统计量和图对话框中将 OR 值的 95%置信区间、分类图及 HL 拟合度检验输出;步进概率考虑自变量逐步筛选中的纳入标准与剔除标准

OK

SPSS 输出结果包含了哑变量的编码、分类表、模型汇总、HL 检验、模型系数(方程中的变量)等。从表 12.13 的结果中可见,白人有 96 例,其所对应的两个变量均为 0。

表 12.13   种族的哑变量编码

		Frequency	Parameter coding	
			(1)	(2)
种族	白人	96	.000	.000
	黑人	26	1.000	.000
	其他	67	.000	1.000

表 12.14 列出了向后剔除法中每个步骤的 HL 检验,最后一个模型(第 3 步)中,$\chi^2 = 11.71$,$P = 0.165$,说明模型的拟合结果较为理想。模型系数及分类表与书中的表 12.4 及表 12.5 相似,此处不再列出。

表 12.14　Hosmer 和 Lemeshow 检验

Step	Chi-square	df	Sig.
1	5.800	8	.670
2	11.423	8	.179
3	11.710	8	.165

12.6.2　条件 logistic 回归的 SPSS 实现

SPSS 中没有专门进行条件 logistic 回归的模块,但它可以在 Cox 比例风险模型中完成。首先要生成一个新的变量 time=2-Y。例 12.3 的条件 logistic 回归的 SPSS 步骤如下:

Analyze→Survival→Cox regression

Time 框:time

status 框:低体重(Y)

Define event:Single value:1　Continue　　　　＊用 1 代表事件发生

Covariates:母亲年龄(AGE)、母亲怀孕前体重(LWT)、种族(RACE)、怀孕期吸烟(SMOKE)、早产(PTD)、高血　＊要分析的变量压史(HT)、子宫过敏史(UI)

Method:Forward conditional　　　　　　　　　　＊选择自变量筛选方法

Categorical:Categorical variables:RACE

　　　　　　　　　　　　　　　　　　　　　　　　＊生成哑变量,指定第一个分类为参照,
Change constrast:Indicator　Change　　　　　　默认最后一个分类为参照
　　　　　　　　　　　　　○Last　●First

Options:Model statistics　☑ CI for exp(B):95 %　　　＊在模型统计量中将 OR 值的 95% 置
Probability for Stepwise　Entry:0.05　Removal:0.10　信区间输出;步进概率考虑自变量逐步
　　　　　　　　　　　　　　　　　　　　　　　　法筛选中的纳入标准与剔除标准
Continue

Strata:配对(PAIR)　　　　　　　　　　　　　　＊对子号

OK

最终模型中给出了哑变量的编码、模型汇总、模型系数(方程中的变量)等。其结果与非条件 logistic 回归相似。

12.6.3　多项 logistic 回归的 SPSS 实现

例 12.4 的多项 logistic 回归的 SPSS 实现步骤如下:

Analyze→Regression→Multinomial logistic

Dependent:乳腺 X 线检查(Y)　　　　　　　　　＊纳入应变量

| Reference category | ：

　　　 | Reference category | ： ⊙ **F**irst category　　　* 设置应变量的参照,指定第一个分类

　　　 | Category order | ：　　⊙ **A**scending　　　为参照,默认最后一个分类为参照

　　　 | Continue |

Factor：　　　　　　　　　　　　　　　　　　* 纳入分类自变量,默认为最后一个分
　　　　　　　　　　　　　　　　　　　　　　类为参照

Covariate：出现症状才需要乳腺 X 线检查(SYMPT)、母　　* 纳入连续自变量
亲或姐妹有乳腺癌病史(HIST)、检查自己的乳房(BSE)

Covariate：检查获益(PB)　　　　　　　　　　　* 纳入连续型自变量

| Save | ：

　　 | Saved variables |　　☑ Pre**d**icted category　　* 将预测类别及概率输出并保存于数据

　　☑ **G**oodness-of-fit　　☑ Predicted category pro**b**ability　　库中;给出模型的拟合度检验

　　 | Continue |

| OK |

　　在本次 SPSS 操作中,将 PB、SYMPT、HIST、BSE 均放在 Covariate 选项框中,后三个变量为两分类变量,也可以放在 Factor 选项框中。例如:将 HIST 放在 Factor 选项框中,解释时是无病史(＝0)与有病史(＝1,参照)的比较;而放在 Covariate 选项框中,则为有病史(＝1)与无病史(＝0,参照)的比较。因此,两者的回归系数相反。

　　模型系数及分类表与书中的表 12.9 及表 12.10 相同,此处不再列出。

12.6.4　有序 logistic 回归的 SPSS 实现

　　例 12.5 的有序 logistic 回归的 SPSS 实现步骤如下:

Analyze→Regression→Ordinal

Dependent：疗效(Y)　　　　　　　　　　　　* 纳入应变量

Factors：　　　　　　　　　　　　　　　　* 纳入分类自变量,以最后一个分类为
　　　　　　　　　　　　　　　　　　　　参照

Covariates：基线中医证候评分(SCORE)、组别(GRP)、　　* 纳入连续型自变量
年龄(AGE)

| Output | ：| Display | ：　☑ Test of paralle**l** lines　　* 进行平行线检验

　　 | Saved variables | ：　☑ Pre**d**icted category　　* 将预测类别及概率输出并保存于数
　　　　　　　　　　　　　　　　　　　　　据库

　　　　　　　　　☑ Predicted category pro**b**ability

| Continue |

| OK |

表 12.15 说明平行性检验是通过的,可以使用有序 logistic 回归进行分析。模型系数与书中的表 12.12 相似,此处不再列出。

表 12.15 平行线检验

Model	-2 Log Likelihood	Chi-Square	df	Sig.
Null Hypothesis	606.421			
General	599.344	7.077	6	.314

注意在 SPSS 输出结果的系数中,除了常数项外,自变量的回归系数前需加上负号。

本 章 小 结

1. logistic 回归簇和多元线性回归都用于分析一个应变量与多个自变量间的关系,不同之处在于多元线性回归要求应变量 Y 是数值型且服从正态分布的资料,而 logistic 回归簇的应变量为定性资料。logistic 回归簇主要介绍了两分类应变量的非条件 logistic 回归与匹配资料下的条件 logistic 回归、有序应变量的有序 logistic 回归与无序应变量的多项 logistic 回归。本章介绍了 logistic 回归、条件 logistic 回归、多项 logistic 回归与有序 logistic 回归。

2. 筛选自变量是回归中一个很重要的问题,logistic 回归主要有向后剔除法与向前筛选法两种筛选自变量方法。这两种方法在 logistic 回归、条件 logistic 回归与多项 logistic 回归的 SPSS 操作中均可实现,但在有序 logistic 回归并没有自变量的筛选,可以利用人工后退来筛选自变量。在四种回归模型中,自变量类型既可以是数值资料,又可以是分类资料,本章介绍了自变量的设置方法,如:无序多项分类变量一定要生成哑变量,有序分类变量如果不存在回归系数的线性关系(或 OR 值的倍数关系)一定要考虑生成哑变量。

复习思考题

一、选择题

1. 下列关于 logistic 回归的说法中,不正确的是( )。

A. logistic 回归可用于校正混杂因素

B. logistic 回归可用于筛选危险因素

C. logistic 回归可用于定性变量

D. logistic 回归仅可用于完全随机设计的资料

2. 为了研究食管癌与吸烟及饮酒间的关系,某研究者收集 3 103 例病人,建立如下方程:$\text{logit}P = -0.909\,9 + 0.885\,6X_1 + 0.526\,1X_2$,系数 0.885 6 的意义为( )。

A. 吸烟与不吸烟相比,食管癌与非食管癌的比数比为 0.885 6

B. 吸烟与不吸烟相比,食管癌与非食管癌的比数比为 $e^{0.888\,56}$

C. 固定饮酒,吸烟与不吸烟相比,食管癌与非食管癌的比数比为 0.885 6

D. 固定饮酒,吸烟与不吸烟相比,食管癌与非食管癌的比数比为 $e^{0.888\,56}$

3. logistic 回归簇适用于应变量为( )。

A. 分类值的资料   B. 连续型的计量资料

C. 正态分布的资料   D. 任意资料

4. 在 1∶2 匹配病例对照研究中,宜选用下列哪种分析方法? (　　　)。

A. logistic 回归 　　　　　　　　　　　　B. 条件 logistic 回归

C. 多项 logistic 回归 　　　　　　　　　　D. 有序 logistic 回归

5. 将年龄转换为有序变量赋值为≤35(=1),35~45(=2),>45(=3),并在软件包中将年龄作为连续型变量纳入方程,如果在 logistic 回归方程中对应的 OR 值为 1.5,则>45 岁与≤35 岁的 OR 值为(　　　)。

A. 3 　　　　　　　　　　　　　　　　　B. $e^{1.5}$

C. 1.5^2 　　　　　　　　　　　　　　　D. 4.5

6. 关于 logistic 回归分析方法的叙述,下列不恰当的是(　　　)。

A. 如果某自变量的回归系数为正值,则 OR>1

B. logistic 回归模型是一种概率型非线性回归模型

C. 如果某自变量的回归系数为负值,则 0<OR<1

D. logistic 回归模型的自变量不能是数值变量,只能是有序和无序的分类变量

二、简答题

1. logistic 回归、条件 logistic 回归、有序 logistic 回归与多项 logistic 回归在应变量类型上有何区别? 它们对应的方程分别为何?

2. logistic 回归与条件 logistic 回归的区别与联系是什么?

3. logistic 回归与多元线性回归有什么不同?

4. 四种 logistic 回归分析可使用哪些类型的自变量? 如何设置?

5. 例 7.5 中的资料可采用哪些统计分析方法?

6. 例 8.3 中的资料可采用哪些统计分析方法?

三、计算分析题

1. 在哮喘病的病例对照研究中,病例组有 318 例,对照组有 1 032 例,考虑了性别、年龄、BMI、SMOKE 及两个 SNP (rs1422993 与 rs765023)。请回答以下问题:

表 12.16　哮喘病的病例对照研究变量赋值表

变量	变量赋值	变量代码
组别	0=对照,1=病例	Y
性别	1=男,2=女	GENDER
年龄	岁	AGE
BMI	kg/m²	BMI
吸烟	0=不吸,1=吸	SMOKE
rs1422993	1=GG, 2=GT, 3=TT	X_1
rs765023	1=TT, 2=TC, 3=CC	X_2

(1) 如果要比较性别、rs765023 对哮喘病是否有影响,可采用哪些统计分析方法?

(2) 将 BMI 与年龄分别生成等级变量 BMI_grp(<23.9, 24~26.9,27~29.9,≥30),AGE_grp(≤35,35~45,>45),分析性别、年龄分组(AGE_grp)、BMI 分组(BMI_grp)、SMOKE、rs1422993 与 rs765023 对哮喘病的影响。

2. 在某项临床试验中,需要分析性别、治疗方法对疗效的影响。请回答以下问题:

表 12.17 某项临床试验的资料整理表

性别	疗效			
	治疗方法	显效($x=0$)	有效($x=1$)	无效($x=2$)
男(sex=0)	新疗法(treat=1)	5	2	7
	传统疗法(treat=0)	1	0	10
女(sex=1)	新疗法(treat=1)	16	5	6
	传统疗法(treat=0)	6	7	19

(1)单独分析治疗方法对疗效的影响,可采用的统计分析方法有哪些?

(2)分析控制性别后,新疗法与传统疗法差异是否有统计学意义。

3. 研究大出血的影响因素时,考虑人流史与妊高征两个影响因素。请回答以下问题:

表 12.18 人流史与妊高征对大出血影响的资料整理表

分组		有人流史	有妊高征	有人流史及妊高征	无
对照	$y=0$	143	18	9	575
宫缩乏力大出血	$y=1$	21	10	3	121
胎盘因素大出血	$y=2$	9	1	5	18
合计		173	29	17	714

(1)若要分析有、无人流史两组中结局是否有差异,可采用哪些统计分析方法?

(2)分析人流史与妊高征对大出血的影响。

13 医学随访资料的统计分析

随访(follow-up)资料是医学研究中常见的一种资料。在随访研究中,研究者不仅关心事件发生的结局,同时还关心发生这种结局所经历的时间。例如,对肾移植手术后、安放心脏起搏器后的疗效评价,不仅要考虑患者是否存活,还要考虑其生存时间。

前面章节所介绍的 t 检验、卡方检验等方法不能同时分析随访结局和随访时间,随访资料的分析通常采用生存分析(survival analysis),它是将研究对象的随访结局和随访时间两个因素综合起来考虑的一种统计分析方法,并能充分利用所获得的信息,达到较准确、全面地评价和比较随访资料的目的,是临床试验和队列研究的一种重要分析手段。

同其他资料一样,随访资料生存分析的主要内容包括统计描述与统计推断两方面。统计描述强调生存过程,除了估计中位生存时间、生存率及其标准误,还要绘制反映生存过程的生存曲线;统计推断除了估计总体生存率的置信区间外,还要比较生存曲线间差异的假设检验,以及考虑影响因素的 Cox 回归。

13.1 生存分析的基本概念与方法

在医学研究中,随访研究有两种常见模式:一种是所有研究对象同时进入观察,这种方式多见于动物实验、流行病学现场研究;另一种是研究对象从起点以及起点后陆续进入观察,即研究对象起点事件的日期不相同,临床随访研究一般属于该模式。图 13.1 表示 5 个乳腺癌病人从 2015 年 1 月以后陆续进入观察至 2019 年 12 月截止时其生存状况,它属于随访研究的第二种模式。

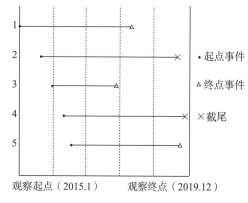

图 13.1　医学随访研究模式示意图

1. 起点事件与终点事件

不管何种模式的随访,在设计时都要明确地规定观察起点事件与终点事件。起点事件是反映随访特征起始的事件。如肾移植手术、疾病确诊等。同一随访研究有时可能有几个可供选择的起点事件,如住院、疾病确诊、开始治疗、出院等。这时应根据研究的目的和生存时间确定一个事件作为起点,其他的事件可作为分析时组间比较或考察的影响因素。例如,对乳腺癌患者手术预后影响的随访研究,其起始事件可规定为乳腺癌切除或出院。

终点事件,又称为死亡事件(death event)或失效事件(failure event),不单指通常意义下的死亡,而是泛指某种处理措施失败或失效的特征事件。终点事件与起点事件是有联系的两个事件。终点事件由研究目的确定,因此在研究中必须明确规定。死亡、痊愈、复发、发病或毒性反应的出现等常作为终点事件。例如:乳腺癌病人手术后复发,肾移植病人肾功能衰竭,白血病患者化疗后复发等。

2. 生存时间

狭义地讲,生存时间(survival time)是患某种病的病人从发病到死亡所经历的时间。广义上而言,生存时间是指随访研究对象起点事件与终点事件间的时间间隔。例如,带状疱疹病人用药开始与痊愈的时间间隔,戒烟开始与重新吸烟的时间间隔,儿童接种腮腺炎疫苗与发生腺炎的时间间隔,接触毒物与发病的时间间隔等。生存时间的计算要明确规定起点事件、终点事件及测量尺度（如 h、d、周、月、年等时间单位）。

3. 截尾值

在随访研究中，若能准确知道每个研究对象的起点事件与终点事件，就能获得确切的生存时间，这类数据称为完全数据（complete data），并用 t 表示生存时间。图 13.1 中第 1、3、5 号病人观察至终点事件，为完全数据，其生存时间分别为 $t_1 = 3.5$ 年、$t_3 = 1.8$ 年、$t_5 = 2.8$ 年。但在实际工作中，由于某种原因，部分病人难以观察到终点事件，以致不能获得确切的生存时间，这类数据称为截尾数据（censored data），或称为删失数据，用 t^+ 表示截尾数据从起点到截尾时点所经历的时间。图 13.1 中第 2、4 号病人未观察到终点事件，为截尾数据，其随访时间分别为 $t_2^+ = 4.2$ 年、$t_4^+ = 3.7$ 年。

产生截尾数据的主要原因有三种：① 失访，指中途失去联系，如信访无回信、上门采访不见人、电话采访不搭理、外出或搬迁没留地址等；② 退出，指退出研究，如因意外死亡、死于其他与研究疾病无关的原因、临床试验中临时改变方案等而中途退出研究；③ 随访截止，指研究时限已到但未发生终点事件而终止观察，临床随访和动物实验都常见此情况。

4. 生存率

生存率（survival rate），又称为累积生存率，指观察对象生存时间 T 大于或等于某个时间 t 的概率，用 $S(t) = P\{T \geq t\}$ 表示。实际上，生存率也是一个广义上的概念，根据不同的终点事件，它可以是有效率、缓解率等。如白血病化疗以白血病复发为终点事件，这时生存率为缓解率。

当资料无截尾数据时，则其生存率的计算与第 2 章率的计算公式一致，即 $S(t) = t$ 时刻仍生存的例数/观察对象总例数。但当资料含有截尾数据时，上式就不能直接使用，后面将介绍乘积极限法，它充分考虑了截尾数据的信息。

5. 生存分析的基本方法

（1）参数法　这类方法要求观察对象的生存时间服从某一特定的分布，通过估计该分布的参数获得生存率的估计及统计推断。常见的生存时间的分布有指数分布、Weibull 分布、对数正态分布等。

（2）非参数法　不论资料是何种分布，只需根据样本提供的生存时间的前后顺序统计量来估计生存率。其主要方法有乘积极限法（product-limit method）与寿命表法（life table method）。对于两组与多组生存率的比较，不论其生存时间的分布属于何种分布，都假设其分布是相同的，常见的方法有对数秩检验（log-rank test）。

（3）半参数法　在 Cox 比例风险回归（Cox's proportional hazard regression）中，风险函数不需要指定分布类型，而预后因素函数为指数函数，它具有参数模型形式，该模型是一种半参数模型。

医学研究中，大量的生存资料其分布是不规则、不确定的或未知分布的，因而常用非参数法与半参数法进行研究。

13.2　生存率估计

根据样本的大小，生存率的估计方法有两类：乘积极限法和寿命表法。

13.2.1　小样本生存率估计的乘积极限法

乘积极限法是 Kaplan 与 Meier 在 1958 年提出的，故又称为 Kaplan-Meier 法。其主要适用于观察例数较少，不需要对病人按随访时间进行分组的样本估计。乘积极限法的基本思想是依据实际资料计算不同时刻的死亡概率和生存概率，然后由概率乘法法则估计出生存率。下面结合实例介绍该方法的应用。

【例 13.1】　某研究机构收集了 15 名雌激素受体（ER）低的 Ⅲ 期乳腺癌患者的资料。这 15 名患者经过治疗后,其生存时间(月)如下:9,12,14,15,15$^+$,17,21,22,23,23,31,34,35,53$^+$,60$^+$。试估计其生存率与标准误。

1. 计算生存率与标准误

(1) 对生存时间进行排序和编号　将生存时间从小到大排序并逐个编号。遇有相同生存时间,则只排一个;截尾值与非截尾值的生存时间相同时,则分别列出且截尾值排在非截尾值后面。具体的序号与排列顺序见表13.1中第(1)(2)栏。

本例中第9、10两个患者的生存时间均为23个月,则其序号对应的都是9,故第(1)栏的序号只有14个;第4、5两个患者的生存时间分别为15个月与15$^+$个月,第5个患者为截尾值,应排在后面,即 $t_4=15$,$t_5=15^+$。

(2) 计算死亡人数 d_i　即在生存时间 t_i 的死亡人数,见表13.1第(3)栏。如生存时间为23个月时有2例死亡,相应的 $d_9=2$。当生存时间为截尾值时则表示该时刻患者未死亡,所以死亡人数为0,如 $d_5=0$。

表 13.1　15 例 Ⅲ 期乳腺癌患者生存数据的生存率与标准误

序号 $i(1)$	生存时间 t_i/月(2)	死亡人数 $d_i(3)$	期初观察人数 $n_i(4)$	条件死亡概率 $q_i(5)$	条件生存概率 $p_i(6)$	生存率 $S(t_i)(7)$	生存率的标准误 SE$[S(t_i)]$(8)
1	9	1	15	0.066 7	0.933 3	0.933 3	0.064 4
2	12	1	14	0.071 4	0.928 6	0.866 7	0.087 8
3	14	1	13	0.076 9	0.923 1	0.800 0	0.103 3
4	15	1	12	0.083 3	0.916 7	0.733 4	0.114 2
5	15$^+$	0	11	0.000 0	1.000 0	0.733 4	0.114 2
6	17	1	10	0.100 0	0.900 0	0.660 1	0.124 1
7	21	1	9	0.111 1	0.888 9	0.586 8	0.130 2
8	22	1	8	0.125 0	0.875 0	0.513 5	0.133 0
9	23	2	7	0.285 7	0.714 3	0.366 8	0.129 2
10	31	1	5	0.200 0	0.800 0	0.293 4	0.122 4
11	34	1	4	0.250 0	0.750 0	0.220 1	0.111 7
12	35	1	3	0.333 3	0.666 7	0.146 7	0.095 5
13	53$^+$	0	2	0.000 0	1.000 0	0.146 7	0.095 5
14	60$^+$	0	1	0.000 0	1.000 0	0.146 7	0.095 5

(3) 计算期初观察人数 n_i　即在该时刻以前的病例数,见表13.1中第(4)栏。如,$n_4=12$ 表示恰好在15个月前有12人存活。t_{i+1} 时刻的期初观察人数 n_{i+1} 为 t_i 时刻期初观察人数 n_i 减去 t_i 时刻的死亡人数 d_i 或截尾人数。

(4) 计算条件死亡概率 q_i 和条件生存概率 p_i　其计算公式为:

$$q_i=d_i/n_i,p_i=1-q_i \tag{13.1}$$

式中 q_i、p_i 分别表示在时刻 t_i 前存活的条件下观察对象在 t_i 时死亡和生存的概率。

(5) 计算生存率 $S(t_i)$　根据据概率乘法定理,生存率的计算公式为:

$$S(t_i)=\prod_{j\leqslant i}p_j=p_1\times p_2\times\cdots\times p_i=S(t_{i-1})\times p_i \tag{13.2}$$

即某时点生存率为小于和等于 t 时刻的各时点条件生存概率的乘积。如：

$$S(t_4)=p_1 \times p_2 \times p_3 \times p_4 = S(t_3) \times p_4 = 0.800\ 0 \times 0.916\ 7 = 0.733\ 4$$

值得注意的是,截尾数据的条件死亡概率为 0,条件生存概率为 1,因此其生存率与前一个非截尾数据的生存率相同。如 $t_4 = 15$ 与 $t_5 = 15^+$ 的生存率均为 0.733 4。

(6) 计算生存率的标准误 $\text{SE}[S(t_i)]$ 生存率的标准误公式为：

$$\text{SE}[S(t_i)] = S(t_i) \sqrt{\sum_{j=1}^{i} d_j / [n_j(n_j - d_j)]} \tag{13.3}$$

如 $t_4 = 15$ 个月的生存率的标准误为：

$$\text{SE}[S(t_i)] = 0.733\ 4 \times \sqrt{1/(15 \times 14) + 1/(14 \times 13) + 1/(13 \times 12) + 1/(12 \times 11)} = 0.114\ 2$$

2. 估计各时点总体生存率的 95% 置信区间

由各时点的样本生存率与标准差,根据 Wald 正态近似原理可估计各时点总体生存率的 95% 置信区间,其公式为：

$$S(t_i) \pm z_{\alpha/2} \text{SE}[S(t_i)] \tag{13.4}$$

如 15 个月,总体生存率的 95% 置信区间为 $(0.733\ 4 - 1.96 \times 0.114\ 2, 0.733\ 4 + 1.96 \times 0.114\ 2)$,即认为 ER 水平低的 III 期乳腺癌患者经过治疗后 15 个月总体生存率的 95% 置信区间为 $(0.509\ 6, 0.957\ 2)$。当生存率接近于 0 或 1 时,95%CI 通过 $\ln(-\ln)$ 进行计算。

3. 生存率曲线

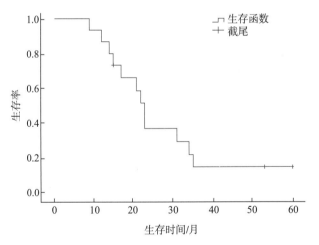

图 13.2　III 期乳腺癌患者的生存曲线

生存曲线是以生存时间 t 为横轴,生存率为纵轴绘制而成的连续阶梯形曲线,用以说明生存时间与生存率间的关系,见图 13.2。从图中可粗略看出,在治疗后 15～35 个月生存率下降速度最快,即这个时间段内死亡率较高。

13.2.2　大样本生存率估计的寿命表法

在实际工作中,很多随访的时间都是 1 年(1 月)进行一次,当随访例数较多时,随访结果只能是某年(月)的观察人数、终点事件人数和截尾人数,而没有每个对象的确切观察时间,只能获得按时间进行分组的资料。另外,当样本量较大时(如大于 100 例),利用乘积极限法可以计算其生存率,但计算量较大,这时可转换成分组资料计算。

对于分组资料的生存率估计可用寿命表法,其原理与乘积极限法相似,也是根据概率的乘积原理,得到各时间点的生存率。下面结合实例介绍寿命表法计算生存率的步骤。

【例 13.2】 某研究机构对某城市 2 418 例男性心绞痛患者进行逐年随访观察,随访后的生存情况如表 13.2,计算各年的生存率及其标准误。

表 13.2 2 418 例男性心绞痛患者生存率计算

序号 $i(1)$	随访年数 $t_i(2)$	死亡人数 $d_i(3)$	截尾人数 $\omega_i(4)$	期初观察人数 $l_i(5)$	校正人数 $l_i'(6)$	死亡概率 $q_i(7)$	生存概率 $p_i(8)$	生存率 $S(t_i)(9)$	生存率的标准误 $SE[S(t_i)](10)$
1	0~	456	0	2 418	2 418.0	0.188 6	0.811 4	0.811 4	0.008 0
2	1~	226	39	1 962	1 942.5	0.116 3	0.883 7	0.717 0	0.009 2
3	2~	152	22	169 7	168 6.0	0.090 2	0.909 8	0.652 4	0.009 7
4	3~	171	23	152 3	1 511.5	0.113 1	0.886 9	0.578 6	0.010 1
5	4~	135	24	1 329	1 317.0	0.102 5	0.897 5	0.519 3	0.010 3
6	5~	125	107	1 170	1 116.5	0.112 0	0.888 0	0.461 1	0.010 4
7	6~	83	133	938	871.5	0.095 2	0.904 8	0.417 2	0.010 5
8	7~	74	102	722	671.0	0.110 3	0.889 7	0.371 2	0.010 6
9	8~	51	68	546	512.0	0.099 6	0.900 4	0.334 2	0.010 7
10	9~	42	64	427	395.0	0.106 3	0.893 7	0.298 7	0.010 9
11	10~	43	45	321	298.5	0.144 1	0.855 9	0.255 7	0.011 1
12	11~	34	53	233	206.5	0.164 2	0.835 4	0.213 6	0.011 4
13	12~	18	33	146	129.5	0.139 0	0.861 0	0.183 9	0.011 8
14	13~	9	27	95	81.5	0.110 4	0.889 6	0.163 6	0.012 3
15	14~	6	33	59	42.5	0.141 2	0.858 8	0.140 5	0.013 7
16	15~	0	20	20	10.0	0.000 0	1.000 0	0.140 5	0.013 7

(1)时间区间"$t_{i-1}\sim$" 根据随访时间或病例生存时间将全部生存时间分成若干个区间"$t_{i-1}\sim$",区间"$t_{i-1}\sim$"表示从确诊日起满 t_{i-1} 年,但未满 t_i 年。本例按随访时间分成 16 个时间区间。序号与区间见第(1)(2)栏,如"1~"表示从确诊日起满 1 年但不满 2 年。

(2)死亡人数 d_i 和截尾人数 w_i 见第(3)(4)栏,它们表示随访已满 t_{i-1} 年,但未满 t_i 年期间死亡与截尾的人数。如:$w_2=39$ 是指随访已满 1 年但未满 2 年截尾的人数。

(3)期初观察人数 l_i 见第(5)栏,它是指时刻 t_{i-1} 前的人数。对于每个个体,只能是生存、死亡或截尾三者之一,所以期初观察人数 l_i 等于下一时间点的期初观察人数 l_{i+1}、死亡人数 d_i 和截尾人数 w_i 之和。其计算公式为:

$$l_{i+1}=l_i-d_i-w_i \tag{13.5}$$

如:$l_2=l_1-d_1-w_1=2\ 418-456-0=1\ 962$。

(4)校正观察人数 l_i' 见第(6)栏,区间"$t_{i-1}\sim$"内的 w_i 个随访对象在该区间内并未观察至区间终点,假定 w_i 个截尾者每人平均观察了区间宽度的一半,那么校正人数为:

$$l_i'=l_i-w_i/2 \tag{13.6}$$

校正人数的计算是为了减少截尾数据对生存率计算的影响。

（5）死亡概率 q_i 和生存概率 p_i　见第（7）（8）栏，它们分别表示在时间 t_{i-1} 至 t_i 年期间死亡与生存的概率。其计算公式为：

$$q_i = d_i / l'_i, \quad p_i = 1 - q_i \tag{13.7}$$

（6）生存率 $S(t_i)$ 计算　见第（9）栏，它表示确诊心绞痛后活过 t_i 年的概率。根据概率的乘法法则，$S(t_i)$ 的计算公式为：

$$S(t_i) = \prod_{j \leqslant i} p_j = p_1 \times p_2 \times \cdots \times p_i = S(t_{i-1}) \times p_i \tag{13.8}$$

（7）生存率的标准误 $\mathrm{SE}[S(t_i)]$　样本生存率的标准误公式为

$$\mathrm{SE}[S(t_i)] = S(t_i) \sqrt{\sum_{j=1}^{i} \frac{q_j}{p_j \times l'_j}} = S(t_i) \sqrt{\frac{q_1}{p_1 \times l'_1} + \frac{q_2}{p_2 \times l'_2} + \cdots + \frac{q_i}{p_i \times l'_i}} \tag{13.9}$$

如"3～"组的生存率 $S(4)$ 的标准误为：

$$\mathrm{SE}[S(4)] = 0.578\,6 \times$$

$$\sqrt{\frac{0.188\,6}{0.811\,4 \times 2\,418} + \frac{0.116\,3}{0.883\,7 \times 1\,942.5} + \frac{0.090\,2}{0.909\,8 \times 1\,686} + \frac{0.113\,1}{0.886\,9 \times 1\,511.5}} = 0.010\,1$$

（8）绘制生存曲线　以生存时间（区间）的中位数为横坐标，生存率为纵坐标，绘制生存曲线图。大样本资料用频数表法估计的生存曲线为折线形，如图 13.3；而小样本资料用直接法估计的生存曲线为阶梯形，如图 13.2。

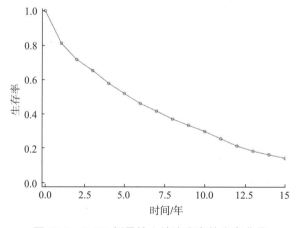

图 13.3　2 418 例男性心绞痛患者的生存曲线

13.3　生存曲线的比较

在医学随访研究中，通常将研究对象按随机化方法分配到两个或多个治疗组中，然后通过比较其生存时间来考察各种治疗方案的优劣；或者分析在同一治疗方案下具有不同特征的研究对象（如雌激素受体水平不同的乳腺癌患者等）生存率的大小，以此来探讨影响这种疗法疗效的因素等。

两组或多组生存率比较的方法有很多，我们主要介绍 log-rank 检验，又称为对数秩检验或时序检验。多个样本生存曲线比较的原理与两个样本生存曲线比较相同，为了便于介绍，以两个样本生存曲线的比较为例。

log-rank 检验的基本思想是在假定两条生存曲线相同的检验假设（H_0）下，根据不同时间两种处理的观察例数和死亡人数,计算出不同组别在各个时期的理论死亡人数。如无效假设成立,则实际死亡数与理论死亡人数不会相差太大,否则应认为无效假设不可能成立,即认为两条生存曲线差异有统计学意义。下面结合实例介绍 log-rank 检验的计算步骤。

【例13.3】 某研究机构为了研究不同的雌激素受体(ER)水平对乳腺癌生存时间的影响,收集了32名Ⅲ期乳腺癌病人的资料,按 ER 水平将其分为 ER 低水平组与 ER 高水平组。经过治疗后,其生存时间如下,试比较不同 ER 水平的生存曲线有无差别。

ER 低水平组:9, 12, 14, 15, 15^+, 17, 21, 22, 23, 23, 31, 34, 35, 53^+, 60^+

ER 高水平组:7^+, 9, 17, 21^+, 22, 22, 34, 34, 41, 49^+, 52^+, 55, 56^+, 58^+, 58^+, 59^+, 59^+

(1) 建立检验假设,确定检验水准

$$H_0:两种乳腺癌患者的生存曲线相同$$
$$H_1:两种乳腺癌患者的生存曲线不同$$
$$\alpha = 0.05$$

(2) 计算统计量

① 排序:把两组资料混合后按时间统一从小到大依次进行排序,其排序方法与乘积极限法的排序基本一致。表 13.3 的第(1)(2)栏为序号与观察时间。

② 观察例数、死亡人数和截尾人数:分别用 n_{1i}、n_{2i} 与 $n_i = n_{1i} + n_{2i}$ 表示在时间点 t_i 两组与合并的观察例数,见第(3)(7)(11)栏;d_{1i}、d_{2i} 与 $d_i = d_{1i} + d_{2i}$ 分别表示在时间点 t_i 两组与合并的死亡人数,见第(4)(8)(12)栏;C_{1i}、C_{2i} 分别表示在时间点 t_i 两组的截尾人数,见第(5)(9)栏。某一时间点的观察例数等于前一个时间点的观察例数减去死亡人数和截尾人数。

③ 计算各组的理论死亡人数:用 T_{1i} 与 T_{2i} 分别表示两组在时间点 t_i 的理论死亡人数,两组的理论死亡人数见第(6)(10)栏。其计算公式为:

$$T_{1i} = d_i \times n_{1i}/n_i, \quad T_{2i} = d_i \times n_{2i}/n_i \tag{13.10}$$

例如 $t_7 = 17$ 个月,低水平组的观察例数为 10 例,两组合计观察例数为 25 例,合计死亡 2 例,则 ER 低水平组的理论死亡人数 $T_{1,7} = 2 \times 10/25 = 0.8$,同理 ER 高水平组的理论死亡人数 $T_{2,7} = 1.2$。

表 13.3 对数秩检验计算表

序号	时间	ER 低水平组				ER 高水平组				合计	
i	t_i	n_{1i}	d_{1i}	C_{1i}	T_{1i}	n_{2i}	d_{2i}	C_{2i}	T_{2i}	n_i	d_i
(1)	(2)	(3)	(4)	(5)	(6)	(7)	(8)	(9)	(10)	(11)	(12)
1	7^+	15	0	0	0.000	17	0	1	0.000	32	0
2	9	15	1	0	0.968	16	1	0	1.032	31	2
3	12	14	1	0	0.483	15	0	0	0.517	29	1
4	14	13	1	0	0.464	15	0	0	0.536	28	1
5	15	12	1	0	0.444	15	0	0	0.556	27	1
6	15^+	11	0	1	0.000	15	0	0	0.000	26	0
7	17	10	1	0	0.800	15	1	0	1.200	25	2
8	21	9	1	0	0.391	14	0	0	0.609	23	1
9	21^+	8	0	0	0.000	14	0	1	0.000	22	0

序号	时间	ER 低水平组				ER 高水平组				合计	
i	t_i	n_{1i}	d_{1i}	C_{1i}	T_{1i}	n_{2i}	d_{2i}	C_{2i}	T_{2i}	n_i	d_i
(1)	(2)	(3)	(4)	(5)	(6)	(7)	(8)	(9)	(10)	(11)	(12)
10	22	8	1	0	1.143	13	2	0	1.857	21	3
11	23	7	2	0	0.778	11	0	0	1.222	18	2
12	31	5	1	0	0.313	11	0	0	0.688	16	1
13	34	4	1	0	0.800	11	2	0	2.200	15	3
14	35	3	1	0	0.250	9	0	0	0.750	12	1
15	41	2	0	0	0.182	9	1	0	0.818	11	1
16	49^+	2	0	0	0.000	8	0	1	0.000	10	0
17	52^+	2	0	0	0.000	7	0	1	0.000	9	0
18	53^+	2	0	1	0.000	6	0	0	0.000	8	0
19	55	1	0	0	0.143	6	1	0	0.857	7	1
20	56^+	1	0	0	0.000	5	0	1	0.000	6	0
21	58^+	1	0	0	0.000	4	0	2	0.000	5	0
22	59^+	1	0	0	0.000	2	0	2	0.000	3	0
23	60^+	1	0	1	0.000	0	0	0	0.000	1	0
合计			12		7.159		8		12.842		

④ 计算 χ^2 统计量:

$$\chi^2 = \frac{\left(\sum d_{1i} - \sum T_{1i}\right)^2}{\sum V_{1i}}, \quad 自由度\ \nu = 组数 - 1 \tag{13.11}$$

式中,V_{1i} 为 ER 低水平组第 i 个序号的方差估计值。

$$V_{1i} = \frac{n_{1i}}{n_i}\left(1 - \frac{n_{1i}}{n_i}\right)\left(\frac{n_i - d_i}{n_i - 1}\right)d_i \tag{13.12}$$

对于 ER 低水平组,$\sum d_{1i} = 12$,$\sum T_{1i} = 7.159$,$\sum V_{1i} = 4.186$。从而有:

$$\chi^2 = (12 - 7.159)^2 / 4.186 = 5.598, \quad \nu = 1$$

(3) 求出 P 值,得出结论

按自由度等于 1,得 $P < 0.05$($P = 0.018$)。即可认为不同水平的雌激素受体的乳腺癌患者的生存曲线是有差别的。

在对数秩检验中,采用 ER 低水平组的资料进行卡方检验,大家也可采用 ER 高水平组的资料进行卡方检验,其结果是相等的。

13.4 Cox 回归模型

log-rank 检验只能进行单因素的分析,即比较两组或多组的生存曲线是否存在差异。但实际应用中,考虑生存时间与预后因素之间的关系时,其影响因素可能有多个。而且生存时间 t 常不满足正态分布和方差齐性的要求,不便用多元线性回归来分析。D. R. Cox 于 1972 年提出用比例风险回归(简称 Cox 回归)来分析。

13.4.1　Cox 回归模型介绍

设模型中有 n 例病人,p 个预后因素用 $X=\{X_1, X_2, \cdots, X_p\}$ 表示。第 $i(i=1, 2, \cdots, n)$ 例病人的生存时间为 t_i,其预后因素 $X_i=\{X_{i1}, X_{i2}, \cdots, X_{ip}\}$。该病人生存到时间 t_i 时的死亡风险函数(hazard function)$h(t, X_i)$ 等于基准风险函数 $h_0(t)$ 与预后因素函数的乘积。死亡风险函数是指在 t 时生存的个体在该时刻的瞬间死亡率,$h_0(t)$ 为当所有预后因素都处于 0(或基准)状态下的风险函数。Cox 比例风险回归模型可写为:

$$h(t, X_i)=h_0(t) \times \exp(\beta_1 X_{i1}+\beta_2 X_{i2}+\cdots+\beta_p X_{ip}) \tag{13.13}$$

模型参数 $\beta_j(j=1, 2, \cdots, p)$ 称为回归系数。将 $h_0(t)$ 移至等式左边并取自然对数后可得到:

$$\ln[h(t, X_i)/h_0(t)]=\beta_1 X_{i1}+\beta_2 X_{i2}+\cdots+\beta_p X_{ip} \tag{13.14}$$

从式(13.14)可看出第 j 个回归系数 β_j 与 $h(t, X_i)$ 间的关系:当 $\beta_j>0$ 时,预后因素 X_i 越大,$h(t, X_i)$ 也越大,病人死亡风险越大;当 $\beta_j<0$ 时,预后因素 X_i 越大,病人死亡风险越小;当 $\beta_j=0$,病人死亡风险与该预后因素无关。根据样本估算得到的 Cox 回归方程可表达为:

$$h(t, X_i)=h_0(t) \times \exp(b_1 X_{i1}+b_2 X_{i2}+\cdots+b_p X_{ip}) \tag{13.15}$$

式(13.15)中的线性部分 $b_1 X_{i1}+b_2 X_{i2}+\cdots+b_p X_{ip}$ 称为预后指数(prognostic index,PI)。具有两个不同预后因素 X_i 与 X_j 的个体,其风险函数之比称为风险比(hazard ratio,HR)或相对危险度(relative risk,RR),它等于:

$$\ln[h(t, X_i)/h(t, X_j)]=b_1(X_{i1}-X_{j1})+b_2(X_{i2}-X_{j2})+\cdots+b_p(X_{ip}-X_{jp}) \tag{13.16}$$

回归系数 b_j 可解释为:固定其他 $p-1$ 个因素后,X_j 每改变一个观察单位所引起的风险比 HR 的自然对数值,即 $\ln HR_j=b_j$。例如只有一个因素,用 X_i 表示 ER 水平,低水平组取值为 0,高水平组取值为 1。对于例 13.3 计算可得到回归系数为 -1.104,$\exp(-1.104)=0.332$。其意义为对于Ⅲ期乳腺癌患者,经治疗后,ER 水平高的病人的死亡风险是 ER 水平低的病人的 0.332 倍。

13.4.2　Cox 模型的 PH 假定

Cox 模型对生存时间的分布形式没有严格要求,因而它比较灵活,适应性强。但 Cox 模型也有比例风险(proportional hazards,PH)假定,假定协变量对生存率的影响不随时间的变化而改变(协变量与时间无关),即风险比值 $h(t)/h_0(t)$ 为固定值。当 PH 假定不满足时,该数据不适用于 Cox 模型。

图 13.4(a) 为 PH 假定满足时的生存曲线图;图 13.4(b) 两条生存曲线存在交叉,称为交叉风险(crossing hazard),不同时间段的 HR 出现相反结论,不满足 PH 假定;图 13.4(c) 称为延迟效应(delay effect,late effect),前期两组 HR 接近于 1,到后期 HR 增大,也不满足 PH 假定;图 13.4(d) 称为递减效应(diminishing effect,early effect),前期 HR 较大,后期 HR 递减并接近于 1,也不满足 PH 假定。

PH 假定可通过以下方法进行判定。① 生存曲线图:分类因素下的不同组别的生存曲线存在明显交叉,可认为 PH 假定不成立。② $\ln[-\ln(S(t))]$ 图:以 $\ln t$ 为横坐标,如果不同组别的 $\ln[-\ln(S(t))]$ 曲线平行,则认为不满足 PH 假定。③ 协变量与时间函数的交互作用:将协变量、协变量与时间[常用时间对数值 $\ln(t)$]的交互项引入 Cox 回归模型,如果交互作用存在统计学意义,则认为不满足 PH 假定。④ ZPH 检验法:该方法认为如果满足 PH 假定,则 Schoenfeld 残差与时间无关。检验残差和生存时间的秩次间的相关性,如果两者间存在相关性,则不满足 PH 假定。

图示法(前两种方法)仅能考虑分类资料的协变量,后两种方法可以考虑分类资料与定量资料的协变量。前3种方法可以通过 SPSS 软件实现,第4种方法可以通过 SAS 或 R 统计软件包实现。需要注意的是,采用不同方法可能得到不同的结果,最好在方案或统计分析计划中事先指定。

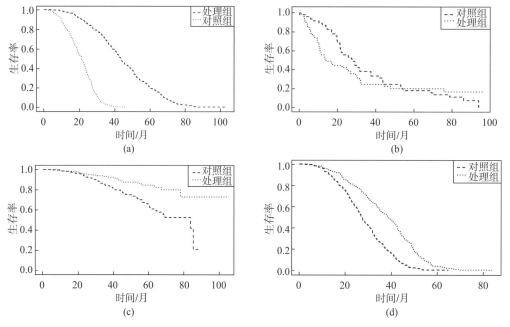

图 13.4　四种常见的生存曲线

13.4.3　模型的准确性

C 指数(C-index),也称为一致性指数(index of concordance),用来评价模型的准确性。C-index 为所有病人对子中预测结果与实际结果一致的对子所占的比例。在 logistic 回归模型中,C-index 等于 ROC 曲线下的 AUC。如果 C-index$\geqslant$0.7,则可以认为模型具有较好的准确性。C-index 的计算可以通过 R 语言实现。

【例 13.4】　收集 499 例透明肾细胞癌数据的年龄,性别,种族,AJCC 肿瘤病理分级,是否曾患恶性肿瘤,是否曾接受治疗,结局,生存时间,上调基因 FERIL4、GS1_600G8.5、LINC01234、RP11_206M11.7,下调基因 PROX1_AS1。5 个基因测量值采用 $\log_2$CPM 表达,CPM 为每百万计数(count-per-million),计算公式如下:CPM＝比对到某基因片段的计数/比对到所有基因片段的总计数$\times 10^6$。变量赋值如下:

表 13.4　变量赋值情况

序号	变量	变量代码	变量赋值
1	年龄	Age_grp	1="$\leqslant$50",2="$\sim$65",3="$>$65"
2	性别	Gender	1＝Male,2＝Female
3	种族	Race	1＝White,2＝Not white
4	原发肿瘤	AJCC_T	0＝TX/T1/T2,1＝T3/T4
5	区域淋巴结	AJCC_N	0＝NX/N0,1＝N1/N2
6	远处转移	AJCC_M	0＝M0/MX,1＝M1
7	肿瘤分期	AJCC_stage	1＝Ⅰ/Ⅱ;2＝Ⅲ/Ⅳ

序号	变量	变量代码	变量赋值
8	曾患恶性肿瘤	Prior_mal	0＝否,1＝是
9	曾接受治疗	Prior_treat	0＝否,1＝是
10	FER1L4	Gene1	
11	GS1_600G8.5	Gene2	
12	LINC01234	Gene3	
13	RP11_206M11.7	Gene4	
14	PROX1_AS1	Gene5	
15	生存时间	Survival_time	d
16	结局	Status	0＝Alive,1＝Death

图 13.5 为远处转移的 $\ln\{-\ln[S(t)]\}$ 图,结果显示两条曲线基本平行。同时,利用 ZPH 检验,得 Schoenfeld 残差和生存时间的秩次之间的相关系数为 $-0.074\ 4$（$P=0.343\ 6$）。两种方法均显示远处转移的 PH 假定基本上满足。

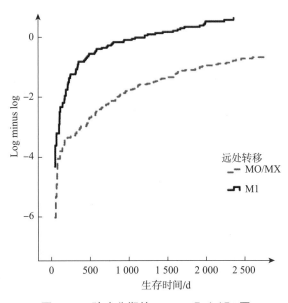

图 13.5　肿瘤分期的 $\ln\{-\ln[S(t)]\}$ 图

以生存时间、结局为应变量,将 14 个可能影响因素作为自变量,进行多元逐步 Cox 回归,方法主要有逐步法、向后剔除法。取 $\alpha_入=0.05$,$\alpha_出=0.10$,结果如表 13.5 所示。

表 13.5　499 例透明肾细胞癌的多变量 Cox 回归结果

变量	回归系数	标准差	Wald χ^2	P	HR	HR 的 95%CI 下限	HR 的 95%CI 上限
Age_grp	14.811	0.001					
≤50	—						
50~65	0.442	0.259	2.905	0.088	1.556	0.936	2.586
>65	0.901	0.260	12.041	0.001	2.462	1.480	4.095

变量	回归系数	标准差	Wald χ^2	P	HR	HR 的 95%CI	
						下限	上限
AJCC_M	0.912	0.194	22.088	<0.001	2.490	1.702	3.642
AJCC_stage	0.717	0.204	12.353	<0.001	2.048	1.373	3.054
Gene2	0.129	0.042	9.350	0.002	1.138	1.048	1.237
Gene3	0.080	0.029	7.636	0.006	1.084	1.024	1.147
Gene4	0.110	0.035	9.984	0.002	1.116	1.043	1.195
Gene5	0.170	0.049	12.121	<0.001	1.185	1.077	1.304

结果显示:年龄对透明肾细胞癌的预后具有影响($P=0.001$),固定其他 6 个因素后,50～65 岁与 ≤50 岁相比,风险比为 1.556;>65 岁与≤50 岁相比,风险比为 2.462。远处转移与无远处转移或无法判断相比的 HR 值为 2.490,Ⅲ/Ⅳ期与Ⅰ/Ⅱ期相比的 HR 值为 2.048。对于基因 GS1_600G8.5、LINC01234、RP11_206M11.7、PROX1_AS1,如果 $\log_2$CPM 增加 1 个单位(即 CPM 值增加 1 倍),HR 值分别为 1.138、1.084、1.116 及 1.185。

本例中,C-index$=0.784>0.7$,因此,可以认为 Cox 比例风险模型具有较好的准确性。

13.5 生存资料的基本要求

生存时间资料的要求除了一般统计资料的要求外,另有特殊的要求:

(1) 完全数据的例数和比例不能太少 完全数据提供了观察对象确切的时间,是统计分析的主要对象。样本大小主要看完全数据例数和比例,而不是总例数,因其信息主要由完全数据提供,比例小则易出现偏性。

截尾数据提供的生存时间的信息是不完的,因此截尾数据不能太多。但这部分数据仍然提供了其实际生存时间不小于观察到的时间的信息,应充分利用这部分资料的信息。

(2) 生存时间尽可能精确 因为多数生存分析方法都是在生存时间排序的基础上进行的,如果生存时间太粗糙,可能造成很多病例的生存时间无法区分。

(3) Cox 模型的 PH 假定 Cox 模型要检验某个影响因素是否有 PH 假定,如果条件不满足,可以考虑非比例风险模型。

13.6 SPSS 操作及其解释

13.6.1 乘积极限法与对数秩检验的 SPSS 实现

例 13.1 的数据集至少包括两个变量:生存时间(time)与结局(outcome)。其 SPSS 实现步骤如下:

Analyze→Survival→Kaplan-Meier

Time:生存时间(time)

Status:结局(outcome)

Define event:Single value:1   *用 1 代表死亡事件

Options：☑ survival tables ☑ mean and median survival

＊输出生存表、生存时间均数与中位数、生存曲线图

Plot：☑ survival

分析结果见表 13.6，表中列对应内容分别为生存时间（时间）、生存结局（状态）、生存率（此时生存的累积比例）的估计值（估计）与标准差（标准误）、死亡的累积例数（累积事件数）及生存的例数（剩余个案数）。

表 13.6　乘积极限法的 SPSS 结果

	Time	Status	Cumulative Proportion Surviving at the Time		N of Cumulative Events	N of Remaining Cases
			Estimate	Std. Error		
1	9.000	死亡	.933	.064	1	14
2	12.000	死亡	.867	.088	2	13
⋮	⋮	⋮	⋮	⋮	⋮	⋮
15	60.000	截尾	.	.	12	0

例 13.3 的数据集至少包含三个变量：生存时间（time）、结局（outcome）及组别（group），log-rank 检验的分析也在 Kaplan-Meier 模块下，该分析在乘积极限法的基础上考虑了组别。其 SPSS 实现步骤如下：

Analyze→Survival→Kaplan-Meier

Time：生存时间（time）

Status：结局（outcome）

[Define event]：Single value：1

＊用 1 代表死亡事件

[Options]：☑ survival tables ☑ mean and median survival

＊输出生存表、生存时间均数与中位数、生存曲线图

Plot：☑ survival

Factor：组别（group）

[Compare factor]：☑ log-rank

＊进行秩和检验

分析结果包括 ER 低水平与 ER 高水平两组对应生存率的计算表、生存曲线、log-rank 检验结果等。表 13.7 列出的 log-rank 检验的卡方值为 5.599，自由度（df）为 1，及 P 值（Sig.）为 0.018。

表 13.7　对数秩检验的 SPSS 结果

	Chi-Square	df	Sig.
log rank(Mantel-Cox)	5.599	1	.018

13.6.2　寿命表法的 SPSS 实现

例 13.2 的数据至少包含生存时间的期初时间（time）、结局（outcome）、频数（freq）三个变量，其

SPSS 实现步骤如下：

Analyze→Survival→Life tables

time：期初时间（time）

Display time interval：0 through $\boxed{15}$ by $\boxed{1}$　　　　＊15 为最后一个时间点的期初时间，1 为观察的时间间隔

Status：结局（outcome）

$\boxed{\text{Define event}}$：Single value 1　　　　＊用 1 代表死亡事件

Options：$\boxed{\checkmark}$ life tables $\boxed{\checkmark}$ survival　　　　＊输出寿命表、生存曲线图

　　表 13.8 输出内容主要包含期初时间、期初观察例数（期初记入数）、截尾人数（期内退出数）、校正人数（历险数）、死亡人数（期间终结数）、死亡概率（终结比例）、生存概率（生存比例）、生存率（期末的累积生存比例）及生存率的标准差（期末的累积生存比例的标准误）等内容（见表 13.8）。

表 13.8　寿命表法的 SPSS 结果

Interval Start Time	Number Entering Interval	Number Withdrawing during Interval	Number Exposed to Risk	Number of Terminal Events	Proportion Terminating	Proportion Surviving	Cumulative Proportion Surviving	Std. Error Cumulative Proportion Surviving
0	2 418	0	2 418.000	456	.19	.81	.81	.01
1	1 962	39	1 942.500	226	.12	.88	.72	.01
⋮	⋮	⋮	⋮	⋮	⋮	⋮	⋮	⋮
15	20	20	10.000	0	.00	1.00	.14	.01

13.6.3　Cox 回归的 SPSS 实现

（1）Cox 回归分析

　　例 13.4 的数据至少包括生存时间（time）、结局（outcome）及影响因素：性别（gender）、年龄（age. grp）等 14 个变量。其 SPSS 实现步骤如下：

Analyze→Survival→Cox regression

Time：生存时间（Surival_time）

Status：生存状态（status）

$\boxed{\text{Define event}}$：Single value $\boxed{1}$　　　　＊用 1 代表死亡事件

$\boxed{\text{Covariates}}$：Age_grp、Gender、Race、…　　　　＊将所有协变量纳入方程

Categorical：Age_grp　　　　＊将年龄分组产生协变量，并以"≤50"为参照
Reference Category: ○ Last ● First

Method：Forward Conditional　　　　＊采用向前筛选法

$\boxed{\text{Options}}$：$\boxed{\checkmark}$ CI for exp(B)　　　　＊输出 RR 值的 95% 置信区间

　　Cox 回归给出了回归系数（B）、回归系数的标准差（SE）、Wald χ^2（Wald）、自由度（df）、P 值

(Sig.)、RR 值[Exp(B)]及其 95%CI。其结果与表 13.5 类似,此处不再给出。

(2) PH 假设的 ln[$-$ln($S(t)$)]图

例 13.4 的 PH 假设的 ln[$-$ln($S(t)$)]图(图 13.5)的 SPSS 实现步骤如下:

Analyze→Survival→Cox regression

Time:生存时间(Survival_time)

Status:生存状态(status)

Define event :Single value: 1 　　　　　　　　*用 1 代表死亡事件

Method:Enter

Strata:肿瘤分期(AJCC_stage) 　　　　　　　*将肿瘤分期纳入分层

plots : √ log minus log 　　　　　　　　　*输出 RR 值的 95%置信区间

在 SPSS 中绘制的 ln[$-$ln($S(t)$)]图中 X 轴为时间 t,而在 SAS 与 R 语言中 X 轴为时间 ln(t),从方法上看,将时间 ln(t)作为 X 轴更为合理。

本 章 小 结

1. 本章主要介绍随访资料生存分析的几个基本概念,如起点事件、终点事件、截尾值、生存时间及生存率等。

2. 根据样本例数的大小,生存分析的统计描述方法有小样本生存率的乘积极限法和大样本生存率的寿命表法,它们主要用于估计各时间点的生存率及其标准误。以观察时间为横坐标,生存率为纵坐标绘制生存曲线,通过它可初步观察生存率在各时间点的变化趋势。

3. 比较两组或多组生存曲线的非参数方法为对数秩检验,该方法不要求生存时间服从某种分布。对数秩检验不是对单个时间点的生存率进行比较,而是对整条生存曲线进行比较。

4. 采用 Cox 回归模型可以对生存时间的影响因素进行分析,并得到每个因素相对应的相对危险度,但模型需要满足 PH 假定。

复习思考题

一、选择题

1. 下列不是产生截尾值的原因的是( )。

A. 死于与处理因素无关的非处理因素

B. 失访

C. 死于处理因素

D. 中途退出试验

2. 下列关于生存分析不正确的说法是( )。

A. 生存分析只可适用于结局为生存与死亡的数据

B. log-rank 检验属于非参数模型

C. 对于两种生存曲线的比较可用 log-rank 检验

D. 随着时间的增加,生存率是不会变大的

3. 随访观察某种慢性病 1 000 人的治疗结果:第一年死了 100 人,第二年死了 180 人,第三年死了 144 人,则该慢性病的 3 年生存率的算法为( )。

A. $(0.9+0.8+0.8)/3$　　　　　B. $1-(0.10 \times 0.20 \times 0.20)$

C. $1-0.10-0.20-0.20$　　　　D. $0.90 \times 0.80 \times 0.80$

二、简答题

1. 随访资料有何特点? 它为什么不能采用 t 检验、方差分析或卡方检验进行分析?

2. 何为截尾值? 常见的截尾值有哪些?

3. 多元线性回归、logistic 回归及 Cox 回归有何异同点?

三、计算分析题

1. 将 12 例颅内肿瘤病人随机分为两组,一组接受放射治疗,另一组接受放疗加化疗(BCNU),随访一年后,生存周数记录如下:

放疗:$10, 26, 28, 30, 41, 12^+$

放疗加 BCNU:$24, 30, 42, 15^+, 40^+, 42^+$

(1) 试估计放疗组各时点的生存率及标准误,并绘制生存曲线。

(2) 请比较两种治疗方案的效果。

2. 1985 年某市肿瘤医院汇总了过去 10 年曾在该医院住院手术的乳腺癌患者 607 例,资料如下:

表 13.9　607 例乳腺癌患者的随访结果

术后年数	0~	1~	2~	3~	4~	5~	6~	7~	8~	9~	10~
期内死亡人数	59	69	43	30	13	7	14	4	3	0	0
期内截尾人数	63	72	55	38	31	26	21	11	15	12	22

问:(1) 此类资料应采用何种方法进行统计分析?

(2) 产生截尾人数的主要可能原因有哪些?

(3) 计算乳腺癌患者的生存率。

3. 对例 13.4 的年龄、原发肿瘤、区域淋巴结、是否曾患恶性肿瘤、是否曾接受治疗及上调基因 FER1L4 进行单因素分析(分别用 log-rank 检验与 Cox 回归进行分析)。

4. 为探讨某恶性肿瘤的预后,某研究机构收集了 41 例患者的生存时间(月)、结局及影响因素。影响因素包括性别、年龄、病理分级、是否复发、PD-L1。变量赋值与资料见表 13.10~表 13.11。请对该资料进行分析。

表 13.10　变量赋值情况

因素	变量名	赋值说明
性别	X_1	1=男,2=女
年龄	X_2	1="<50",2="50~60",3="60~70",4="≥70"
病理分级	X_3	1=Ⅲ级,2=Ⅳ级
是否复发	X_4	0=否,1=是
PD-L1	X_5	0=−,1=＋
生存时间	time	月
结局	status	0=截尾,1=死亡

表 13.11　41 例某恶性肿瘤病人的生存时间及其影响因素

X_1	X_2	X_3	X_4	X_5	time	status	X_1	X_2	X_3	X_4	X_5	time	status
1	3	2	0	1	29	0	1	3	1	1	0	45	1
1	2	1	1	1	31	1	1	2	1	0	1	46	0
1	3	1	0	1	33	1	2	1	2	0	1	47	1
1	2	1	0	0	34	0	1	4	1	1	0	48	1
1	3	1	1	0	34	1	1	2	2	1	1	48	1
1	4	1	1	0	35	1	1	2	1	0	0	49	0
2	4	1	1	1	36	1	1	4	1	0	1	51	0
1	3	1	0	1	36	0	2	2	2	1	0	54	1
1	1	1	1	0	37	1	1	4	1	0	0	55	1
1	2	1	1	0	37	1	1	1	1	0	1	60	1
1	3	1	1	1	38	1	1	3	1	1	0	60	1
1	2	1	1	0	38	1	2	1	1	0	1	60	0
1	2	1	0	1	38	0	2	1	1	0	1	60	0
2	1	1	0	0	39	0	1	4	1	0	0	61	0
2	1	1	0	0	39	0	1	2	1	0	0	65	1
1	1	2	0	0	39	0	1	2	2	0	1	89	1
2	1	1	0	1	39	0	1	2	1	0	1	92	1
1	3	1	1	0	41	1	1	1	2	1	1	96	1
2	2	1	1	1	43	1	1	2	1	0	1	104	1
1	1	1	0	0	43	0	1	1	1	0	1	107	1
							2	1	1	0	1	108	1

14 临床试验中的统计学应用基础

临床试验(clinical trial)指任何在人体(病人或健康志愿者)进行药物的系统性研究,以证实或揭示试验药物的作用、不良反应及(或)试验药物的吸收、分布、代谢和排泄,目的是确定试验药物的疗效与安全性。临床试验是以人为受试对象的研究,具有以下四个特点:一是临床试验必须符合医学伦理学的要求;二是对干预措施进行前瞻性追踪研究;三是临床试验需经历从探索到确证的递进性过程;四是整个临床试验过程易受多种因素影响,可能存在偏倚。本章主要介绍有关新药临床试验中的统计学应用基础,其他临床试验可参照此进行。

14.1 临床试验概述

为确保新药临床试验的科学性、严谨性和规范性,新药临床试验必须经过国家药品监督管理局(National Medical Products Administration,NMPA)批准,必须严格遵守《药品注册管理办法》(2020年)、《中华人民共和国药品管理法实施条例》、《药物临床试验质量管理规范》(Good Clinical Practice,GCP)、《药物临床试验的生物统计学指导原则》以及国际人用药品注册技术协调会(The International Council for Harmonization of Technical Requirements for Pharmaceuticals for Human Use,ICH)指导原则等相关规定。ICH有100多项指导原则,其中ICH-E6为GCP,ICH-E9为统计指导原则,ICH-E10为对照选择指导原则。

14.1.1 药物临床试验分期

按照2020年7月1日起施行的《药品注册管理办法》,药物的临床试验分为Ⅰ、Ⅱ、Ⅲ、Ⅳ期临床试验及生物等效性(Bioequivalence,BE)试验。根据药物特点和研究目的,研究内容包括临床药理学研究、探索性临床试验、确证性临床试验和上市后研究。

Ⅰ期临床试验:初步的临床药理学及人体安全性评价试验。观察人体对于新药的耐受程度和药代动力学,为制定给药方案提供依据。

Ⅱ期临床试验:治疗作用初步评价阶段。其目的是初步评价药物对目标适应证患者的治疗作用和安全性,也包括为Ⅲ期临床试验研究设计和给药剂量方案的确定提供依据。此阶段的研究设计可以根据具体的研究目的,采用多种形式,包括随机盲法对照临床试验。

Ⅲ期临床试验:治疗作用确证阶段。其目的是进一步验证药物对目标适应证患者的治疗作用和安全性,评价利益与风险关系,最终为药物注册申请的审查提供充分的依据。试验一般应为具有足够样本量的随机盲法对照试验。

Ⅳ期临床试验:新药上市后应用研究阶段。其目的是考察在广泛使用条件下的药物的疗效和不良反应,评价在普通或者特殊人群中使用的利益与风险关系以及改进给药剂量等。

生物等效性试验:目的是验证在相似的试验条件下单次或多次服用相同剂量的试验药物后,受试制剂中药物的吸收速度和吸收程度与参比制剂的差异在可接受范围内。

14.1.2 多中心临床试验

多中心临床试验(multicenter clinical trail):系指由一个单位的主要研究者总负责,多个单位的研究者合作,按同一个试验方案(protocol)同时进行的临床试验。多中心临床试验可以在较短的时间内纳入所需的病例数,且入选的病例范围广,临床试验的结果更具代表性,但影响因素亦随之更趋复杂。

多中心临床试验必须在统一的组织领导下,遵循一个共同制定的试验方案完成整个试验。应特别注意:① 试验方案必须由参加试验的研究机构的主要研究者共同拟定,并严格遵循。② 各中心试验组和对照组病例数的比例应与总样本的比例相同,以保证各中心齐同可比。③ 试验开始前应对所有参与临床试验的人员,如医师、护士、药师、检验人员、临床协调员(clinical research coordinator,CRC)等进行统一培训。④ 试验过程要由临床监察员(clinical research associate,CRA)进行试验监察,以保证各中心严格按方案执行,对严重违背方案者及时上报。⑤ 采用的评价安全性和疗效的方法必须统一。这里所说的方法包括实验室检查和临床检查的方法和范围,从常规的血、尿、生化指标、肝肾功能、X 线、心电图检查,到特殊的形态和功能检查。不同的实验室采用不同的方法和材料做同一个检查项目,其结果就很难汇总,也很难比较。为了解决这一问题,在临床检验方面,当前主张采用设中心实验室的办法。⑥ 各中心间应考虑一致性问题,对有些指标评定,特别是量表评定,需进行一致性检验。

14.1.3 临床试验中的对照组设置及常见的设计类型和比较类型

1. 对照组的设置

临床试验中设立对照组可以将受试药物给病人带来的结果(症状、体征或其他病状的改变)与其他因素,如疾病的自然进展、观察者或者病人的期望、其他治疗措施等造成的结果区分开来。

根据受试者所接受的处理情况,临床试验常用的对照设置可分为以下几种类型:

(1)空白对照(no-treatment control) 临床试验中对照组并未给予任何处理称为空白对照。临床试验中很少采用空白对照,但在某些情况下,盲法试验无法或难以进行,如手术等,此时使用安慰剂对照没有意义,这时可以使用空白对照。

(2)安慰剂对照(placebo control) 在临床试验中,如果对照组使用的制剂在外观如剂型、大小、颜色、质量、气味、口味等方面都与试验药一致,但不含有试验药物的有效成分,这种对照称为安慰剂对照。安慰剂对照常用于消除主观因素的干扰,包括来自研究者和受试者的干扰。安慰剂对照试验常常是双盲试验,但是使用安慰剂的临床试验不一定就是安慰剂对照试验。例如在阳性药物对照试验中,为了保证双盲试验的执行,常采用双模拟技术。这种技术是指在临床试验中,当试验药和对照药外观不一致时,可为试验药和对照药各准备一种安慰剂,以使试验药与对照药在用药时的外观与给药方法方面达到一致。这样的临床试验是阳性药物对照试验,而不是安慰剂对照试验。使用安慰剂对照必须注意伦理学方面的问题。当一个临床试验所研究的适应证尚没有经过批准的有效药物时,使用安慰剂对照并不存在伦理问题;但是,在研究的条件下,已经具有有效药物,而该药物已经给受试者带来一定的益处,这时再用安慰剂对照就存在伦理问题,一般不能采用。

(3)剂量—反应对照(dose-response control) 将试验药物设计成几个剂量,而受试者被随机地分入一个剂量组中,观察不同剂量的效应,这样的临床研究称为剂量—反应对照,它可以包括安慰剂对照即零剂量(zero dose),也可以不包括安慰剂对照。剂量—反应对照主要用于研究剂量和疗效、不良反应的关系,或者仅用于说明疗效。剂量—反应对照有助于回答给药方案中采用的剂量是否合适。

(4)阳性药物对照(active/positive control) 在临床试验中采用已知的有效药物作为试验药的对照,称为阳性药物对照。阳性对照药物必须是疗效肯定、医学界公认的药物。最权威的公认是药典中收载的药物,特别是最近药典中收载,对所研究的适应证最为有效安全的药物。阳性药物对照应该是随机双盲的,双盲执行过程常是双模拟的;阳性药物对照可以是平行对照也可以是交叉对照。试验药与阳性药物对照之间的比较需要在相同条件下进行,阳性对照药物使用的剂量、给药方案必须是该药最优剂量和最优给药方案。

(5) 外部对照(external control) 在临床试验中,以试验对象以外的数据为对照,评价所研究的干预效果。外部对照经常采用外部的历史对照(historical control)。外部对照组数据可能来自之前的临床试验数据或真实世界数据(real world data,RWD),例如来自登记数据、电子健康记录(electronic health record,EHR)等。

2. 设计类型

(1) 平行组设计(parallel group design) 是最常用的临床试验设计类型,可为试验药设置一个或多个对照组,试验药也可设多个剂量组。对照组可分为阳性或阴性对照。阳性对照一般按所选适应证采用当前公认的有效药物,阴性对照一般采用安慰剂,但必须符合伦理学要求。试验药设一个或多个剂量组完全取决于试验方案。

(2) 交叉设计(crossover design) 按事先设计好的试验次序,在各个时期对受试者逐一实施各种处理,以比较各处理组间的差异。交叉设计是将自身比较和组间比较设计思路综合应用的一种设计方法,它可以控制个体间的差异,同时减少受试者人数。交叉设计的优点见第 3 章 3.2.3。

交叉设计是生物等效性试验经常采用的方法。最简单的交叉设计是 2×2 形式,称为两制剂、两周期、两序列交叉设计,也是一种最常见的交叉设计。如果需要准确估计某一制剂的个体内变异,可采用重复交叉设计。重复交叉设计包括部分重复(如两制剂、三周期、三序列)或者完全重复(如两制剂、四周期、两序列),具体内容可见《生物等效性研究的统计学指导原则》。

(3) 析因设计(factorial design) 将两个或多个试验因素的各水平进行组合,对各种可能的组合都进行试验,从而探讨各试验因素的主效应以及各因素间的交互作用。

析因设计的优点在于其试验的全面性和高效性。析因设计可以全面均衡地对试验用药物剂量的不同水平进行组合,分组进行试验,以最小的试验次数探讨每个试验用药物各剂量间的差异,同时可获取各试验用药物间是否存在交互作用的信息;还可以通过比较各种试验组合,探索两种药物不同剂量的适当组合。

(4) 适应性设计(adaptive design) 确证性临床试验的设计一般基于前期探索性研究结果,样本量估计参数基于前期结果。但前期的数据有限,效应量可能会存在较大的偏差,从而直接影响试验的成败。随着药物研发的推进,临床研究的技术方法不断发展,适应性设计也得到越来越多的研究与应用。适应性设计允许根据试验期间累积的数据对试验设计进行修改,以修正初始设计的偏差,从而提高试验的成功率及效率。常用的适应性设计有成组序贯设计、样本量重新估计、富集设计、主方案设计等,具体见《药物临床试验适应性设计指导原则》。在进行适应性设计时需要注意:方案中需要明确规定所用的具体适应性设计方法;如有期中分析,需要明确期中分析的时间点,期中分析一般由独立的数据监察委员会(Data Monitoring Committee,DMC)及独立的统计支持团队完成;需要考虑犯总Ⅰ类错误的概率的控制方法,常用方法包括 O'Brien-Fleming 方法、Pocock 方法和 Lan & DeMets 方法等。

3. 比较类型

根据临床试验的目的确定临床试验中的比较类型,通常有三种:

(1) 优效性试验(superiority trial) 目的是显示试验药的治疗效果是否优于对照药,包括:试验药是否优于安慰剂,试验药是否优于阳性对照药,或进行剂量间效应的比较。

(2) 等效性试验(equivalence trial) 目的是确认两种或多种治疗的效果差别大小在临床上并无重要意义,即试验药与阳性对照药在疗效上相当。

(3) 非劣效性试验(non-inferiority trial) 目的是显示试验药的治疗效果在临床上不劣于阳性对照药。

试验中所选择的比较类型应从临床角度考虑,并在制定试验方案时确定下来。通常在以阳性为对照的临床试验中,如果要说明试验药物的效果不劣于阳性对照药时,多倾向于进行非劣效性试验。

14.2　临床试验中的统计学应用基础

14.2.1　临床试验中的随机化、盲法及样本量估计

1. 随机化(randomization)

在临床试验中可能产生偏倚和变异。为确保临床试验的完整性,控制偏倚和变异极为重要。在比较性临床试验中,通常使用随机化将患者分配至各治疗组以控制有意或无意的偏倚。随机化的目的不仅仅在于将具有相似特征的患者划分为具有可比性的小组,还要为临床评估研究药物提供可靠的统计学检验方法。

(1)定义　随机化是指使临床试验中的受试者有同等的机会被分配到试验组或对照组中,而不受研究者和/或受试者主观意愿的影响,可以使各处理组的各种影响因素(包括已知和未知的因素)分布趋于相似。随机化包括分组随机和试验顺序随机。

(2)随机化实现　临床试验的随机分配表就是用文件形式写出对受试者处理的随机安排。在最简单的情况下,它是处理(在交叉试验中是处理顺序)的序列表,或者是按受试者号进行的相应编码。由于临床试验入选受试者的过程较长,为减少季节、疾病流行等因素对疗效的影响,一般采用区组随机化方法分配受试者。区组随机化要先根据处理组数确定区组中对象的数目,即区组长度,然后将对象在区组内按预定的比例进行随机分配。区组长度一般取处理组数的2~3倍。这样进行随机化将有助于增加处理组间的可比性,还可以确保整个试验期间进入每一组的对象数基本相等。

在多中心临床试验中,常常按照试验的中心组织随机化过程,即按中心分层进行区组随机化,这又可称为分层区组随机化。分层区组随机化有助于保持层内的均衡性,减少偏倚。除按中心分层外,还可按照基线资料中的重要预后因素(如疾病的严重程度)等进行分层的随机化。分层的因素不宜多,且在以后的分析中应加以说明。

当样本量、分层因素、组间比例及区组大小确定后,便可在计算机上使用统计软件(例如 SAS 等)生成随机分配表。随机分配表必须有可以重新生成的能力,即当生成随机数的初值、分层、区组大小确定后能使这组随机数重新生成。其中,生成随机数的参数、随机数、随机分配表及试验用药物编码应作为临床试验的盲底妥善保存,随机化的细节(如区组长度等)不应包含在试验方案中。

2. 盲法(blinding)

虽然随机化可以避免用统计学合理评估试验药物时出现偏倚,但这并不能规避治疗方法被识别出后,在报告、评估、数据处理和统计学分析时出现的主观判断造成的偏倚。由于这种主观性和判断性偏倚直接或间接地与治疗相关,因此这种偏倚可能严重扭曲对治疗效果的统计学推断。在实践中,要定量判断这些偏倚及其对治疗效果评估的影响相当困难。因此,在临床试验中必须通过防止识别出治疗方法而消除这些偏倚,这种方法称为设盲(blinding, masking)。根据设盲程度的不同,盲法分为双盲(double blind)、单盲(single blind)和非盲(non-blind, open-label)。一般将参与试验过程的所有人员,包括临床医生、护士、监察员、数据管理人员、统计分析人员统称为研究者。双盲临床试验是指研究者和受试者在整个试验过程中均不知道受试者接受的是何种处理的临床试验;单盲临床试验是指仅受试者处于盲态的临床试验;非盲临床试验是指研究者和受试者均了解受试者接受了哪种治疗的临床试验。如条件许可,应尽可能采用双盲试验,尤其是试验的主要变量易受主观因素干扰时,更应采用双盲试验。如果双盲不可行,则应优先考虑单盲试验。在某些特殊情况下,无法进行盲法试验时,可考虑进行非盲的临床试验。

三种类型的临床试验均需要随机化,过程中可以采用分层区组随机化方法。在双盲临床试验中区组长度一般是固定的,如在两处理组等比例情况下设为 4。在单盲或非盲临床试验中,为避免研究

者对组别的猜测,对病人进行选择性治疗,可采用可变区组的随机化方法,如在两处理组等比例情况下,区组长度可以采用 2、4、6 进行混合。

在双盲临床试验中,须对药物进行编盲,即由不参与临床试验的人员根据已产生的随机分配表对试验用药物进行分配编码。药品管理员将药物按号码连续地发放给病人。完成编盲后的盲底(随机数、产生随机数的参数及试验用药物编码)应一式两份密封,交临床试验负责单位和申请人分别保存。从医学伦理学方面考虑,双盲试验应为每一个编盲号设置一份应急信件,信件内容为该编号的受试者所分入的组别及用药情况。应急信件应密封,随相应编号的试验用药物发往各临床试验单位,由该单位负责保存,非必要时不得拆阅。在发生紧急情况或病人需要抢救必须知道该病人接受的是何种处理时,由研究人员按试验方案规定的程序拆阅。一旦被拆阅,该编号病例将被中止试验,研究者应将中止原因记录在病例报告表中。所有应急信件在试验结束后随病例报告表一起收回,以便试验结束后进行盲态审核。为更加高效、规范地开展临床研究,多中心临床试验经常采用中央随机系统,一般基于交互式网络响应系统(interactive web response system,IWRS)或交互式语音响应系统(interactive voice response system,ⅣRS)。更常见的是 IWRS,它可实现机化分配、受试者管理、药品管理、紧急揭盲等功能。

双盲临床试验可采用一次或两次揭盲。当试验组与对照组按 1∶1 设计时,一般采用两次揭盲。数据文件经过盲态审核并认定可靠无误后将被锁定,进行第一次揭盲。此次揭盲只列出每个病例所属的处理组别(如 A 组或 B 组)而并不标明哪一个为试验组或对照组。第一次揭盲的结果交由试验统计学专业人员输入计算机,与数据文件连接后,进行统计分析。当统计分析结束后进行第二次揭盲,以明确各组所接受的治疗。

3. 样本量估计

样本量(sample size)即观察例数的多少,又称样本大小。在保证研究结论具有一定可靠性(精度和检验效能)的前提下,常需要在设计阶段就认真估计最少的受试对象数。样本量估计充分反映了科研设计中"重复"的基本原则,样本量过小或过大都有弊端。样本量过小,所得指标不稳定,用以推断总体的精密度和准确度差,检验的功效低,应有的差别不能显示出来,难以获得正确的研究结果,结论也缺乏充分的依据。样本量过大,会增加实际工作的困难,浪费人力、物力和时间。过分追求数量,可能会引入更多的混杂因素,从而影响数据的质量。

药物临床试验样本量应根据试验的主要指标来确定,如一次试验设多个主要指标,应计算每一指标的样本量,取最大数,而且要全面考虑其影响因素,如:设计的类型、主要指标的性质(定量指标或分类指标)、临床上认为有意义的差值、检验统计量、检验假设、犯第一类和第二类错误的概率等。样本量的具体计算方法以及计算过程中所需用到的统计量的估计值及其依据应在临床试验方案中列出,同时需要提供这些估计值的来源依据。样本量的计算公式为:

$$n_2 = \frac{\sigma^2 (Z_{1-\alpha} + Z_{1-\beta})^2 (1 + 1/r)}{(\delta - \delta_0)^2} \tag{14.1}$$

式中 α 为犯第一类错误的概率(通常取单侧 0.025 或双侧 0.05);β 为犯第二类错误的概率(通常取单侧 0.20、0.15 或 0.10),$1-\beta$ 为检验功效;$r = n_1/n_2$;δ 为两组差值的效应量;σ^2 为两组合并方差。对于定量资料 $\delta = \mu_1 - \mu_2$,对于定性资料,$\delta = \pi_1 - \pi_2$。定性资料合并方差为 $\sigma^2 = \pi(1-\pi)$,其中 $\pi = \frac{n_1\pi_1 + n_2\pi_2}{n_1 + n_2}$。临床优效时 δ_0 取为优效性界值,统计优效时 δ_0 取为 0(此时与两组差异性比较公式相同),非劣效性时 δ_0 取为非劣效性界值的负数。例 14.3 中非劣效性界值设定为 12.5%,此时 $\delta_0 = -0.125$,关于 δ_0 的定义见下节。以上给出了两组均数与率差值比较的优效性与非劣效性设计的公式,对于其他资料或设计的样本量可参考其他专著。

【例 14.1】 在一项利用索马鲁肽(semaglutide)治疗 2 型糖尿病的研究中,以安慰剂为对照。主要指标考虑基线与 26 周糖化血红蛋白(HbA$_{1c}$)的改变量,如果试验组与对照组 HbA$_{1c}$ 的改变量两组间差值为 0.69%,合并标准差为 1.03%,临床优效界值为 0.4%,两组间的样本例数为 1:1,试估计样本例数。

本设计属于临床优效性检验,界值为 0.4%。犯第一类错误的概率取为单侧 0.025,检验功效取为 0.8。

$$n_2 = \frac{1.03^2 \times (1.96 + 0.84)^2 \times (1 + 1/1)}{(0.69 - 0.4)^2} = 198.0$$

因此,试验组与对照组的样本各 198 例,合计 396 例。若考虑 20% 的脱落率,则共需纳入 396÷(1−0.2)=495(例)。

【例 14.2】 在接受标准治疗的进展性射血分数降低性心衰患者中,评价间歇性使用左西孟旦对减少 36 周内心血管死亡和心衰再住院的作用。试验组为标准治疗＋间歇性使用左西孟旦,安慰剂组为标准治疗＋间歇性使用安慰剂(生理盐水注射液)。根据资料,标准治疗组 36 周内复合事件应答率为 32.5%,预计试验组 36 周内复合事件应答率为 24%,试验与对照组的比例为 2:1,试进行样本量估算。

本研究为加载(add-on)试验,即临床标准治疗加载左西孟旦与标准治疗的比较,属于统计优效性检验。犯第一类错误的概率取为单侧 0.025,检验功效取为 0.8。两组合并的有效率为 2/3×0.24＋1/3×0.325=0.268,合并方差为 $\sigma^2 = 0.268 \times (1 - 0.268) = 0.196$。

$$n_2 = \frac{0.196 \times (1.96 + 0.84)^2 \times (1 + 1/2)}{(0.24 - 0.325 - 0)^2} = 319.9$$

因此,对照组的样本例数为 320 例,试验组为 640 例,合计例数为 960 例。若考虑 20% 脱落率,则共需纳入 960÷(1−0.2)=1 200(例)。

【例 14.3】 比较他克莫司(TAC)和霉酚酸酯(MMF)在狼疮性肾炎治疗中的疗效,主要观察指标为第 6 个月的 CR 应答率(ACR SLE 疗效标准)。已有研究表明狼疮性肾炎患者 MMF 的 CR 应答率为 58%,进行 TAC 的预试验得到 CR 应答率为 67%,预计 TAC 应答率可以达到 65%。研究设计采用非劣性试验,非劣效性界值设定为 12.5%,两组样本比例为 1:1,试估计样本量。

本设计属于非劣性试验,犯第一类错误的概率取为单侧 0.025,检验功效取为 0.8。两组合并的有效率为 1/2×0.58＋1/2×0.65=0.615,合并方差为 $\sigma^2 = 0.615 \times (1 - 0.615) = 0.237$。

$$n_2 = \frac{0.237 \times (1.96 + 0.84)^2 \times (1 + 1/1)}{(0.65 - 0.58 + 0.125)^2} = 98$$

因此,试验组与对照组的样本各 98 例,合计 196 例。若考虑 10% 的脱落率,则共需纳入 196÷(1−0.1)=218(例)。

14.2.2 非劣效性/等效性试验中的统计推断

1. 确定疗效的界值

优效界值是指试验组与对照组之间的差异具有临床实际意义的最小值。等效或非劣效界值是指试验组与对照组之间的差异不具有临床实际意义的最大值。优效界值、非劣效界值均为预先确定的数值 δ_0,等效界值需要事先确定优侧、劣侧两个数值(上限 δ_{01} 和下限 δ_{02}),理论上两侧界值可以取不等距,但实际中一般取等距。等效界值或非劣效界值的确定应不超过临床上能接受的最大差别范围,需要由主要研究者从临床上认可,而不是依赖于试验统计学专业人员。

非劣效界值是指试验药与阳性对照药相比在临床上可接受的最大疗效损失，小于阳性对照药对安慰剂的优效性试验所观察到的差异。非劣效界值的确定通常应根据统计分析与临床判断综合考虑，并在试验方案中详细说明非劣效界值确定的过程。

非劣效界值的确定可以采用固定界值法，根据既往阳性药与安慰剂的优效性试验，对其疗效差值进行 Meta 分析，取 M_1 小于或等于 Meta 分析 95%CI 的下限 M。非劣效值取为 $M_2=(1-f)M_1$，其中 $0<f<1$，即非劣效于阳性对照，且至少保持了阳性对照疗效 M 的 f 倍，临床试验中一般取 $0.5\leqslant f<0.8$。如：某药物的非劣效研究，经 Meta 分析得到阳性对照较安慰剂的有效率增加 30%，95%CI 为（24%，36%），取 $M_1=24\%$、$f=0.5$，则非劣效界值 $\delta_0=M_2=12\%$。若试验拒绝 H_0，则认为试验药物的有效率非劣效于阳性对照，且保留了阳性对照有效率的 50% 以上。

根据既往的经验，对有些具有专业意义上的变化量的临床定量指标，可提供粗略的界值参考标准，例如血压可取为 0.67 kPa（5 mmHg），胆固醇可取为 0.52 mmol/L（20 mg/dl），白细胞计数可取为 0.5×10^9/L（500 个/mm³）。非劣效性/等效性试验经常是对变化量之间的比较，相应的界值（指变化量之间的差值）应更小。例如血压变化值的等效界值可取为 0.4 kPa（3 mmHg），胆固醇变化值可取为 0.26 mmol/L（10 mg/dl），白细胞计数变化量可取为 0.2×10^9/L（200 个/mm³）。当难以确定时，可酌取 1/5～1/2 个标准差或参比组均数的 1/10～1/5 等。对两组率而言，建议取 15% 以下的值，通常最大不超过对照组样本率的 1/5。

2. 制定检验非劣效性/等效性的假设检验方法

（1）检验假设的构建

无效假设和备选假设分别用 H_0 和 H_1 表示。以 α 作为总的检验水准。表 14.1 列举了几种不同情形下的检验假设，设 T 为试验组参数，C 为阳性对照组参数。以下以高优指标，且为绝对度量的指标（均数差、率差等）为例说明检验假设。

表 14.1　不同试验类型的检验假设

试验类型	无效假设	备选假设	检验水准
非劣效性试验	$H_0: T-C \leqslant -\delta_0$	$H_1: T-C > -\delta_0$	$\alpha/2$
等效性试验	$H_{10}: T-C \leqslant -\delta_0$	$H_{11}: T-C > -\delta_0$	α
	$H_{20}: T-C \geqslant \delta_0$	$H_{21}: T-C < \delta_0$	α
统计优效性试验	$H_0: T-C \leqslant 0$	$H_1: T-C > 0$	$\alpha/2$
临床优效性试验	$H_0: T-C \leqslant \delta_0$	$H_1: T-C > \delta_0$	$\alpha/2$

（2）检验用统计量和结论的推断

① 非劣效性试验

对于定量指标，均数的非劣效性检验采用 t 检验：

$$t = \frac{\delta_0 + (\overline{X}_T - \overline{X}_C)}{S_{\overline{X}_T - \overline{X}_C}} = \frac{\delta_0 + (\overline{X}_T - \overline{X}_C)}{\sqrt{S_c^2(1/n_T + 1/n_C)}} \tag{14.2}$$

式中 $S_{\overline{X}_T - \overline{X}_C}$ 为两组均数差值的标准误，S_c 为合并标准差（公式见第 5 章 t 检验）。

对于定性指标，率的非劣效性检验用 Z 检验：

$$Z = \frac{\delta_0 + (p_T - p_C)}{S_{p_T - p_C}} \tag{14.3}$$

式中 $S_{p_T - p_C}$ 为两组率差值的标准误，其公式为：

$$S_{p_T-p_C}=\sqrt{p_T(1-p_T)/n_T+p_C(1-p_C)/n_C} \tag{14.4}$$

② 优效性试验

均数的优效性检验公式为：$t=\dfrac{(\overline{X}_T-\overline{X}_C)-\delta_0}{S_{\overline{X}_T-\overline{X}_C}}$。率的优效性检验公式为：$Z=\dfrac{(p_T-p_C)-\delta_0}{S_{p_T-p_C}}$。与非劣效性检验不同的是分子$\delta_0$的符号。

③ 等效性试验

均数的等效性检验需进行两次单侧 t 检验，一次为劣方向上的检验，另一次为优方向上的检验，其统计量计算公式分别为：

$$t_1=\frac{\delta_0+(\overline{X}_T-\overline{X}_C)}{S_{\overline{X}_T-\overline{X}_C}}, \quad t_2=\frac{\delta_0-(\overline{X}_T-\overline{X}_C)}{S_{\overline{X}_T-\overline{X}_C}}$$

率的等效性检验需进行两次单侧 Z 检验，其统计量计算公式分别为：

$$Z_1=\frac{\delta_0+(p_T-p_C)}{S_{p_T-p_C}}, \quad Z_2=\frac{\delta_0-(p_T-p_C)}{S_{p_T-p_C}}$$

3. 非劣效性/优效性/等效性的置信区间计算方法

置信区间方法亦可用于优效性、非劣效性与等效性的判定。构建有关参数差别的置信区间（confidence interval，CI）作为评价的决策准则，取置信度为 $100(1-\alpha)\%$，计算出 $T-C$ 的置信区间。两组均数差值的 $100(1-\alpha)\%$ 置信区间为 $((\overline{X}_T-\overline{X}_C)-t_{1-\alpha/2,\nu}S_{\overline{X}_T-\overline{X}_C},\ (\overline{X}_T-\overline{X}_C)+t_{1-\alpha/2,\nu}S_{\overline{X}_T-\overline{X}_C})$，两组率差的 $100(1-\alpha)\%$ 置信区间为 $((P_T-P_C)-Z_{1-\alpha/2}S_{p_T-p_C},\ (P_T-P_C)+Z_{1-\alpha/2}S_{p_T-p_C})$。用 C_L 表示置信区间的下限，C_U 表示置信区间的上限。

（1）非劣效性试验　考虑高优指标，若下限 $C_L > -\delta_0$，可得出非劣效性的结论。考虑低优指标，若上限 $C_U < \delta_0$，可得出非劣效性的结论。

（2）优效性试验　考虑高优指标，若下限 $C_L > \delta_0$，可得出优效性的结论。考虑低优指标，若上限 $C_U < -\delta_0$，可得出优效性的结论。

（3）等效性试验　若 (C_L, C_U) 完全在 $(-\delta_0, \delta_0)$ 范围内，或者 $-\delta_0 < C_L < C_U < \delta_0$，可得出等效性的结论。

【例 14.4】　为了证明一种新药血管紧张素Ⅱ拮抗剂（AⅡ antagonist）治疗轻中度原发性高血压的降压效果不差于标准药血管紧张素转换酶抑制剂（ACE inhibitor），进行临床试验，主要终点指标为仰卧舒张压（SDBP，单位为 kPa）的下降幅度。AⅡ组治疗 60 例，ACE 组治疗 62 例，两组 SDBP 与基线相比的血压值分别平均下降 1.86 kPa 和 1.60 kPa。假定非劣效界值 $\delta_0=0.40$ kPa，两组合并标准差 $S=1.06$ kPa，取单侧 $\alpha=0.025$，试推断 AⅡ 与 ACE 相比是否具有非劣效性。

（1）假设检验法

建立检验假设：

$$H_0: \mu_T-\mu_C \leqslant -0.40 \text{ kPa}$$
$$H_1: \mu_T-\mu_C > -0.40 \text{ kPa}。$$

计算统计量，先计算两组均数差值的标准误

$$S_{\overline{X}_T-\overline{X}_C}=\sqrt{1.06^2\times(1/60+1/62)}=0.192$$

代入公式（14.2）计算得：

$$t=\frac{0.40+(1.86-1.60)}{0.192}=3.438$$

自由度为 $60+62-2=120$，则单侧 $P<0.025(P=0.000\ 4)$，拒绝 H_0，可认为 A II 非劣效于 ACE。

（2）置信区间法

代入公式计算得两组血压平均下降值差值 95% 的置信区间为：

$$((1.86-1.60)-1.98\times0.192,(1.86-1.60)+1.98\times0.192)=(-0.120,0.640)$$

由于两组差值 95%CI 下限大于 $-0.40\ \mathrm{kPa}$，因此可认为 A II 非劣效于 ACE。

【例 14.5】 资料见例 8.1，试验组与对照组的有效率分别为 88.5% 和 73.4%。假定非劣效界值 $\delta_0=10\%$，试进行非劣效性分析。

（1）假设检验法建立检验假设：

$$H_0:\pi_T-\pi_C\leqslant-10\%$$
$$H_a:\pi_T-\pi_C>-10\%\ .$$

计算统计量，先计算两组率差值的标准误：

$$S_{p_T-p_C}=\sqrt{0.885\times(1-0.885)/113+0.734\times(1-0.734)/109}=0.052$$

代入公式（14.3）计算得：

$$Z=\frac{0.10+(0.885-0.734)}{0.052}=4.827$$

单侧 $P<0.025(P<0.000\ 1)$，拒绝 H_0，可认为试验药非劣效于对照药。

（2）置信区间法

代入公式计算得两组率差值 95% 的置信区间，具体计算见 8.1.3 节。

$$(0.05,0.253)$$

由于 95%CI 下限大于 -0.1，因此可认为试验药非劣效于对照药。如果在方案中规定当试验药非劣于对照药时，进一步进行优效性检验，例中由于 95%CI 下限大于 0，我们可得到统计优效性的结论。

【例 14.6】 对例 7.2 进行生物等效性检验，要求受试制剂和参比制剂的差异在一定可接受范围内，对于 BE 项目，一般采用双单侧 0.05 检验水准。

生物等效性的假设检验为：

$$H_0:\mu_T-\mu_R\leqslant-\theta\ 或\ \mu_T-\mu_R\geqslant\theta$$
$$H_1:-\theta<\mu_T-\mu_R<\theta$$

其中 μ_T 为受试制剂对数变换后药代参数总体均数，μ_R 为参比制剂对数变换后药代参数总体均数，θ 为生物等效性界值。若拒绝原假设 H_0，则表明生物等效。通常设定 $\theta=\ln(1.25)=0.223$，$-\theta=\ln(0.8)=-0.223$，即生物等效性要求受试制剂和参比制剂的几何均数比（geometric mean ratio，GMR）落在 80%～125% 范围内。

将例 7.2 中的 AUC 进行自然对数变换得到 ln(AUC)，再对其进行交叉设计的方差分析。利用 SPSS（见 14.3）可以计算出 ln(AUC) 两组间的差异为 0.037，其 90%CI 为 (0.07,0.067)。利用差值及 90%CI 求 exp 可以得到 GMR=1.04，90%CI 为 (1.01,1.07)，其区间均在 (0.8,1.25) 内，因此可以认为受试制剂和参比制剂是生物等效的。

14.2.3 临床试验中必须进一步强调的统计学问题

在临床试验过程中，尽管试验方案考虑周全且撰写详细，但在试验中还是可能发生违背方案的情况。例如,受试者随机被分配到某一治疗组,但在试验完成后发现不符合入选和(或)排除标准,原因是在随机化和药物发放时,尚缺少某些入选标准中有明确要求的实验室检查结果。在某些情况下,由于随机编码的混淆,受试者可能被分配到错误的治疗组。在紧急情况下或者疾病恶化时,某些受试者可能从指定的治疗转化为其他的治疗。另外,对于每个临床试验,受试者有可能因为各种原因在临床试验完成前退出试验。还有,受试者在治疗方案的依从性方面也可能会违背方案。因此哪些受试者应该被纳入疗效和安全性合理和无偏倚的分析是重要问题。

1. 意向性分析原则

意向性分析(intention to treat,ITT)是指基于有治疗意向的受试者(即计划好的治疗)而不是实际给予治疗的受试者进行评价的处理策略。是可以对结果做出评定的最好原则。其结果是随机分配到试验组或对照组的受试者都应作为该组的成员被随访、评价和分析,无论他们是否依从计划的处理过程。这种保持初始的随机化的做法对防止偏倚是必要的,并且它为统计学检验提供了可靠的基础,能反映干预措施在临床实际应用时的效果。

2. 统计分析数据集

(1)全分析集(full analysis set,FAS)　是鉴于完全贯彻 ITT 原则的实际困难而提出的一种分析集。全分析集是指尽可能符合 ITT 原则的理想的受试者集,该数据集是从所有随机化的受试者中以最少的和合理的方法剔除受试者后得出的。例如,在分配随机号后,可能发现受试者违背某些主要的入选和(或)排除标准,受试者可能未使用任何分配的治疗药物,或者受试者可能失访,从而不能获得任何随机化后的数据。这些病例不应纳入分析。

(2)符合方案集(per protocol set,PPS)　又称有效病例、有效样本、可评价病例样本,是充分依从于试验方案的病例子集所产生的数据集,是全分析集的一个子集。依从性包括以下一些考虑,如:所接受的治疗、主要指标测量的可行性以及未对试验方案有大的违反等。

(3)安全性数据集(safety set,SS)　通常指所有随机化分组后至少接受一次治疗的受试者。

在进行 ITT 或 FAS 统计分析时,主要变量缺失值需要进行填补,填补的方法需要在方案与统计分析计划(statistical analysis plan,SAP)中事先规定。主要方法有末次观测值结转(last observation of carry forward,LOCF),即将缺失点之前的最近一个时点观察到的结果结转到当前。还可以采用多重填补(multiple imputation,MI)、基线观测值结转(baseline observation of carry forward,BOCF)、最差观测值结转(worst observation of carry forward,WOCF)或重复测量的混合效应模型等处理缺失值。

3. 统计分析

统计分析时需对人口学资料、基线资料、安全性资料、主要指标和次要指标进行统计描述,对主要指标及次要指标进行组间比较的假设检验与组间差值置信区间(见 5.6 节)的估算,单侧检验犯第一类错误的概率一般取为双侧检验的一半,以保证单双侧检验的逻辑性。

评价药物有效性的主要指标除受药物作用影响之外,还需考虑其他因素的影响,如受试者的基线情况、不同治疗中心受试者之间的差异等因素,这些因素在统计分析中可作为协变量处理。统计上采用协方差分析或多因素统计方法(如 logistic 回归、Cox 回归等)控制混杂因素。对于主要指标,可根据方案或 SAP 事先规定的亚组进行探索性或证实性分析,对于证实性的亚组需要事先进行样本量估算。如:帕博利珠单抗单药治疗晚期子宫内膜癌在错配修复功能缺陷(dMMR)亚组中疗效较好,但对于错配修复功能完整(pMMR)患者效果不理想,因此利用仑伐替尼联合帕博利珠单抗治疗晚期 pMMR 患者人群。研究者想获得所有晚期子宫内膜癌患者(dMMR + pMMR)的疗效与 pMMR 亚组患者的疗效,在制定方案时,需要对所有人群与 pMMR 亚组均进行样本量估算。

14.3 SPSS 操作及其解释

对例7.2进行两阶段交叉设计资料的方差分析,数据集中有变量:血药浓度 AUC(AUC),受试者(person)、阶段(stage)与处理(treat)。两阶段交叉设计资料的方差分析的 SPSS 实现步骤如下:

(1) 对数据进行对数变换

Transform→Compute variable

    | Target variable |:ln(AUC)   *生成自然对数变量 ln(AUC)

    | Numeric expression |:ln(AUC)

(2) 对 ln(AUC)进行交叉设计方差分析

Analyze→General linear model→Univariate

Dependent variable:ln(AUC)

Fixed factors:阶段(stage) 处理(treat) 受试者(person)   *固定效应

| **Model** | Specify model |:◉ Custom

    | Build terms |:Main effects   *指定模型:本例只分析受

    | Model |:受试者(person) 阶段(stage) 处理(treat)   试者、阶段、处理的主效应

    | Continue |

| **Save** |:| Residuals | ☑ unstandardized   *保存非标准化的残差

| **Options** |:| Display means for |:阶段(treat)   *给出处理的均数差值及

☑ **Compare main effects** Significance level: 1   Confidence intervals are 90.0%   90%CI

结果显示两组 ln(AUC)均数差值为 0.37,其 90%CI 为(0.007,0.067)。

表 14.2 交叉设计方差分析结果

(I) 处理	(J) 处理	Mean Difference (I-J)	Std. Error	Sig.[b]	90% Confidence Interval for Difference[b]	
					Lower Bound	Upper Bound
国产胶囊 T	进口胶囊 R	.037[*]	.017	.046	.007	.067
进口胶囊 R	国产胶囊 T	−.037[*]	.017	.046	−.067	−.007

注:Based on estimated marginal means.

   * The mean difference is significant at the .1 level.

   b. Adjustment for multiple comparisons:Least Significant Difference (equivalent to no adjustments).

本 章 小 结

1. 本章强调了以人为研究对象的临床试验的基本概念,对药物临床试验Ⅰ、Ⅱ、Ⅲ、Ⅳ期的目的和要求给予了概括性的介绍。临床试验对照组设置的主要形式有空白对照、安慰剂对照、剂量-反应对照和阳性药物对照,常见的设计类型包括平行组设计、交叉设计和析因设计,根据临床试验的目的可将比较类型分为优效性、等效性和非劣效性三类。

2.指出随机化、盲法和样本量估计是临床试验设计阶段的重要问题,表明随机化和盲法是避免临床试验偏倚的两种有效手段,对随机化、盲法和样本量估计问题做了进一步阐述。进一步强调了临床试验中涉及的一些统计学关键问题,例如意向性分析原则、统计分析数据集。

复习思考题

简答题

1.简述什么是临床试验?

2.药物临床试验是如何分期的?

3.什么是多中心临床试验?

4.临床试验常用的对照有哪些?

5.什么是双盲双模拟临床试验?

6.临床试验中常见的设计类型有哪几种?

7.临床试验中常见的比较类型有哪几种?

8.什么是随机化?

9.盲法试验可以分为哪几种?

10.临床试验样本量估计的影响因素有哪些?

11.临床试验中判定非劣效性/等效性的检验假设与通常的检验假设有何不同?举例说明。

12.临床试验中如何用置信区间判定非劣效性/等效性?

13.什么是意向性分析原则?

14.临床试验统计分析时常用的数据集有哪几种?分别用于哪些分析?

15 诊断试验设计与统计分析方法

近年来,随着科学技术的快速发展,医学上一些新的诊断技术不断出现,如何科学评价诊断技术的临床价值成了现代医学研究中的一个重要课题。一些新的诊断试验方法在刚出现时,由于缺乏科学设计和评价,其实用价值可能会被夸大。如癌胚抗原(CEA)开始应用于临床时,被认为对结肠癌的诊断有很高价值,但后来发现其他恶性肿瘤也有该抗原,且在非肿瘤的吸烟者中也有近20%的人该抗原呈阳性。因此掌握诊断试验设计和评价技术将有助于正确选用诊断试验,科学解释诊断试验结果,从而提高诊治水平。本章介绍诊断试验的基本概念、试验设计及评价指标。

15.1 诊断试验基本概念

诊断试验(diagnostic test)是指用于确定疾病存在状态的各种方法,包括:病史采集和体格检查;各种实验室检查,如生化、血液学、细菌学、病毒学、免疫学、病理学及遗传学等项目;各种影像学技术,如 X 线诊断、超声诊断、核磁共振成像、放射性核素检查等;各种器械(如心电图、纤维内镜等)诊断以及各种组合指标定义的诊断标准,如脓毒症的诊断标准、急性风湿热的 Jones 诊断标准、系统性红斑狼疮的 ARA 诊断标准等。诊断试验主要应用于以下几个方面:

(1)疾病筛查 即通过快速的检验、检查将可能有病但表面上健康的人与可能无病的人区别开来。与临床诊断试验不同,筛查仅是一种初步检查,对筛检试验阳性和可疑阳性的人必须做进一步的确诊检查。如对中孕期孕妇进行唐氏综合征筛查、利用低剂量螺旋 CT 进行肺癌筛查。

(2)鉴别诊断 通过试剂等检验结果和患者主诉等对病人进行诊断,为治疗提供依据。如利用人类多基因突变联合检测试剂盒对非小细胞肺癌患者的突变基因进行检测,确定 EGFR、ALK、ROS1、KRAS、BRAF 等基因是否发生突变,为临床后期治疗提供决策。

(3)预后研究 诊断试验方法也可用于考察疾病治疗效果及判断预后。如对丙型肝炎患者定期测定血清丙型肝炎病毒核酸(HCV-RNA)含量,对肝癌患者定期检测甲胎蛋白(AFP)水平,有助于医生及时了解治疗效果,判断预后。

15.2 诊断试验设计

诊断试验设计既要遵循本书第3、14 章介绍的医学科研设计的基本原则,如设立对照、确定样本量等,又要根据诊断试验的特点进行一些特殊的设计,本节将重点介绍后者。

1. 金标准(gold standard)

诊断试验的金标准是指当前医学界公认的某一疾病最可靠的诊断方法。常用的金标准有病理学诊断、外科手术发现、影像学诊断以及公认的综合临床诊断标准、长期临床随访结果等。确定金标准是诊断试验评价研究设计中的必要内容之一。

金标准虽是最可靠的诊断方法,但常常因为花费高昂、有创伤性、有并发症风险等原因,并不能作为诊断决策中首选的或普遍使用的方法。如冠状动脉造影、肝脏活检、骨髓铁染色、乳腺病理切片检查等金标准方法就常常因为花费高昂或有创伤风险等难以在实际工作中广泛采用。此时若只对新诊断试验方法得出的阳性个体进行金标准证实试验,阴性个体不进行金标准证实试验,就易造成病例组与对照组的错误划分,从而影响对诊断试验的正确评价。在此情况下,可考虑采用不同的金标准来减少偏倚,如乳腺癌诊断试验中对怀疑为恶性的患者进行组织活检、手术,而让初诊无明显异常者接受一定时间的临床与乳腺 X 线摄片随访等。

2．研究对象的选择

诊断试验选择研究对象的基本原则是:将金标准确诊为患该研究疾病的对象列入病例组,将经金标准证实未患该病的对象列入对照组。具体的选择方法依据研究目的和研究分期的不同而不同。

3．盲法评价

为避免主观偏倚对诊断试验结果判断上的影响,尽量使用盲法进行评价。在诊断试验的比较研究中应对诊断试剂和对比方法(如有)的试验操作者和结果评价者设盲,使其在试验过程中不知晓受试者的疾病诊断或其他相关检测结果等信息,从而避免引入偏倚。在实际操作中,常采用打乱顺序的方式来设盲,即随机打乱顺序重新编号,以此来隐藏受试者的信息。虽然盲法评价有利于获得客观真实的结果,但在实际应用时必须注意不能对患者造成伤害(如延误诊治),必须符合医学伦理学原则。

4．诊断试验研究分类

(1)根据检测结果对受试者的影响分类

根据临床试验过程中试验诊断试剂检测结果对受试者的影响,诊断试剂临床试验可分为观察性研究和干预性研究。

观察性研究是指对样本进行检测的同时,受试者还会接受常规临床诊断和实验室检测,试验诊断试剂检测结果不用于患者的管理,不影响临床决策;临床试验中通过评价该检测结果与确定受试者目标状态的临床参考标准(或其他方法)判定结果的一致性,确认产品临床性能。根据研究类型,可以是回顾性与前瞻性研究。例如,采用某人类多基因突变联合检测试剂盒对非小细胞肺癌患者的历史标本进行检测,将其检测结果与历史检测结果进行对比。绝大多数的诊断试验为观察性研究。

干预性研究是指试验诊断试剂检测结果将用于患者管理或指导治疗,通过评价治疗效果或患者受益,为支持体外诊断试剂安全有效性的判定提供证据。

(2)根据诊断试验准确度分类

根据试验准确度可将诊断试验研究分为三个阶段。

第 I 阶段:即诊断试验研究的初期,属早期探索阶段,其目的是判断新的试验是否具有最基本的临床诊断价值。一般采用回顾性设计,每组选取 10～50 例研究对象。病例组通常来自典型的患者,对照组则来自正常个体。本阶段并不意味着该项试验具备临床应用价值,更不意味着该项试验能推广应用,因为一项诊断试验只有在达到能鉴别易被混淆的疾病或状态时才被认为是真正有用的。

第 II 阶段:即诊断试验研究的中期阶段,目的是在较宽的疾病谱下考察诊断试验的临床价值,其结果可加强第 I 阶段试验结论也可否定第 I 阶段试验结论。仍可采用回顾性设计,一般要求每组约100 例研究对象,同时应考虑不同病理学、临床表现的病例以及与上述病例易混淆的非病例。以癌胚抗原(CEA)在结肠癌诊断中的研究为例,有研究者对 36 例晚期结肠或直肠癌患者的 CEA 水平进行了测定,其中 35 例增高;同时测定正常人的 CEA 水平,均明显低于病例组。研究结果提示 CEA 水平测定可能有助于结肠或直肠癌的诊断甚至早期诊断。而当将研究对象扩大到包含早期结肠癌或直肠癌患者及其他胃肠道疾病患者时,CEA 的诊断价值明显降低,第 I 阶段诊研究结果不再成立。

第 III 阶段:即诊断试验研究的高级阶段。此期采用前瞻性设计,一般要求每组要有 100 例以上的研究对象,所选的研究对象必须要有良好的临床代表性。其中病例组应当包括该病的各种临床类型(轻、中、重度,典型的和不典型的,有和无并发症的,治疗过的和未治疗过的),从而确保病例组对研究总体的代表性;对照组则应选自确实无该病的其他病例,并应包括易与该病相混淆的其他疾病病例,这样的对照才具有临床鉴别诊断价值。

5．确定样本含量

样本含量估算需要根据设计的类型及统计量来考虑,如采用单组目标值法、kappa 系数、约登指数、AUC、灵敏度指标等进行估算。这里仅介绍两种基于试验灵敏度(Se)与特异度(Sp)的样本量估算方法。

（1）基于评价指标的期望精度估算

保证临床试验的评价指标(如 Se、Sp)满足期望精度水平(如在一定允许范围内)，没有设定临床可接受标准。其估计方法可采取率的样本估算法，分别用 Se 与 Sp 的估计值计算病例组与对照组所需样本量。

当试验灵敏度、特异度不接近 100% 时，可采用近似公式：

$$n = (Z_{\alpha/2}/\delta)^2 p(1-p) \tag{15.1}$$

式中 n 为样本含量，$Z_{\alpha/2}$ 为正态分布双侧概率为 α 时的 Z 值(如 $Z_{0.05/2}=1.96$)，δ 为允许误差，一般取为 $0.05\sim0.10$，p 为灵敏度或特异度。

【例 15.1】 某诊断试剂用于相关疾病的辅助诊断，预期检测试剂的灵敏度为 85%，特异度预期为 88%，允许误差 δ 取值为 0.05。试估计该研究所需最小样本。

根据式(15.1)，患病(阳性)例数为：

$$n_+ = (1.96/0.05)^2 \times 0.85 \times (1-0.85) = 196$$

同理，可得不患该病(阴性)的例数为 163 例。总例数为 359 例。

需要注意的是，样本含量是基于回顾性的试验进行估计的，即是否真正患病是已知的，我们可筛选出 196 例病例与 163 例对照。但对于前瞻性研究，此时需要考虑患病率以确定实际入组的例数。预计该病在采集时患病率为 30%，$196 \div 0.3 = 654$(例)，预计阳性组为 196 例，阴性组为 458 例，高于样本量估计的 163 例。

（2）基于确定的临床可接受标准估算

评价指标有确定的临床可接受标准时，需证明产品评价指标满足可接受标准要求。样本量公式如下：

$$n = \frac{\left[Z_{\alpha/2}\sqrt{p_0(1-p_0)} + Z_{1-\beta}\sqrt{p_T(1-p_T)}\right]^2}{(p_T - p_0)^2} \tag{15.2}$$

式中 p_0 为评价指标的临床可接受标准，p_T 为试验诊断试剂评价指标预期值。

【例 15.2】 采用待考核新型冠状病毒肺炎的核酸检测试剂与已上市同类产品进行比较研究的方法，根据临床需求，阳性、阴性符合率应分别达到 85% 和 90%。根据探索性试验结果，该检测试剂的阳性符合率预期为 90%，阴性符合率预期为 95%，犯第一类错误与第二类错误的概率分别取为 0.05 与 0.2，试估计该研究所需样本例数。

根据式(15.2)，患病(阳性)例数为：

$$n_+ = \frac{\left[1.96 \times \sqrt{0.85 \times (1-0.85)} + 0.84 \times \sqrt{0.90 \times (1-0.90)}\right]^2}{(0.90 - 0.85)^2} = 363$$

同理，可得不患该病(阴性)的例数为 238 例。总例数为 601 例。样本量也是基于回顾性的试验进行估计的，因此对于前瞻性研究也需要考虑患病率。

15.3 诊断试验评价指标

医学诊断试验评价指标主要有真实性指标、预测性指标、可靠性指标、综合性指标等几大类，其中以真实性评价指标种类最多也最常用。

【例 15.3】 对乳房扪诊有可疑肿块且乳腺 X 线片上出现肿块阴影的人群，采用细针穿刺(fine

needle aspiration，FNA)进行细胞学检测，以病理诊断为金标准，现有 356 例 FNA 诊断数据，如表 15.1。

表 15.1　FNA 用于乳腺癌诊断的结果

FNA	金标准（病理诊断）		合计
	乳腺癌(D＋)	非乳腺癌(D－)	
阳性(T＋)	123 (a)	17 (b)	140 (a＋b)
阴性(T－)	9 (c)	207 (d)	216 (c＋d)
合计	132 (a＋c)	224 (b＋d)	356 (N)

15.3.1　真实性评价指标

表 15.1 的列反映某病患者真实情况（金标准结果），令 D 为真实情况的变量，D＋代表实际患该病，D－代表实际未患该病。表 15.1 的行反映患者检测结果，T 为检测结果的变量，T＋代表检测结果阳性，T－代表检测结果阴性。表 15.1 中 a 与 b 表示真阳性与假阳性人数，c 与 d 表示假阴性与真阴性人数，研究总人数为 $N=a+b+c+d$。

（1）灵敏度和假阴性率

灵敏度（sensitivity，Se）是指实际患病者中，诊断结果为阳性的条件概率，也称真阳性率（true-positive rate，TPR），它反映了诊断试验检出病例的能力。其公式为：

$$Se = P(T+ \mid D+) = a/(a+c) \tag{15.3}$$

实际患病者中检验结果为阴性的条件概率称为假阴性率（false-negative rate，FNR），又称漏诊率。其公式为：

$$FNR = P(T- \mid D+) = c/(a+c) \tag{15.4}$$

例 15.3 中，Se＝123/132＝0.932，FNR＝9/132＝0.068。因此，Se＋FNR＝1。根据第 5 章二项分布置信区间的 Clopper-Pearson 方法，可以得到 Se 与 FNR 的 95％置信区间分别为(0.875，0.968)与(0.032，0.125)。

（2）特异度和假阳性率

特异度（specificity，Sp）也称真阴性率（true-negative rate，TNR），是指实际非患病者检验为阴性的条件概率，它反映了诊断试验排除病例的能力。

$$Sp = P(T- \mid D-) = d/(b+d) \tag{15.5}$$

假阳性率（false-positive rate，FPR）是指实际非患病者中被错判为患者的条件概率，又称误诊率。

$$FPR = P(T+ \mid D-) = b/(b+d) \tag{15.6}$$

例 15.3 中，Sp＝207/224＝0.924，FPR＝17/224＝0.076，Sp＋FPR＝1。Sp 与 FPR 的 Clopper-Pearson 的 95％置信区间分别为(0.881，0.955)与(0.045，0.119)。

灵敏度、特异度、误诊率、漏诊率四个指标是诊断试验固有指标，由于他们分别来自患病者和非患病者两个总体，故不受研究对象患病率的影响。

15.3.2　预测性评价指标

在临床实践中，医生们有时更关心应用某诊断试验时，如果是阳性结果，到底有多大可能性得该病。如果是阴性结果,又有多大可能性排除该病。预测值能较好地回答这些问题。

阳性预测值(positive predictive value,PPV)表示诊断试验为阳性结果者确为患者的条件概率;而阴性预测值(negative predictive value,NPV)表示诊断试验为阴性结果者确为非患者的条件概率。当受检人群患病率能够作为总体人群患病率的估计值时,可用式(15.7)、式(15.8)由表 15.1 数据直接计算阳性预测值和阴性预测值。

$$PPV = P(D+|T+) = a/(a+b) \tag{15.7}$$

$$NPV = P(D-|T-) = d/(c+d) \tag{15.8}$$

例 15.3 的阳性预测值 PPV=123/140=0.879,阴性预测值 NPV=207/216=0.958,它们对应的 Clopper-Pearson 的 95% 置信区间分别为(0.813,0.928)与(0.922,0.981)。对于扪诊有可疑肿块且乳腺 X 线片上出现肿块阴影的女性,如果 FNA 检测阳性,真正患乳腺癌的条件概率为 87.9%;如果 FNA 检测阴性,真正不患乳腺癌的条件概率为 95.8%。

由于预测值受患病率的影响,因此当检测人群的患者比例不能代表总体时,PPV 与 NPV 不能按式(15.7)与式(15.8)直接计算。根据贝叶斯定理,可导出预测值的计算公式:

$$PPV = \frac{Se \times P_+}{Se \times P_+ + (1-Sp) \times P_-} \tag{15.9}$$

$$NPV = \frac{Sp \times P_-}{Sp \times P_- + (1-Se) \times P_+} \tag{15.10}$$

式(15.9)、式(15.10)中的 P_+ 和 P_- 被称为某事件发生和未发生的先验概率。如 P_+ 代表发生该病的先验概率,这一概率在医院中可理解为在进行试验检查前,医生怀疑就诊者患有某病的概率。先验概率可根据临床经验、参考文献或某地某病既往流行水平以及流行病学预调查获得。

【例 15.4】 前列腺癌的早期发现有助于该病的有效治疗,总前列腺特异性抗原(total prostate-specific antigen,TPSA)检测是对 50 岁以上男性进行前列腺癌早期筛查的常见方法之一,当 TPSA>4 ng/ml 则判为阳性。已知前列腺癌患者 TPSA 灵敏度约为 75%,特异度约为 94%。美国 65 岁以上男性人群前列腺癌发病率高达 939/10 万,那么如果在美国 65 岁以上男性人群中进行 TPSA 筛检试验,其 PPV 是多少?

根据式(15.9)得:

$$PPV = \frac{0.75 \times 0.009\ 39}{0.75 \times 0.009\ 39 + (1-0.94) \times 0.990\ 61} = 0.105\ 94$$

类似地,计算美国 65 岁及以下、中国 65 岁以上男性患前列腺癌的 PPV,见表 15.2。

表 15.2 不同患病率人群前列腺癌筛查的阳性预测值

人群	患病率	PPV
美国 65 岁以上男性	939/10 万	10.594%
中国 65 岁以上男性	170/10 万	2.084%
美国 65 岁及以下男性	59/10 万	0.733%

由表 15.2 可见,当美国 65 岁以上、美国 65 岁及以下、中国 65 岁以上三组男性前列腺癌的发病率不同时,TPSA 检测为阳性时患前列腺癌的条件概率分别为 10.594%、0.733% 及 2.084%,其检测阳性时对应的真正患前列腺癌的条件概率相差很大。

15.3.3 综合性评价指标

虽然灵敏度、特异度是评价诊断试验真实性的重要指标,但由于许多医学实验都具有提高灵敏度就会损失特异度的性质,因此在对某一检验方法进行全面评价时,需要构建一些综合性的指标。常用的有正确率、约登指数、阳性似然比、阴性似然比等。

(1)正确率(accuracy)

正确率又称总符合率,表示观察结果与实际结果的符合程度,反映正确诊断患者和非患者的能力。

$$正确率 = (a+d)/N \qquad (15.11)$$

对于例 15.3,正确率为 $(123+207)/356 = 0.927$,其 95% 置信区间(Clopper-Pearson 法)为 $(0.895, 0.952)$。

正确率的另一种表达形式为:

$$正确率 = (a+c)/N \times Se + (b+d)/N \times Sp \qquad (15.12)$$

由式(15.12)可见,正确率实际上是灵敏度和特异度的加权平均值,其权重分别为当前数据患病人数占比 $(a+c)/N$ 与非患病人数占比 $(b+d)/N$。

需要注意的是,正确率在很大程度上依赖受试人群的患病率。例如受试人群的患病率为 1%,那么即使将该人群的所有检验标本都诊断为阴性,也可获得 99% 的正确率。另外,它没有说明假阴性和假阳性的频率,这样导致相同的正确率可能有完全不同的假阳性和假阴性。因此,虽然正确率易于理解,计算简单,但目前一般已不建议将其用于诊断试验评价。若使用,则一定要说明其相应情况,否则极易导致错误的结论。

(2)约登指数(Youden index,YI)

约登指数是反映诊断试验真实性的综合指标。YI 的定义为:

$$YI = 灵敏度 + 特异度 - 1 = Se + Sp - 1 \qquad (15.13)$$

YI 的值在 $-1 \sim 1$ 之间,其值越大,说明诊断试验的真实性越好。当 YI 等于 0 时,提示该诊断试验无临床应用价值。

对于例 15.3,YI $= 0.932 + 0.924 - 1 = 0.856$。

(3)似然比(likelihood ratio,LR)

似然比即试验组和对照组两个条件概率之比。诊断试验中常用阳性似然比和阴性似然比作为真实性评价的综合指标。

阳性似然比(LR$_+$):表示真阳性率与假阳性率之比。

$$LR_+ = \frac{P(T+ \mid D+)}{P(T+ \mid D-)} = \frac{Se}{1-Sp} \qquad (15.14)$$

阴性似然比(LR$_-$):表示假阴性率和真阴性率之比。

$$LR_- = \frac{P(T- \mid D+)}{P(T- \mid D-)} = \frac{1-Se}{Sp} \qquad (15.15)$$

LR 的取值范围为 $(0, \infty)$,反映了某试验结果提供给两组的相对证据大小。LR $= 1.0$,表示病例组与对照组有某试验结果的可能性相同;LR > 1.0,表示与对照组相比,病例组有某试验结果的可能性更大;LR < 1.0,表示与病例组相比,对照组有某试验结果的可能性更大。LR$_+$ 值越大,检测方法证实疾病的能力越强;LR$_-$ 越小,检测方法排除疾病的能力越好。

对于例 15.3,$LR_+ = 0.932/(1-0.924) = 12.26$,说明在扪诊有可疑肿块且乳腺 X 线片上出现肿块阴影的女性中,乳腺癌患者 FNA 阳性的可能性是非乳腺癌患者 FNA 阳性的 12.26 倍。$LR_- = (1-0.932)/0.924 = 0.074$,说明在扪诊有可疑肿块且乳腺 X 线片上出现肿块阴影的女性中,乳腺癌患者 FNA 阴性的可能性是非乳腺癌患者 FNA 阴性的 0.074 倍。

15.3.4　可靠性评价指标

诊断试验的可靠性是指在相同试验条件下,进行重复操作获得相同结果的稳定程度,常见的有不同时间点的两次检测或不同医师阅片的结果等。由于研究对象变异、试验方法与条件变异都可影响诊断试验结果,因此除真实性评价外,可靠性是诊断试验评价中另一个值得关注的问题。通常对于数值变量资料,我们用标准差和变异系数这两个指标来进行可靠性评价。而对于分类变量资料,我们则用一致性分析研究诊断试验的可靠性,详见 15.4.2。

15.4　诊断试验的统计分析

【例 15.5】　基于细胞学的宫颈癌筛查方法是目前采用的宫颈癌筛查的主要方式。将显微镜阅片作为金标准,阳性为阅片见上皮内病变和恶性病变,阴性为未见上皮内病变或恶性病变。某研究为了解人工智能法对宫颈细胞学辅助阅片的功能,现进行如下试验:阳性患者 170 例与阴性对照 178 例,同时进行人工智能阅片(A 方法)与医师数字阅片(B 方法)。结果见表 15.3。

表 15.3　人工智能阅片与医师数字阅片的结果

金标准	A	B	频数
−	−	−	169
−	−	＋	2
−	＋	−	1
−	＋	＋	6
＋	＋	＋	170

15.4.1　两种诊断试验灵敏度或特异度的比较

对于例 15.5 的资料,由于人工智能阅片与医师数字阅片的灵敏度均达到 100%,因此无须直接比较。我们对两组的特异度进行比较,将表 15.3 重新整理成表 15.4。

【例 15.6】　试比较例 15.5 中的人工智能阅片与医师数字阅片特异度是否存在差异?

表 15.4　非患者组的人工智能阅片与医师数字阅片情况

单位:例

人工智能阅片(A 方法)	医师数字阅片(B 方法)		合计
	＋	−	
＋	6	1	7
−	2	169	171
合计	8	170	178

从结果上看,A、B 两种方法的特异度分别为 0.961、0.955。比较两种方法的特异度是否存在差

异,其本质属于配对资料两组率的比较。采用 8.3 节的配对卡方检验得到 $\chi^2=0.00$、$P=1.000$。因此还不能认为两种方法的特异度差异有统计学意义。

15.4.2 定性资料的一致性分析

【例 15.7】 试比较例 15.5 中的人工智能阅片与医师数字阅片两种方法的一致性。

表 15.5 所有人群中人工智能阅片与医师数字阅片情况

单位:例

人工智能阅片(A 方法)	医师数字阅片(B 方法)		合计
	$+$	$-$	
$+$	176(a)	1(b)	177(R_1)
$-$	2(c)	169(d)	171(R_2)
合 计	178(C_1)	170(C_2)	348(N)

一致性的评价常用 Cohen 于 1960 年提出的 kappa 值进行分析,以判断不同观察者间,校正机遇一致率后的观察一致率指标。其取值范围为 $-1\sim1$。kappa 值为负数,说明观察一致率比机遇一致率还小;kappa$=-1$,说明两观察者判断完全不一致;kappa$=0$,说明观察一致率完全由机遇所致;kappa>0,说明观察一致率大于机遇一致率;kappa 值越靠近 1,说明一致程度越好。

以例 15.7 数据为例,由表 15.5 可知:观察一致率 $P_0=(a+d)/N\times100\%=(176+169)/348\times100\%=99.1\%$;机遇一致率 $P_C=(R_1\times C_1/N+R_2\times C_2/N)/N=(177\times178/348+171\times170/348)/348\times100\%=50.0\%$;非机遇一致率$=1-P_C=100\%-50.0\%=50.0\%$;两观察者的实际判断一致率$=P_0-P_C=99.1\%-50.0\%=49.1\%$;实际一致率与非机遇一致率的比值为 98.2%,此值即为 kappa 值。

$$\text{kappa}=\frac{P_0-P_C}{1-P_C}=\frac{0.491}{0.500}=0.982$$

kappa 系数的假设检验可以采用 Pearson 卡方检验。Pearson 卡方检验结果中给出 $\chi^2=336.11$,$P<0.001$。人工智能阅片与医师数字阅片两种方法的 kappa 系数为 0.982,说明两种方法的一致性非常好。

15.4.3 定量资料诊断的一致性分析

【例 15.8】 为评估某同型半胱氨酸(HCY)检测试剂盒(A 方法),将已上市同类试剂盒(B 方法)作为对照。现采用两种试剂盒对 100 份血清同时进行检测,评价两种方法的一致性,数据集见"例 15.8 定量一致性评价.sav"。

该数据属于配对的定量资料,计算相关系数 $r=0.999$、$P<0.001$。对该资料进行回归分析,以对照组结果为自变量,试验组结果为应变量,得到回归方程为 $\hat{Y}=-0.185+1.010X$,其

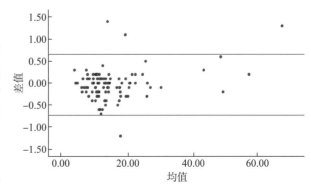

图 15.1 两种 HCY 试剂盒检测结果的绝对 BA 图

中回归系数的 95% 置信区间为(1.004,1.017)。在回归方程中,希望回归系数的 95%CI 包括 1,同时可以得到决定系数 $R^2=0.999$,说明两者一致性较好。

定量资料的一致性评价常采用 Bland-Altman 图(BA 图),有绝对 BA 图与相对 BA 图两种,分别

对两组计算对子的差值 d（或比值 R），计算 d（或 R）的均数与标准差，以 $\bar{d} \pm 1.96 S_d$（或 $\bar{R} \pm 1.96 S_R$）为一致性界限。以 A、B 对子的均值为横坐标、两组的 d（或 R）为纵坐标绘制散点图，并将一致性界限绘制在同一图中，就可得到 BA 图。

对于例 15.8，差值的均数与标准差分别为 -0.03 与 0.35，一致性界限为 $(-0.72, 0.66)$，从绝对 BA 图可见，两者的差值基本上在一致性界限内，仅 4% 在一致性界限外，说明两者检测结果一致性较好。

15.4.4　诊断性能评价

理想情况下，我们希望诊断试验真阳性率和真阴性率均为 100%，假阳性率和假阴性率均降到 0。但在实际工作中，我们的检验结果可能是一个定量的资料，我们需要评价该检验方法是否适合于该疾病的诊断。定义诊断试验为阳性与阴性的临界点称为诊断界点（cut-off point）。

【例 15.9】　甲胎蛋白（alpha fetoprotein，AFP）与肝癌的发生发展密切相关，作为一种糖蛋白，是肿瘤标志物中的一种。其在健康成人血液中含量比较低，在肝癌患者血液中含量往往较高，在临床上广泛用于肝癌的辅助诊断、疗效监测，以及预后的判断。为探索甲胎蛋白对肝癌的诊断价值，某研究共纳入 268 例研究对象，其中肝癌患者 74 例（病理结果），非肝癌组 194 例（包含了肝硬化患者、乙肝患者及健康对象）。分组描述 AFP 分布特征，如表 15.6 所示。

表 15.6　肝癌及非肝癌研究对象甲胎蛋白分布特征描述

组别	总数	中位数（$P_{25} \sim P_{75}$）	最小值～最大值
肝癌组	74	384.66（14.2～2 684.75）	1.70～159 261.00
非肝癌组	194	3.53（2.50～7.93）	0.50～2 004.00

表 15.6 的结果表明肝癌与非肝癌两组的 AFP 中位数相差较大。我们利用受试者操作特征曲线（receiver operator characteristic curve，ROC）来评价 AFP 在肝癌中的诊断价值。ROC 曲线通过取不同的 AFP 值作为诊断界点，可以获得不同的灵敏度与特异度。当 AFP 诊断界点越小时，Se 将会越大，Sp 越小，$1 - $Sp 越大。将 Se 设为纵坐标，$1 - $Sp 设为横坐标，将所有（Se，$1 - $Sp）点绘制在图上，并将相邻的点用折线连接就构成了 ROC 曲线。灵敏度和特异度相矛盾的两个指标，我们需要权衡。最佳临界点的选择可以根据专业知识考虑灵敏度和特异度；可以通过 ROC 曲线选择约登指数最大化，或到（0，1）点距离最近的点。同时，计算曲线下的面积（area under curve，AUC），一般认为 AUC 大于 0.7 该诊断指标才有价值。计算 AUC 的 95% CI，且进行假设检验，（H_0：AUC$= 0.5$）。

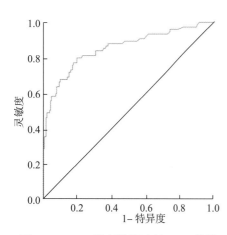

图 15.2　AFP 诊断的肝癌的 ROC 曲线

对例 15.9 采用 SPSS 软件绘制 ROC 曲线，如图 15.2。ROC 曲线下面积为 0.854，标准误为 0.029，其 95% 置信区间为 $(0.797, 0.910)$，$P < 0.000\,1$，可以认为 AUC 不等于 0.05。

本例可以认为，AFP 对肝癌具有一定的诊断价值。在众多潜在的诊断界值中，当 AFP 取值为 10.90 时，灵敏度为 0.797，特异度为 0.804，约登指数达到最大（0.797＋0.804－1＝0.601）。

ROC 曲线不受试验结果量纲的影响，对试验结果做单调变换，如线性、对数及平方根转换，ROC 曲线不发生变化。如在第 12 章 logistic 回归中，如果将预测因子的线性组合 $b_0 + b_1 X_1 + b_2 X_2 + \cdots + b_p X_p$ 做一个 logistic 变换得到预测 P 值，无论用预测因子的线性组合还是用 P 值绘制 ROC

曲线,其结果是相同的。在临床预测模型(如 logistic 回归模型)中,常用 ROC 曲线反映模型的分类性能。

如果要比较两种或多种不同诊断方法的预测价值,或两种或多种不同预测模型的预测价值,我们可以将几种诊断方法或预测模型的 ROC 曲线绘制在同一张图上。用例 12.2 的资料进行说明。图 15.3 是三种不同预测低出生体重模型的 ROC 曲线:第 1 个模型是采用 LWT(母亲体重)+HT(高血压史)+UI(子宫过敏史)+RACE(种族)构建的 logistic 模型;第 2 个模型是采用 LWT+HT+UI 构建的 logistic 模型;第 3 个模型是仅考虑 LWT 构建的 logistic 模型。三种模型对应的 ROC 曲线下面积分别为 0.735、0.709 及 0.613,第 1 个模型的预测性能优于另外两个模型。

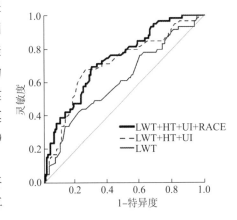

图 15.3　三种不同预测低出生体重模型的 ROC 曲线

对于多个指标的诊断试验,可采用 logistic 回归方法,将几种方法进行线性组合(权重为回归系数)获得综合指标,再利用综合指标进行诊断,同理可获得 ROC 曲线,阈值及 Se、Sp 等指标。

15.5　提高诊断试验效率的方法

提高诊断试验效率的方法有选择高患病率人群、确定合适诊断界值、采用联合试验等。

1. 选择高患病率人群

由于患病率对预测值的影响很大,例 15.4 显示,当一个试验的灵敏度、特异度固定时,如用于患病率很低的人群,则阳性预测值很低,但用于高危人群时,阳性预测值可显著提高。

2. 确定合适诊断界值

在确定诊断界值时,应结合误诊和漏诊对临床结局的影响进行综合权衡。若希望将假阳性和假阴性造成的不良后果同时减少到最低,可通过 ROC 曲线选择使灵敏度和特异度之和(即约登指数)达到最大时的诊断界值。试验假阴性结果引起漏诊将使病情加重。对于早期诊断有助于疾病治疗的情况,应通过选择合适的诊断界值提高其灵敏度(即使损失一定的特异度)。而试验假阳性结果会给病人带来身心伤害,尤其对一些难以治愈的疾病如癌症、艾滋病等,应通过选择合适的诊断界值提高其特异度。

3. 采用联合试验

当单个诊断指标试验的灵敏度、特异度达不到临床诊断要求时,可通过选择联合试验的方式提高诊断价值。联合试验有两种形式,即平行试验和系列试验。

(1) 平行试验　平行试验是将几个诊断方法同时进行,只要有一个出现阳性,即可认为有患病的证据。与单项试验相比,平行试验可提高试验的灵敏度,降低漏诊率,但同时也降低了试验的特异度,导致误诊率增加。平行试验通常适用于下列情况:需要及时为住院、急诊或其他复诊有困难的病人出具诊断报告;单项试验的灵敏度较低,试验假阴性造成的后果严重。

(2) 系列试验　系列试验是指几个诊断方法依次进行,医生可依据患者第一个诊断方法的结果来决定是否执行第二个诊断方法,如果是阳性则继续,如果是阴性则试验终止,只有几个诊断结果均为阳性时,才能被看作是疾病存在的证据。与平行试验相比,系列试验更为经济,但却延长了试验的时间。与单项试验相比,系列试验有助于提高特异度,降低误诊率,但灵敏度也同时降低,有可能造成漏诊。系列试验适用于以下情况:允许较长的诊断治疗时间,如疾病的长期随访;单项试验的特异度较低,假阳性结果有可能对病人的心理、生理造成严重影响。

依次进行两项系列试验时,通常将风险较小、花费更低的试验放在前面,其中试验结果呈阳性的研究对象将安排第二个诊断方法,总的试验成本也就随之减少;在其他条件均相同的情况下,优先应用特异度较高的诊断试验,同样可以节约诊断费用。

不同情况下联合试验的判断方法见表 15.7。

表 15.7　联合试验判断方法

联合试验	试验 A	试验 B	结果
平行试验	＋	＋	＋
	＋	＋	－
	＋	－	＋
	－	－	－
系列试验	＋	＋	＋
	－	＋	－
	－		－

下面举例说明联合试验灵敏度、特异度的计算方法。假设试验 A、B 相互独立,联合诊断试验结果见表 15.8。

表 15.8　某病联合诊断试验结果

试验 A	试验 B	病人/人	非病人/人
＋	＋	500	24
＋	－	32	35
－	＋	64	12
－	－	96	896
合计		692	967

对于试验 A,$Se(A) = (500＋32)/692 = 0.77$,$Sp(A) = (12＋896)/967 = 0.94$;对于试验 B,$Se(B) = (500＋64)/692 = 0.82$,$Sp(B) = (35＋896)/967 = 0.96$。

若试验为平行试验,则灵敏度 $= Se(A)＋[1－Se(A)]Se(B) = 0.96$;特异度 $= Sp(A) \cdot Sp(B) = 0.90$;若为系列试验,则灵敏度 $= Se(A)Se(B) = 0.63$;特异度 $= Sp(A)＋[1－Sp(A)]Sp(B) = 0.99$。

15.6　SPSS 操作及其解释

15.6.1　kappa 系数的 SPSS 实现

对例 15.7 的资料先进行加权,详见第 8.4 节。

Analyze→Descriptive statistics→Crosstabs

Rows:组别(group)

Column:疗效(effect)

Statistics : Chi-square ☑　Kappa ☑　　　　　　＊给出卡方检验与 kappa 系数

表 15.9 kappa 系数

	Value	Asymptotic Standard Error[a]	Approximate t[b]	Approximate Significance
Measure of Agreement Kappa	.983	.010	18.333	.000
N of Valid Cases	348			

注:a. Not assuming the null hypothesis.

　　b. Using the asymptotic standard error assuming the null hypothesis.

Pearson 卡方检验结果中给出 $\chi^2 = 336.11, P < 0.001$。表 15.9 中 kappa 系数为 0.983，$t = 18.333, P < 0.001$。两个结果中 $\chi^2 = t^2$，kappa 系数的假设检验与 Pearson 卡方检验的结果完全一致。因此，对于配对四格表，当我们进行 Pearson 卡方检验时，其结果说明了两种方法的一致性情况；当进行配对卡方检验时，其结果说明了两种检测方法的阳性率是否存在差异。

15.6.2 Bland-Altman 图的 SPSS 实现

例 15.8 的数据集中有两个变量:A(待评估试剂盒)与 B(已上市试剂盒)，利用 Transform 下的 Compute variables 获得两组的差值(d)与两组的均数(mean)。

Graphs→Legacy dialogs→Scatter/dot→Simple scatter　　　　　* 绘制散点图

Define : Y Axis:差值(d)

X Axis:均数(mean)

双击输出窗口图形弹出"Chart editor"，点击快捷键 ⊢ ，在"Reference line"中"Position"分别输入 −0.72 与 0.66 ，获得一致性界限，如图 15.1。

15.6.3 ROC 曲线的 SPSS 实现

根据例 15.9 的数据作 ROC 曲线，数据集中有两个变量:AFP、grp(组别;0 为非肝癌组，1 为肝癌组)。ROC 曲线 SPSS 实现步骤如下:

注意，ROC 模块在不同 SPSS 版本中所处位置不同。在旧版本中直接在"Analysis"下。以下以新版本为例进行说明。

Analysis→Classify→ROC Curve

Test variable:AFP

State variable:组别(grp)

Value of state variable:1　　　　　　　　　* 用 1 代表病例组

Options : ◉ Larger test result indicates more positive test　　* 变量值越大，阳性可能越大

☑ ROC Curve　　　　　　　　　　　　　　* 输出 ROC 曲线
　☑ With diagonal reference line
☑ Standard error and confidence interval

Display : ☑ Coordinate points of the ROC Curve　　　* 输出 ROC 曲线面积及 95%CI

表 15. 10　曲线下的面积

| Area | Std. Error[a] | Asymptotic Sig.[b] | Asymptotic 95% Confidence Interval | |
			Lower Bound	Upper Bound
.854	.029	.000	.797	.910

注：a. Under the nonparametric assumption.
　　b. Null hypothesis：true area＝0.5。

在 SPSS 输出结果中，可输出 ROC 曲线，见图 15.2。表 15.10 列出的 ROC 曲线下的面积为 0.854，标准差为 0.029，其 95％置信区间为(0.797,0.910)。对面积进行假设检验，$P<0.001$，说明面积不等于 0.5。

本 章 小 结

1. 诊断试验是指用于确定疾病存在状态的各种方法。诊断试验设计首先要确定金标准，经金标准证实确诊为患被研究疾病的对象列入病例组；经金标准证实未患该病的对象列入对照组。根据诊断试验设计的特点，可将诊断试验研究分为三个阶段。

2. 医学诊断试验评价指标主要有真实性指标、预测性指标、可靠性指标、综合性指标等几大类，其中以真实性评价指标种类最多也最常用。常用的真实性指标有灵敏度和特异度，灵敏度和特异度不受患病率的影响。预测值指标有阳性预测值与阴性预测值。预测性指标随患病率的改变而改变。正确率、阳性似然比、阴性似然比是常用的综合指标。

3. 对于分类变量资料，相同或相似诊断试验方法间的灵敏度和特异度可以采用配对卡方检验，可用 kappa 值评价它们的一致性。

4. ROC 曲线可以直观地表示灵敏度和特异度之间的相互关系，可通过 ROC 曲线寻找诊断指标的最佳临界点，以优化试验的灵敏度和特异度。ROC 曲线下的面积越大，诊断指标的价值越大。

5. 提高诊断试验效率的方法有选择高患病率人群、确定合适诊断界值和采取联合试验等。联合试验有平行试验和系列试验两种形式。

复 习 思 考 题

计算分析题

1. 以肥达反应作为诊断伤寒感染的血清学依据，沿用已近百年，但对其评价仍有争议。为明确该项检测的临床意义，某医院对其进行了诊断试验评价研究，结果见表 15.11。

表 15.11　肥达反应诊断伤寒检测结果

肥达反应	伤寒	非伤寒	合计
阳性	38	45	83
阴性	4	343	347
合计	42	388	430

请从诊断试验的真实性指标、预测性指标、可靠性指标和综合性指标等方面对肥达反应进行诊断试验评价。

2. 表 15.2 是将肥达反应的诊断标准定为不同水平时所得到的诊断试验评价结果，请计算不同诊断试验标准下的灵敏度和特异度，并体会灵敏度和特异度随诊断标准改变而改变的规律。

表 15.12 不同诊断标准下肥达反应的评价

O 抗体	H 抗体	伤寒	非伤寒	合计
≥1∶80	≥1∶160	38	45	83
≥1∶160	≥1∶320	30	15	45
≥1∶320	≥1∶160	24	14	38
合计		92	74	166

3. 在糖尿病调查中,先用尿糖和餐后 2 h 血糖进行初筛,再对疑似患糖尿病者进行口服葡萄糖耐量试验从而确定患病人数。表 15.13 为不同患病率人群的糖尿病筛检结果。

表 15.13 某地不同患病率人群的糖尿病筛检结果

患病率/%	筛检结果	糖尿病/例	非糖尿病/例	Se/%	Sp/%	PPV/%	NPV/%
0.5	阳性	34	20				
	阴性	116	9 830				
1.5	阳性	66	98				
	阴性	84	9 752				
2.5	阳性	111	97				
	阴性	139	9 653				

请填写上表中的空格,分析患病率、灵敏度、特异度、阳性预测值、阴性预测值之间的关系。重点说明当患病率不变时,灵敏度、特异度改变对阳性预测值、阴性预测值的影响;当灵敏度、特异度不变时,患病率改变对阳性预测值、阴性预测值的影响。

16　统计方法的综合运用

通过前面章节的介绍,我们已经学习了试验设计的基本知识和常用统计方法。为了使大家能在实际工作中正确运用已学过的知识,本章我们对全书的内容做归纳总结,并且结合实例分析,介绍如何运用好已学过的统计方法。

必须强调的是,正确运用统计方法的前提是良好的试验设计,特别是对人体进行的临床试验。如果试验前没有良好的设计,或者设计存在错误(或缺陷),再好的统计方法也只能得到错误的结论。没有系统地学习过医学统计学的实际工作者往往会认为统计分析是在试验完成后才考虑的问题,这是十分错误的。我们必须记住试验设计、资料收集与整理分析是科学研究的三个紧密联系的阶段,而设计是顺利地进行试验和收集数据、分析数据的先决条件。希望通过运用统计方法的计算来弥补设计上的错误是不可能的,也是有害的。

在制定研究方案时,主要研究者应和统计工作者共同商讨,从专业和统计学两方面进行设计以完善研究方案。统计学设计要求统计工作者,根据研究目的确定研究因素,根据主要观察指标确定研究对象的样本含量,拟定研究的实施方法及数据收集、整理和分析的模式,以达到用最少的人力、物力和时间,获得可靠的结论的目的。由此可见,统计方法的选择依赖于研究方案中的统计学设计。

16.1　数据预处理

数据主要从以下三个方面获取。① 工作记录:医院病历(如 HIS、EMR 系统的数据)、医疗保障局或保险公司的医保数据、各部门工作报表(如每日 COVID-19 的感染、死亡、重症等病例数)、个人电子佩戴产品的数据等;② 公共数据库:医疗领域每天都产生大量的医疗数据,许多国家的医疗机构已经提出了数据的公开化,以便于研究者挖掘更多的信息,为患者提供更好的治疗和护理,如癌症基因组图谱(the cancer genome atlas,TCGA),中国健康与营养调查(China health and nutrition survey,CHNS)、美国大型重症医疗数据库(medical information mart for intensive care,MIMIC)等众多全球公共数据库。③ 专题研究:针对某个科学问题进行专题研究,RCT 研究、观察性研究均属于这类研究。

16.1.1　数据质量评估

设计时除事先考虑统计外,数据收集、整理也是关键的环节。数据可分为两类:原始数据(一手数据)与次级数据(二手数据)。次级数据常以频数或均数呈现。本书仅针对原始数据进行分析,这里介绍原始数据的质量控制问题。"Garbage in, garbage out.",没有高质量的数据,再复杂的统计方法也同样无法弥补数据的质量。而数据质量涉及许多因素,这里主要讨论准确性与完整性问题。

(1)准确性　统计贵在真实,如果统计数据不准确,统计结果就可能存在偏差。我们可以从以下几个方面考虑。① 变量间的逻辑关系:如男性记录怀孕了,明显性别与是否怀孕两个变量存在矛盾。② 重复性检查:对调查对象编号或病人门诊号、住院号进行核查以检查是否存在重复录入问题。③ 有效值核查:对于定性资料,可通过数据的描述确认数据集中的代码是否均为合理的。定量资料的异常值可以根据专业知识判断,比如实验室红细胞计数接近于 0,这明显是不合理的。简单的方法是对变量进行排序,分别找出若干个(如 5 个或 10 个)最大及最小的数值,根据专业知识进行判断。

还可以通过统计方法判断异常值,发现的可能的异常值需要与其他观测值进行比较。进行统计分析前先查找是否存在离群值(outlier),离群值是指与其他观测值存在明显差异的观测值。常用以下统计方法。① 直方图:连续几个组段的频数均为 0 后出现特别大(或小)的数据。② 箱式图:当数值大于 $P_{75}+1.5\times$ IQR 或小于 $P_{25}-1.5\times$ IQR 时,则称为可疑离群值;当数值大于 $P_{75}+3\times$ IQR 或小于 $P_{25}-3\times$ IQR 时,则称为极端离群值(见 2.6.5)。③ 控制图:基于动态连续监测的数据,可以考虑用控制图进行判断。④ 火山图:生物信息数据处理中常用该图判断离群值。⑤ 6 倍标准差法:当数据满足正态分布时,计算 $\bar{X}\pm 3S$,如果数值在这个范围外,则为离群值。⑥ 稳健马氏距离法:这种方法可以用于一元或多元的异常值判断。

对于重复录入的数据,仅保留一个个体。对于发现的异常值,能够纠正的先纠正,确认错误但无法纠正的数值给予删除,作为缺失数值处理。对于无法确认是否存在错误的异常值,可对不删除与删除的两个数据分别做统计分析:如果结果一致,可以不考虑删除;但统计分析结果不一致时,需要注意结果的稳定性。

(2) 完整性　完整性是指是否存在缺失数据,绝大多数资料都存在缺失数据,此时需要对缺失数据进行处理。根据缺失机制,缺失数据有完全随机缺失、随机缺失与非随机缺失。如果是完全随机缺失,则删除相应的个体;如果是随机缺失且缺失率较小(10%～15%)、缺失的变量对研究结局有重要意义,则需要进行填补。常用的填补方法有单一填补(single imputation)与多重填补(multiple imputation,MI)。单一填补是指对研究对象的缺失值进行一次性填补,仅产生一个数据集,对应方法有以下四种:① 均数填补:用变量的均数填补该变量的缺失值。② 众数填补:如果数据是严重偏态或定性资料,可用众数填补缺失的数据。③ 回归填补:采用多元线性回归的预测值对缺失数据进行填补。④ 临床试验中的 LOCF、BOCF、WOCF 等(见 14.2.3)。MI 于 1977 年由 Rubin 提出,是一种基于重复模拟的处理缺失值的方法,重复生成 m(如 $m=5$)次填补后的完整数据。MI 填补方法有回归预测法、倾向性评分法、蒙特卡洛法等。在 SPSS 软件上,可利用"Missing value analysis"模块进行回归填补,利用"Multiple imputation"模块进行 MI 填补。

16.1.2　资料类型的转换

Makker 等人于 2018 年 7 月至 2020 年 2 月开展了一项全球多中心随机对照研究,主要探讨帕博利珠单抗联合乐伐替尼(试验组)与化疗(对照组)分别治疗错配修复完整(pMMR)子宫内膜癌患者的疗效。根据实体瘤的评价标准 RECIST 1.1,按以下四个分类标准定义。① 完全缓解(CR):所有靶病灶消失,全部病理淋巴结(包括靶结节和非靶结节)短直径必须减少至<10 mm。② 部分缓解(PR):靶病灶直径之和比基线水平减少至少 30%。③ 疾病稳定(SD):靶病灶减小的程度没达到 PR 水平,增加的程度也没达到 PD 水平,介于两者之间。④ 疾病进展(PD):以整个实验研究过程中所有测量的靶病灶直径之和的最小值为参照,直径和相对增加至少 20%,且满足直径和的绝对值增加至少 5 mm。这里值得注意的是,原来的统计指标病灶大小是定量数据,而疗效评价是从专业上将这些测量值转化为等级变量(瘤体进展情况),临床最终采用的指标将 CR 与 PR、SD 与 PD 各合成一类,CR+PR 的发生率称为客观缓解率(objective response rate,ORR),CR+PR+SD 的发生率称为疾病控制率(disease control rate,DCR)。

【例 16.1】　帕博利珠单抗联合乐伐替尼(试验组)与化疗(对照组)分别治疗错配修复完整(pMMR)子宫内膜癌患者,共入组 697 例 pMMR 子宫内膜癌患者,其中试验组 346 例、对照组 351 例,按瘤体大小测量值转换为四级疗效评价,没有基线评估或无法评价的分别有 19 例与 51 例,结果见表 16.1,试做统计分析。

表 16.1　两种治疗方法对子宫内膜癌的疗效比较

组别	例数	CR	PR	SD	PD	秩和检验		卡方检验		
						Z	P	客观缓解率	χ^2	P
试验组	327	18	87	168	54	5.92	<0.001	32.11%	17.32	<0.001
对照组	300	9	44	139	108			17.67%		

对于瘤体进展(CR、PR、SD 及 PD)的整体分析采用秩和检验,$Z=5.92$,$P<0.001$,结果表明两组瘤体进展的分布差异有统计学意义。对于 ORR 的分析采用卡方检验,$\chi^2=17.32$,$P<0.001$,两组率差及 95%CI 分别为 14.44% 和 (7.79%,21.09%),结果表明两组 ORR 的发生率差异有统计学意义。

例 16.1 中,对于缺失的数据采用直接删除法,即不考虑这 70 例的数据。考虑采用最差填补法,缺失的数据均认为无缓解,试验组与对照组的 ORR 分别为 $105/346=30.35\%$ 与 $53/351=15.10\%$,卡方检验得 $\chi^2=23.11$,$P<0.001$,两组率差及 95%CI 分别为 15.25% 和 (9.12%,21.37%)。

在进行数据分析时,有时会根据专业知识将定量变量转换成等级变量或者两分类变量,或将等级变量转换成两分类变量。如考虑泛昔洛韦缓释胶囊治疗带状疱疹,主要指标为丘疱疹/水疱数目、糜烂数目及红斑计算总得分,改善率=(基线总分-第 8 d 总分)/基线总分×100%。改善率≥90% 为痊愈或基本痊愈,60%≤改善率<90% 为显效,20%≤改善率<60% 为好转,改善率<20% 为无效。进一步将显效或痊愈合并为有效,好转与无效合并为无效,即将定量资料转换成等级与两分类资料。再如,在脑梗死预后临床研究中,主要指标为 90 d 的改良 Rankin 评分(0,1,…,6),有些研究将 Rankin 评分≤1 作为应答,有些研究将 Rankin 评分≤2 作为应答,即将资料转化为两分类资料进行处理。

当转换的变量为应变量,特别是主要分析指标时,变量转换应根据专业知识在设计时事先加以规定,同时确定采用哪种相应的统计方法。当转换的变量为自变量时,最好根据专业知识转换且在设计时加以考虑;无法根据专业知识转换时,可以考虑采用中位数或四分位数等统计量进行划分。若有需要也可通过统计方法找出自变量最佳分割点,如对于胃癌患者,要想探讨 ERCC1 表达水平与患者总生存时间的关系,可根据 ERCC1 的不同表达水平将其分割成两分类变量,再进行 log-rank 检验,找出最大卡方值(或最小 P 值)对应的切割点。此时需注意,由于进行多次 log-rank 检验会增大犯第一类错误的概率,因此需要控制犯第一类错误的概率。

16.1.3　数据的分布类型

数据的统计分析方法取决于应变量的分布类型,第 4 章介绍了正态分布、二项分布和泊松分布。t 检验、方差分析和直线回归等统计方法都要求应变量为定量资料且服从正态分布,logistic 回归要求应变量为二项分布。

一般而言,当定量资料离散程度不是很大时,数据描述可以采用 $\bar{X}\pm S$;如果变量离散程度大,则应当用中位数描述集中趋势,用(最小值-最大值)或(P_{25},P_{75})描述数据变异。对于数据分布是否服从正态分布可用直方图、P-P 图或 W 检验进行判断(详见第 5 章)。

综上所述,从研究设计开始到数据的收集、整理、分析的全过程中,统计学知识始终贯穿其中。在方案制定时选择何种统计分析方法取决于试验的目的、设计类型、观察指标组成的资料性质和样本大小等。

16.2 基本统计方法选择

图 16.1 给出了基本统计方法选择的流程图,统计方法的选择除取决于设计类型外,还取决于应变量类型。有时一种资料可以用几种不同的统计分析方法进行分析。表 16.2 列出了不同应变量对应的本书中可供选择的统计方法。

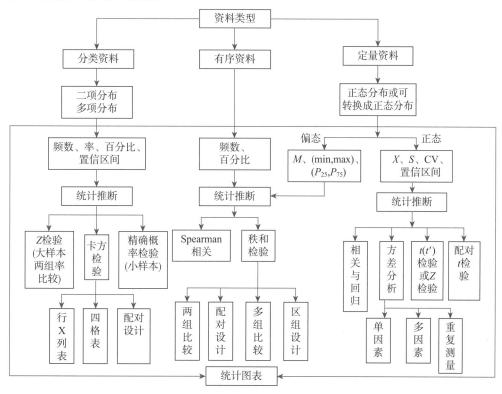

图 16.1　基本统计方法选择的流程图

表 16.2　不同应变量对应的可选择的统计方法

应变量/结局变量	因素个数	因素类型	常用统计方法	备用统计方法
定量(正态)	1 个	两分类	$t(t')$检验	方差分析、线性回归
	1 个	多分类/等级[a]	方差分析	线性回归
	1 个	定量/等级	相关(等级相关)	线性回归
	≥2 个	分类	方差分析	
	≥2 个	不限	线性回归	
定量(偏态)	1 个	分类/等级[a]	秩和检验	
	1 个	等级/定量	等级相关	
两分类	1 个	两分类	卡方检验、校正卡方检验、精确概率法、	Z 检验法、logistic 回归
	1 个	多分类/等级[a]	卡方检验、精确概率法	logistic 回归
	1 个	定量/等级	logistic 回归	
	≥2 个	不限	多因素 logistic 回归	

应变量/结局变量	因素个数	因素类型	常用统计方法	备用统计方法
多分类/等级[a]	1 个	分类/等级[a]	卡方检验、精确概率法	多项 logistic 回归
	1 个	定量/等级	多项 logistic 回归	
	≥2 个	不限	多项 logistic 回归	
有序	1 个	分类/等级[a]	秩和检验、	有序 logistic 回归
	1 个	定量/等级	等级相关	有序 logistic 回归
	≥2 个	定量/定性	有序 logistic 回归	
生存资料	1 个	分类/等级[a]	log-rank 检验	Cox 回归
	1 个	等级/定量	Cox 回归	
	≥2 个	不限	Cox 回归	
定量(匹配)	1 个	分类	配对 t 检验、配对秩和检验、随机区组方差分析	
两分类(匹配)	1 个	分类	配对卡方检验	条件 logistic 回归
	≥2 个	不限	条件 logistic 回归	

注:[a] 实际处理时将等级资料视为无序多分类变量处理。

从统计分析目的看,只有 1 个组别变量时,主要目的是进行组间的均数、率或构成比、分布位置、生存曲线的比较,对应方法有 t 检验、卡方检验、秩和检验及 log-rank 检验。当自变量个数为多个时,可以采用多元统计方法(线性回归、logistic 回归簇、Cox 回归)进行相应分析。

作为组别因素的等级资料,有时不考虑等级顺序的关系,如高、中、低三个药物剂量组或≤50 岁、50~60 岁、>60 岁三个年龄组,目的是比较组间的均数(率)是否存在差异。有时作为应变量的等级资料也不考虑等级顺序,如在 RCT 研究中,对基线均衡性进行分析,目的是比较病情严重程度的构成比是否存在差异。

1. 仅有 1 个因素/自变量

当应变量 Y 为定量资料时,因素/自变量为以下三种类型。① 两分类(两组):分别对每个组的应变量进行正态性检验及组间的方差齐性检验。如果满足正态性、方差齐性,采用 t 检验或线性回归(详见第 5 章);如果满足正态性但不满足方差齐性,采用校正 t 检验(t' 检验)或 Wilcoxon 秩和检验(详见第 5 章或 9 章);如果不满足正态性,采用 Wilcoxon 秩和检验(详见第 9 章)。② 多分类或不考虑等级顺序的等级资料(多组):分别对每个组的应变量进行正态性检验,组间进行方差齐性检验。如果满足正态性且方差齐性,采用单因素方差分析或线性回归(详见第 6 章或 10 章);如果满足正态性但不满足方差齐性,采用秩和检验或 Welch 单因素方差分析;如果不满足正态性,采用 Kruskal-Wallis 秩和检验(详见第 9 章)。③ 定量或等级资料:可以采用线性回归或相关(等级相关)对其进行分析(详见第 10、11 章)。

当应变量 Y 为两分类资料时,因素/自变量为以下两种类型。① 两分类资料(两组):根据条件对四格表资料分别采用卡方检验、校正卡方检验、精确概率法检验、正态近似 Z 检验或 logistic 回归(详见第 8 章或 12 章)。② 多分类或不考虑等级顺序的等级资料(多组):根据条件采用卡方或精确概率检验或 logistic 回归(详见第 8 或 12 章)。③ 定量变量或等级变量:采用 logistic 回归(详见第 12 章)。

当应变量 Y 为多分类或不考虑等级顺序的等级资料时,因素/自变量为以下两种类型。① 分类或不考虑等级顺序的等级资料(组别因素):可采用列联表数据的卡方检验、精确概率检验或多项 logistic 回归(详见第 8 章或 12 章)。② 定量变量或等级变量:采用多项 logistic 回归(详见第 12 章)。

当应变量 Y 为等级资料时,因素/自变量为以下两种类型。① 分类或不考虑等级顺序的等级资料(组别因素),采用 Kruskal-Wallis 检验或有序 logistic 回归(详见第 9 章或 12 章)。② 定量变量或等级变量:采用等级相关或有序 logistic 回归(详见第 10 章或 12 章)。

当结局变量为生存资料时,因素/自变量为以下两种类型。① 分类或不考虑等级顺序的等级资料(组别因素):采用 log-rank 检验或 Cox 回归(详见第 13 章)。② 定量变量或等级变量:采用 Cox 回归(详见第 13 章)。

2. 因素/自变量个数≥2

当应变量 Y 为定量资料时,因素/自变量为以下两种类型。① 无序分类或不考虑等级顺序的等级资料:采用多因素方差分析(根据相应设计有随机区组方差分析、交叉设计方差分析、析因设计方差分析等)或多元线性回归分析(详见第 7 章与 11 章)。② 自变量为多个,可以采用线性回归或协方差分析(当有组别因素与定量自变量时)。协方差分析的目的是控制某些混杂因素,比较组别间均数的差异,以得到校正的两组间均数差值及其 95%CI(详见第 11 章)。

当应变量 Y 为定性资料时,可根据 Y 的类型分别采用 logistic 回归、多项 logistic 回归及有序 logistic 回归(详见第 12 章)。

当结局变量为生存资料时,采用 Cox 回归(详见第 13 章)。

3. 匹配设计

对于匹配设计的资料,当 Y 为定量资料时,可采用配对 t 检验(详见第 5 章)、随机区组方差分析(详见第 7 章)或线性回归;有多个因素时,可采用线性回归。当 Y 为两分类资料时,采用配对卡方检验(详见第 8 章)或条件 logistic 回归(详见第 12 章);有多个因素时,可采用条件 logistic 回归(详见第 12 章)。

对于线性回归、logistic 回归簇、Cox 回归,需要注意的是当自变量为无序多分类变量时,需生成哑变量。当自变量为有序分类变量时,如果回归系数存在线性关系(如高与中、中与低相比的回归系数相等),则可以直接纳入分析。在实际数据中这种线性关系不一定存在,此时以哑变量的形式纳入更为合理。有序 logistic 回归中需要注意平行线假设是否满足,如果不满足,采用多项 logistic 回归进行分析可能更为合理。

16.3 实例分析

【例 16.2】 某医师欲比较三个组别(1=正常组,2=高血压组,3=高血脂组)的总胆固醇(TC,mmol/L)、甘油三酯(TG, mmol/L)、低密度脂蛋白(LDL, mmol/L)及尿酸(UA, mmol/L),另外收集了性别(1=男,2=女)、年龄(岁)、吸烟状况(0=不吸,1=偶尔,2=经常)等信息,数据见"例 16.2 实例分析.sav"。试做统计分析。

根据图 16.1 的统计分析思路,首先分别对三组定量资料进行正态性检验(W 检验),结果见表 16.3。表 16.3 表明:年龄、TC、UA 三组均满足正态性,而 TG 与 LDL 两个指标的三个组中至少有一个组不满足正态性。

表 16.3　定量资料的正态性检验

指标	正常组		高血压组		高血脂组	
	W	P	W	P	W	P
年龄	0.964 5	0.401 2	0.986 8	0.963 5	0.978 8	0.794 1
TC	0.954 5	0.222 7	0.964 2	0.393 6	0.974 9	0.680 3
TG	0.964 2	0.395 0	0.918 7	0.024 9	0.917 0	0.022 5
LDL	0.919 0	0.025 2	0.883 6	0.003 4	0.888 1	0.004 4
UA	0.966 7	0.452 7	0.964 7	0.406 7	0.977 7	0.761 9

　　根据资料特点及条件,利用单因素方差分析对年龄进行组别间的比较,利用卡方检验对性别进行组别间的比较,Kruskal-Wallis 秩和检验对吸烟状况进行组别间的比较,结果见表 16.4。结果表明:年龄、性别在三组间的差异无统计学意义。但吸烟状况的三组间差异有统计学意义。利用秩和检验中的 Bonferroni 方法进行多重比较,得到正常组与高血压组、正常组与高血脂组的差异具有统计学意义。

表 16.4　性别、年龄及吸烟状况的三组比较结果

指标		正常组	高血压组	高血脂组	统计量	P
年龄	(岁,$\overline{X}\pm S$)	48.17±7.11	49.90±6.78	51.43±6.38	$F=1.75$	0.179 4
性别	男 $n(\%)$	18(60.0)	19(63.3)	18(60.0)	$\chi^2=0.094$	0.954
	女 $n(\%)$	12(40.0)	11(36.7)	12(40.0)		
吸烟状况	不吸 $n(\%)$	24(80.0)	13(43.3)	14(46.7)		
	偶尔 $n(\%)$	5(16.7)	12(40.0)	13(43.3)	$\chi^2=9.965$	0.007
	经常 $n(\%)$	1(3.3)	5(16.7)	3(10.0)		

　　利用 $\overline{X}\pm S$ 对 TC 与 VA 进行描述,利用中位数及 IQR 对 TG、LDL 进行描述,结果见表 16.5。TC、UA 满足正态性,且三组间的方差齐性均满足(TC:$P=0.283$。TG:$P=0.944$),因此,采用方差分析对 TC、UA 进行组间的总体均数比较。TG、LDL 不满足正态性,可以考虑对数据进行对数变换:如果变换后的资料满足正态性,我们可以利用方差分析对变换后的资料进行比较;如果对数变换后的 LDL 还不满足正态性,我们可以利用 Kruskal-Wallis 秩和检验对三组的总体分布进行比较。如果三组间的差异有统计学意义,则进一步采用 Bonferroni 方法进行多重比较。

表 16.5　TC、TG、LDL 及 UA 的三组比较结果

指标	正常组	高血压组	高血脂组	统计量	P
TC ($\overline{X}\pm S$)	4.30±0.77	5.55±0.96[a]	5.45±0.84[a]	$F=7.98$	0.001
TG (M[P_{25},P_{75}])	1.12[0.86,1.43]	1.76[1.11,2.52][a]	1.63[1.13,2.35][a]	$\chi^2=18.17$	<0.001
LDL (M[P_{25},P_{75}])	2.14[1.47,2.92]	3.71[3.02,3.96][a]	3.48[2.45,3.90][a]	$\chi^2=27.48$	<0.001
UA ($\overline{X}\pm S$)	299.93±70.60	383.93±97.57[a]	355.00±77.61[a]	$F=16.60$	<0.001

注:[a] 代表与正常组的差异有统计学意义。

　　表 16.5 的结果表明,四个指标的比较差异均有统计学意义,即三个组的总体均数或总体分布位置不全相同,需进一步进行组间的多重比较。四个指标在高血压组与正常组、高血脂组与正常组的差异均有统计学意义,对于 TC 与 UA 两个指标,不同组间均数差值及 95%CI 见表 16.6。

表 16.6　TC 与 UA 两个指标的 Bonferroni 多重比较结果

指标	高血压组与正常组	高血脂组与正常组	高血脂组与高血压组
TC*	1.26(0.72,1.80)	1.15(0.61,1.69)	−0.11(−0.65,0.43)
TC**	1.27(0.69,1.85)	1.18(0.60,1.76)	−0.09(−0.64,0.47)
UA*	84.00(31.86, 136.14)	55.07(2.93, 107.20)	−28.93(−81.07,23.20)
UA**	63.53(10.80, 116.27)	39.67(−13.17, 92.51)	−23.87(−74.00,26.27)

注：* 代表方差分析模型；** 代表协方差分析模型。

在表 16.4 中，由于三组的吸烟差异有统计学意义，因此进一步考虑将年龄与吸烟状况作为协变量进行控制，利用协方差分析对三组的修正均数进行比较。表 16.6 的结果表明，TC 的方差分析与协方差分析结果一致，但 UA 的结果在高血脂组与正常组间存在差异。

对于 TG 与 LDL 这两个指标，也可以采用秩协方差分析（Quade 法），将应变量与协变量按年龄排秩，将组别与吸烟状况纳入因素，采用 Bonferroni 方法对三组修正的平均秩次进行比较，在 SPSS 中利用协方差分析进行相应的操作。

本 章 小 结

1. 本章通过表格总结了本书所介绍过的基本统计方法，便于读者系统地回顾与学习。

2. 我们要求读者在医学研究中不仅要重视所研究课题的专业设计，而且要重视统计学设计。统计工作只有贯穿在试验的设计、资料的收集、整理和分析整个过程之中，才能保证试验的科学性和结论的可靠性。

3. 统计分析工作包括统计描述和统计推断两部分，资料类型不同、分布类型不同，相应的统计描述和统计推断方法也会不同。我们通过实例分析介绍了数据分析思路，希望读者通过实例分析的学习能举一反三。

17 SPSS 简介

17.1 SPSS 发展

SPSS 是软件英文首字母的缩写,最初为"Statistical Package for the Social Sciences",后更改为 "Statistical Products and Service Solutions"。2009 年后在各类升级版前加上 PASW(predictive analysis software)前缀,如 SPSS 17 更名为 PASW Statistics 17,SPSS 18 更名为 PASW Statistics 18。2009 年 10 月 IBM 收购 SPSS 公司,产品更名为 IBM SPSS Statistics。本书还是采用简单的名称 SPSS,以 SPSS 23 为例介绍 SPSS 软件的应用。

SPSS 是世界上最早采用图形菜单驱动界面的统计软件,它最突出的特点就是操作界面友好,输出结果友好,使用 Windows 窗口展示各种管理和分析数据的功能,以对话框方式展示各种功能选择,用户很容易上手。

17.2 SPSS 界面

SPSS 提供了五个窗口,分别为数据编辑窗口、结果管理窗口、结果编辑窗口、语法编辑窗口与脚本窗口,常用的为前两个窗口。

1. 数据编辑窗口(data editor)

主要用来输入数据与定义数据字典,分为数据视图(data view)与变量视图(variable view)。

图 17.1 是数据视图,用来显示数据集中的记录,与 Excel 数据表十分类似,表头是变量名,下面是数据,可进行修改、增减、复制、粘贴等,操作与 Excel 相同。

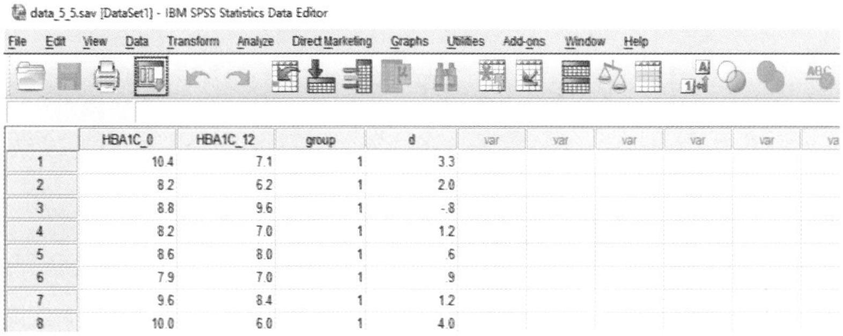

图 17.1 数据视图

图 17.2 是变量视图,用来定义和显示数据集中变量的信息,其中:

① 名称(Name)为变量名,宜用长度为 8 字节以内的字母或数字表示,第一位是字符。

② 类型(Type)为变量的属性,常用的有数值(Numeric)、日期(Date)和字符串(String)。

③ 宽度与小数(Width & Decimals):如果变量为数值,则定义宽度,宽度包括整数位、小数点与小数位三部分;如果是日期,则根据日期输入形式自动定义宽度;如果是字符串,则根据实际调查发生的最大字节数定义宽度。

④ 变量标签(Label)是对变量更详细的说明,便于数据交流过程中对数据的理解。

⑤ 值标签(Values)为变量取值编码定义,如定义"1 为试验组,2 为对照组"。

⑥ 缺失值编码(Missing):对数据中的缺失值进行编码,数值型变量默认为".",字符型变量默认为空格。

⑦ 列(Columns):定义数据视图中的列宽,如果太窄,则数据显示不全。

⑧ 对齐(Align):数据对齐方式(左对齐、右对齐、居中)。图 17.2 显示为右对齐。

⑨ 变量的度量标准(Measure):有度量(Scale,数值变量)、次序(Ordinal,有序分类变量)、名义(Nominal,无序分类变量),分别用不同图案表示。

⑩ 变量角色(Role):是 SPSS 18 开始引入的,用于数据挖掘软件的使用。

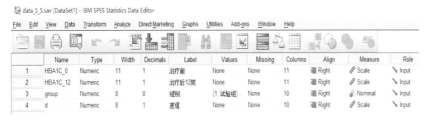

图 17.2 变量视图

2. 结果管理窗口

该窗口用于存放 SPSS 分析结果,结果视图如图 17.3 所示。整个窗口分为两个区:左边为目录区,以树形结构展开;右边是内容区,显示与目录对应的内容。点击目录区"Group Statistics",右边内容区显示相应内容。

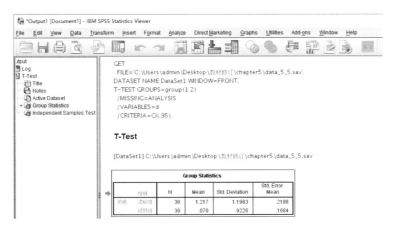

图 17.3 结果视图

3. 结果编辑窗口

在结果管理窗口的内容区选择欲编辑的内容,双击或右键选择"Editor Content""In Separate Window",在独立的窗口编辑所选的内容。

4. 语法编辑(Syntax Editor)窗口

SPSS 在提供菜单操作的同时,也可以程序形式保留操作(选择"Paste"),并在此基础上进行修改,批量完成重复进行的工作。如进行 10 个 t 检验,无须重复操作,只要对程序稍加改动即可完成,见图 17.4。当然也可以通过工具条 File→New→Syntax,直接编写程序。

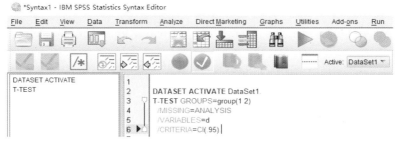

图 17.4　语法编辑窗口

5. 脚本窗口(Script):脚本可以使 SPSS 内部操作自动化,可以自定义结果格式。

17.3　数据集准备

在进行统计分析之前,首先要有 SPSS 认可的数据集。SPSS 可读入如图 17.5 所示的数据,其中"∗.sav"文件是 SPSS 的数据文件。数据集一般来自 SPSS 软件新建立的数据和其他软件生成的数据。

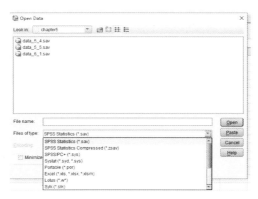

图 17.5　SPSS 可以打开的部分数据文件类型

17.3.1　新建数据文件

一项调查或实验完成后首先要将数据录入电脑,即建立数据集。与其他软件相同,SPSS 数据集的建立包括变量的命名与定义,即数据字典生成,然后录入具体数据。一般规则是每一行为一条记录(除配对设计与重复测量的数据外),每一列代表相同的变量。图 17.6 就是打开"Variable View"(变量视图)创建例 5.5 数据集的数据字典示意图,图 17.7 是打开"Data View"(数据视图)后数据录入示意图。

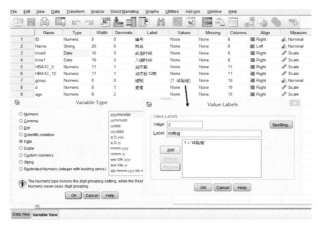

图 17.6　数据字典创建示意图

在图 17.6 示意的字典中,我们增加了编号、姓名两个备考项目,还增加了年龄(由入组时间 time1 与出生时间 time0 算得),变量类型可有多种类型,在可能的条件下最好使用数值型。宽度与小数均可以修改,默认宽度＝8,小数＝2。对于名义变量 group,用数值表示时最好定义值标签,如 1 为试验组,2 为对照组,以便于识别。

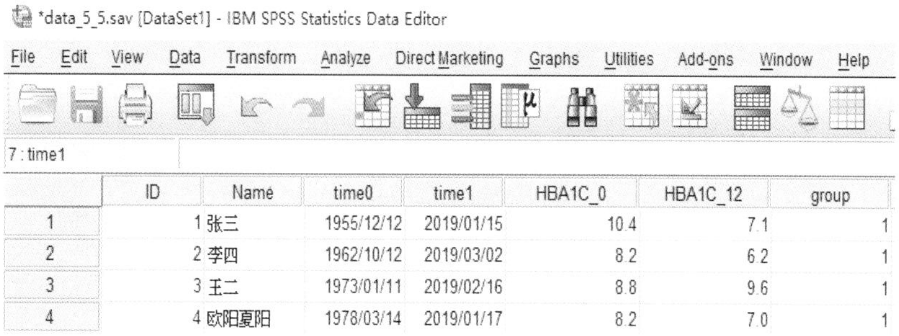

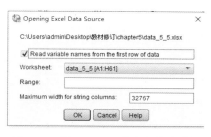

图 17.7　数据录入示意图

17.3.2　外部读入数据

SPSS 软件的兼容性较好,可读入图 17.5 所示的所有数据,常用的主要有 Excel 数据、文本数据,Epidata 数据可以直接由 Epidata 软件导出为 SPSS 数据集。

1. 读入 Excel 数据

File→Open→Data,Files of type:Excel,在大框中选择所需的文件打开,出现如图 17.8 所示的对话框。

如果第一行为数据,不是变量,则去掉"Read variable names from the first row of data"选项前的"√",工作表和范围都是可以选择的。需要强调的是 SPSS 只读入数据,其他和 Excel 单元格关联的属性如注释、公式等都不会被读入。

图 17.8　"打开 Excel 数据源"对话框

2. 读入文本数据

文本数据是最常见的数据格式之一,大部分的数据库与数据分析软件均可以将数据保存为文本格式。常见的文本格式有两种,一是固定列宽,二是分隔符分隔。如以逗号分隔数据的操作如下:

File→Open→Data,Files of type:＊.txt 或 ＊.dat(文本格式),打开所需的文件,出现文本导入向导,共 6 步,一步一步操作即可完成,最后要保存导入的文件,以备下次分析使用。

无论是新建的 SPSS 数据集还是从外部读入生成的 SPSS 数据集,均要注意即时保存,保存文件方法:File→Save As,将文件存放到指定的目录路径下。

17.4　数据集管理

建立数据集后有时需要对数据集进行管理,比如数据文件的合并拆分、变量或个案的添加或删减、变量值的函数转换、变量的重新定义及选择满足条件的个案进行分析等。具体功能在工具条"Editor""Data""Transform"下拉菜单下。现以图 17.7 的数据为例介绍如何根据日期函数计算年龄(age),同样,根据治疗前与治疗后 12 周的 HbA_{1C} 计算差值 d 就更简单了。

Transform→Compute Variable,Target Variable:输入"age"。Function Group 框:选择"Date Arithmetic"。Function and Special Variables 框:选择"Datediff",此时在 Numeric Expression 框中出现"DATEDIFF(?,?,?)",选择左边变量框中的变量替代"?"或直接输入,如图 17.9 所示。在此过

程中如果对函数操作还不清楚,点击下方的"帮助"可看到实例。

治疗前与治疗后 12 周的 HbA_{1C} 差值 d 的计算为:Transform→Compute Variable,Target Variable:输入"d"。Numeric Expression 框:输入"HBA1C_0""HBA1C_12"。确定。

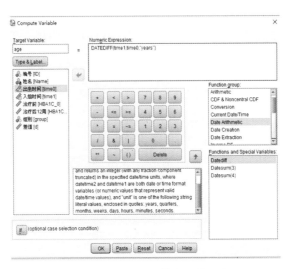

图 17.9　利用函数计算年龄的示意图

17.5　统计分析

统计分析具体的工具条为分析(Analyze)与图形(Graphs)。本书介绍的所有基于原始数据的统计分析方法均可在工具条分析与图形的下拉菜单中实现。现以数据集"例 5.5.sav"为例介绍 SPSS 软件实现两样本 t 检验的一般操作步骤。图 17.10 示两样本 t 检验操作。

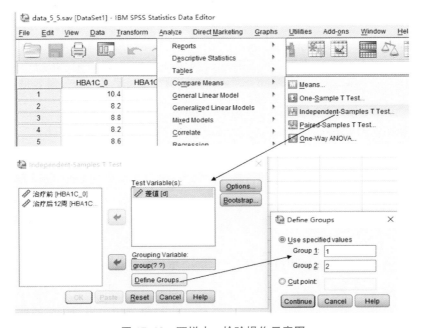

图 17.10　两样本 t 检验操作示意图

两样本 t 检验结果管理窗口显示内容见图 17.11。左侧目录窗口包含日志与 t 检验结果;相应的右侧上方为日志内容与 SPSS 程序记录,下面为对应的统计结果(上表为组统计量,下表为独立样

本 t 检验主要结果)。具体解释见第 5 章两样本 t 检验 SPSS 操作步骤。

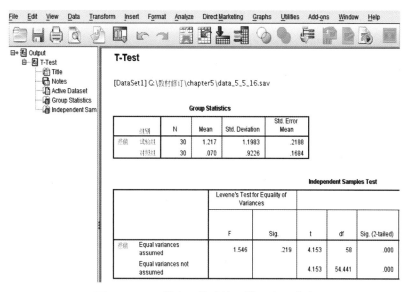

图 17.11　两样本 t 检验结果管理窗口内容

17.6　结果输出

SPSS 软件统计分析结果在 PASW statistics 查看器中,即图 17.11 所示,左框中是目录,以树状可折叠形式显示,折叠时以⊞显示,展开时以⊟显示,与右边内容一一对应,以便于查找。本节主要关心如何将 PASW statistics 查看器中的内容输出、编辑以满足报告的要求。

17.6.1　输出

通过 File→Save(Save As)或 File→Export 来实现;

File→Save/Save As:保存为 SPSS 结果文件,后缀为 spv,如"例 5.5. spv"。

File→Export:保存为其他形式文件,导出对象可选择"All/All Visible/Selected";文档类型有 xlsx/xlsm/pdf/htm/ppt/doc/txt,可根据需要进行选择。如果是统计图,还可以选择图形保存,文件后缀为 jpg/bmp/png。

当然也可以直接将所需内容复制,粘贴到指定位置。

17.6.2　编辑

统计结果查看器(IBM SPSS Statistics Viewer)中的内容格式有时不符合报告的要求,如表格线太多、小数位数不当、纵横标目需要倒置等,此时需要对查看器中的内容进行编辑。编辑可以直接在查看器中进行,也可以导出后再进行,如导出文件是"＊. doc"类型,则编辑是在 Word 文档中进行的,在此不再赘述。下面主要介绍保存之前直接在查看器中进行的编辑方法。

在统计结果查看器中选择需要编辑的内容,双击/右键选择→编辑内容(Edit Content)→在查看器中(In Viewer),如对表"Group Statistics"编辑保留两位小数,去掉多余的线条。如对图 17.11 进行编辑生成图 17.12。具体操作分为两步:

第一步改变单元格小数位:双击→选定要修改的单元格→右键单元格属性(Cell Properties):点格式值(Format Value),小数框 2(Decimals 2)→确定(OK)。

第二步选择输出表的外形：双击→在表格任意单元格上单击右键选择"表外观"(TableLooks)→
Academic→确定(OK)。

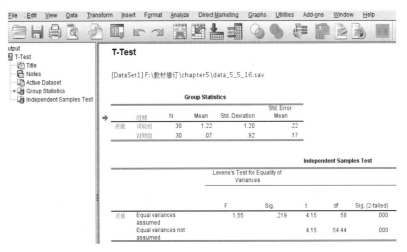

图 17.12　两样本 t 检验输出样式调整结果

以上简单地介绍了 SPSS 入门知识，如果需要更多更深入地了解与掌握 SPSS 软件，需要参考
SPSS 软件使用说明，并在实践中不断地应用。

附录 统计用表

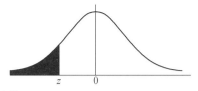

附表1 标准正态分布曲线下的面积,$\varphi(z)$值

z	0.00	0.01	0.02	0.03	0.04	0.05	0.06	0.07	0.08	0.09
−3.0	0.001 3	0.001 3	0.001 3	0.001 2	0.001 2	0.001 1	0.001 1	0.001 1	0.001 0	0.001 0
−2.9	0.001 9	0.001 8	0.001 8	0.001 7	0.001 6	0.001 6	0.001 5	0.001 5	0.001 4	0.001 4
−2.8	0.002 6	0.002 5	0.002 4	0.002 3	0.002 3	0.002 2	0.002 1	0.002 1	0.002 0	0.001 9
−2.7	0.003 5	0.003 4	0.003 3	0.003 2	0.003 1	0.003 0	0.002 9	0.002 8	0.002 7	0.002 6
−2.6	0.004 7	0.004 5	0.004 4	0.004 3	0.004 1	0.004 0	0.003 9	0.003 8	0.003 7	0.003 6
−2.5	0.006 2	0.006 0	0.005 9	0.005 7	0.005 5	0.005 4	0.005 2	0.005 1	0.004 9	0.004 8
−2.4	0.008 2	0.008 0	0.007 8	0.007 5	0.007 3	0.007 1	0.006 9	0.006 8	0.006 6	0.006 4
−2.3	0.010 7	0.010 4	0.010 2	0.009 9	0.009 6	0.009 4	0.009 1	0.008 9	0.008 7	0.008 4
−2.2	0.013 9	0.013 6	0.013 2	0.012 9	0.012 5	0.012 2	0.011 9	0.011 6	0.011 3	0.011 0
−2.1	0.017 9	0.017 4	0.017 0	0.016 6	0.016 2	0.015 8	0.015 4	0.015 0	0.014 6	0.014 3
−2.0	0.022 8	0.022 2	0.021 7	0.021 2	0.020 7	0.020 2	0.019 7	0.019 2	0.018 8	0.018 3
−1.9	0.028 7	0.028 1	0.027 4	0.026 8	0.026 2	0.025 6	0.025 0	0.024 4	0.023 9	0.023 3
−1.8	0.035 9	0.035 1	0.034 4	0.033 6	0.032 9	0.032 2	0.031 4	0.030 7	0.030 1	0.029 4
−1.7	0.044 6	0.043 6	0.042 7	0.041 8	0.040 9	0.040 1	0.039 2	0.038 4	0.037 5	0.036 7
−1.6	0.054 8	0.053 7	0.052 6	0.051 6	0.050 5	0.049 5	0.048 5	0.047 5	0.046 5	0.045 5
−1.5	0.066 8	0.065 5	0.064 3	0.063 0	0.061 8	0.060 6	0.059 4	0.058 2	0.057 1	0.055 9
−1.4	0.080 8	0.079 3	0.077 8	0.076 4	0.074 9	0.073 5	0.072 1	0.070 8	0.069 4	0.068 1
−1.3	0.968 0	0.095 1	0.093 4	0.091 8	0.090 1	0.088 5	0.086 9	0.085 3	0.083 8	0.082 3
−1.2	0.115 1	0.113 1	0.111 2	0.109 3	0.107 5	0.105 6	0.103 8	0.102 0	0.100 3	0.098 5
−1.1	0.135 7	0.133 5	0.131 4	0.129 2	0.127 1	0.125 1	0.123 0	0.121 0	0.119 0	0.117 0
−1.0	0.158 7	0.156 2	0.153 9	0.151 5	0.149 2	0.146 9	0.144 6	0.142 3	0.140 1	0.137 9
−0.9	0.184 1	0.181 4	0.178 8	0.176 2	0.173 6	0.171 1	0.168 5	0.166 0	0.163 5	0.161 1
−0.8	0.211 9	0.209 0	0.206 1	0.203 3	0.200 5	0.197 7	0.194 9	0.192 2	0.189 4	0.186 7
−0.7	0.242 0	0.238 9	0.235 8	0.232 7	0.229 6	0.226 6	0.223 6	0.220 6	0.217 7	0.214 8
−0.6	0.274 3	0.270 9	0.267 6	0.264 3	0.261 1	0.257 8	0.254 6	0.251 4	0.248 3	0.245 1
−0.5	0.308 5	0.305 0	0.301 5	0.298 1	0.294 6	0.291 2	0.287 7	0.284 3	0.281 0	0.277 6
−0.4	0.344 6	0.340 9	0.337 2	0.333 6	0.330 0	0.326 4	0.322 8	0.319 2	0.315 6	0.312 1
−0.3	0.382 1	0.378 3	0.374 5	0.370 7	0.366 9	0.363 2	0.359 4	0.355 7	0.352 0	0.348 3
−0.2	0.420 7	0.416 8	0.412 9	0.409 0	0.405 2	0.401 3	0.397 4	0.393 6	0.389 7	0.385 9
−0.1	0.460 2	0.456 2	0.452 2	0.448 3	0.444 3	0.440 4	0.436 4	0.432 5	0.428 6	0.424 7
−0.0	0.500 0	0.496 0	0.492 0	0.488 0	0.484 0	0.480 1	0.476 1	0.472 1	0.468 1	0.464 1

注:$\Phi(-z)=1-\Phi(z)$。

附表 2　随机排列表($n=20$)

编号	1	2	3	4	5	6	7	8	9	10	11	12	13	14	15	16	17	18	19	20	r_k
1	8	6	19	13	5	18	12	1	4	3	9	2	17	14	11	7	16	15	10	0	−0.063 2
2	8	19	7	6	11	14	2	13	5	17	9	12	0	16	15	1	4	10	18	3	−0.063 2
3	18	1	10	13	17	2	0	3	8	15	7	4	19	12	5	14	9	11	6	16	0.105 3
4	6	19	1	5	18	12	4	0	13	10	16	17	7	14	11	15	8	3	9	2	−0.084 2
5	1	2	7	4	18	0	15	13	5	12	19	10	9	14	16	8	6	11	3	17	0.200 0
6	11	19	2	15	14	10	8	12	1	17	4	3	0	9	16	6	13	7	18	5	−0.105 3
7	14	3	16	7	9	2	15	12	11	4	13	19	8	1	18	6	0	5	17	10	−0.052 6
8	3	2	16	6	1	13	17	19	8	14	0	15	9	18	11	5	4	10	7	12	0.052 6
9	16	9	10	3	15	0	11	2	1	5	18	8	19	13	6	12	17	4	7	14	0.094 7
10	4	11	18	6	0	8	12	16	17	3	2	9	5	7	19	10	15	13	14	1	0.094 7
11	5	15	18	13	7	3	10	14	16	1	8	2	17	6	9	4	0	12	19	11	−0.052 6
12	0	18	10	15	11	12	3	13	14	1	17	2	6	9	16	4	7	8	19	5	−0.010 5
13	10	9	14	18	12	17	15	3	5	2	11	19	8	0	1	4	7	13	6	16	−0.157 9
14	11	9	13	0	14	12	18	7	2	10	4	17	19	6	5	8	3	15	1	16	−0.052 6
15	17	1	0	16	9	12	2	4	5	18	14	15	7	19	6	8	11	3	10	13	0.105 3
16	17	1	5	2	8	12	15	13	19	14	7	16	6	3	9	10	4	11	0	18	0.010 5
17	5	16	15	7	18	10	12	9	11	6	13	17	14	1	0	4	3	2	19	8	−0.200 0
18	16	19	0	8	6	10	13	17	4	3	15	18	11	1	12	9	5	7	2	14	−0.136 8
19	13	9	17	12	15	4	3	1	16	2	10	18	8	6	7	19	14	11	0	5	−0.126 3
20	11	12	8	16	3	19	14	7	9	7	4	1	10	0	18	15	6	5	13	2	−0.210 5
21	19	12	13	8	4	15	16	7	0	11	1	5	14	18	3	6	10	9	2	17	−0.136 8
22	2	18	8	14	6	11	1	9	15	0	17	10	4	7	13	3	12	5	16	19	0.115 8
23	9	16	17	18	5	7	12	2	4	10	0	13	8	3	14	15	6	11	1	19	−0.063 2
24	15	0	14	6	1	2	9	8	18	4	10	17	3	12	16	11	19	13	7	5	0.178 9
25	14	0	9	18	19	16	10	4	5	1	6	2	12	3	11	13	7	8	17	15	0.052 6

附表 3 随机数字表

03 47 43 73 86	36 96 47 36 61	46 96 63 71 62	33 26 16 80 45	60 11 14 10 95
97 74 24 67 62	42 81 14 57 20	42 53 32 37 32	27 07 36 07 51	24 51 79 89 73
16 76 62 27 66	56 50 26 71 07	32 90 79 78 53	13 55 38 58 59	88 97 54 14 10
12 56 85 99 26	96 96 68 27 31	05 03 72 93 15	57 12 10 14 21	88 26 49 81 76
55 59 56 35 64	38 54 82 46 22	31 62 43 09 90	06 18 44 32 53	23 83 01 30 30
16 22 77 94 39	49 54 43 54 82	17 37 93 23 78	87 35 20 96 43	84 26 34 91 64
84 42 17 53 31	57 24 55 06 88	77 04 74 47 67	21 76 33 50 25	83 92 12 06 76
63 01 63 78 59	16 95 55 67 19	98 10 50 71 75	12 86 73 58 07	44 39 52 38 79
33 21 12 34 29	78 64 56 07 82	52 42 07 44 38	15 51 00 13 42	99 66 02 79 54
57 60 86 32 44	09 47 27 96 54	49 17 46 09 62	90 52 84 77 27	08 02 73 43 28
18 18 07 92 46	44 17 16 58 09	79 83 86 19 62	06 76 50 03 10	55 23 64 05 05
26 62 38 97 75	84 16 07 44 99	83 11 46 32 24	20 14 85 88 45	10 93 72 88 71
23 42 40 64 74	82 97 77 77 81	07 45 32 14 08	32 98 94 07 72	93 85 79 10 75
52 36 28 19 95	50 92 26 11 97	00 56 76 31 38	80 22 02 53 53	86 60 42 04 53
37 85 94 35 12	83 39 50 08 30	42 34 07 96 88	54 42 06 87 93	35 85 29 48 39
70 29 17 12 13	40 33 20 38 26	13 89 51 03 74	17 76 37 13 04	07 74 21 19 30
56 62 18 37 35	96 83 50 87 75	97 12 25 93 47	70 33 24 03 54	97 77 46 44 80
99 49 57 22 77	88 42 95 45 72	16 64 36 16 00	04 43 18 66 79	94 77 24 21 90
16 03 15 04 72	33 27 14 34 09	45 59 34 68 49	12 72 07 34 45	99 27 72 95 14
31 16 93 32 43	50 27 89 87 19	20 15 37 00 49	52 85 66 60 44	38 63 88 11 80
68 34 30 13 70	55 74 30 77 40	44 22 78 84 26	04 33 46 09 52	68 07 97 06 57
74 57 25 65 76	59 29 97 68 60	71 91 38 67 54	13 58 18 24 76	15 54 55 95 52
27 42 37 86 53	48 55 90 65 72	96 57 69 36 10	96 46 92 42 45	97 60 49 04 91
00 39 68 29 61	66 37 32 20 30	77 84 57 03 29	10 45 65 04 26	11 04 96 67 24
29 94 98 94 24	68 49 69 10 82	53 75 91 93 30	34 25 20 57 27	40 48 73 51 92
16 90 82 66 59	83 62 64 11 12	67 19 00 71 74	60 47 21 29 68	02 02 37 03 31
11 27 94 75 06	06 09 19 74 66	02 94 37 34 02	76 70 90 30 86	38 45 94 30 38
35 24 10 16 20	33 32 51 26 38	79 78 45 04 91	16 92 53 56 16	02 75 50 95 98
38 23 16 86 38	42 38 97 01 50	87 75 66 81 41	40 01 74 91 62	48 51 84 08 32
31 96 25 91 47	96 44 33 49 13	34 86 82 53 91	00 52 43 48 85	27 55 26 89 62
66 67 40 67 14	64 05 71 95 86	11 05 65 09 68	76 83 20 37 90	57 16 00 11 66
14 90 84 45 11	75 73 88 05 90	52 27 41 14 86	22 98 12 22 08	01 52 74 95 80
68 05 51 18 00	33 96 02 75 19	07 60 62 93 55	59 33 82 43 90	49 37 38 44 59
20 46 78 73 90	97 51 40 14 02	04 02 33 31 08	39 54 16 49 36	47 95 93 13 30
64 19 58 97 79	15 06 15 93 20	01 90 10 75 06	40 78 78 89 62	02 67 74 17 33
05 26 93 70 60	22 35 85 15 13	92 03 51 59 77	59 56 78 06 83	52 91 05 70 74
07 97 10 88 23	09 98 42 99 64	61 71 62 99 15	06 51 29 16 93	58 05 77 09 51
68 71 86 85 85	54 87 66 47 54	73 32 08 11 12	44 95 92 63 16	29 56 24 29 48
26 99 61 65 53	58 37 78 80 70	42 10 50 67 42	32 17 55 85 74	94 44 67 16 94
14 65 52 68 75	87 59 36 22 41	26 78 63 06 55	13 08 27 01 50	15 29 39 39 43
17 53 77 58 71	71 41 61 50 72	12 41 94 96 26	44 95 27 36 99	02 96 74 30 83
90 26 59 21 19	23 52 23 33 12	96 93 02 18 39	07 02 18 36 07	25 99 32 70 23
41 23 52 55 99	31 04 49 69 96	10 47 48 45 88	13 41 43 89 20	97 17 14 49 17
60 20 50 81 69	31 99 73 68 68	35 81 33 03 76	24 30 12 48 60	18 99 10 72 34
91 25 38 05 90	94 58 28 41 36	45 37 59 03 09	90 35 57 29 12	82 62 54 65 60
34 50 57 74 37	98 80 33 00 91	09 77 93 19 82	74 94 80 04 04	45 07 31 66 49
85 22 04 39 43	73 81 53 94 79	33 62 46 86 28	08 31 54 46 31	53 94 13 38 47
09 79 13 77 48	73 82 97 22 21	05 03 27 24 83	72 89 44 05 60	35 80 39 94 88
88 75 80 18 14	22 95 75 42 49	39 32 82 22 49	02 48 07 70 37	16 04 61 67 87
90 96 23 70 00	39 00 03 06 90	55 85 78 38 36	94 37 30 69 32	90 89 00 76 33

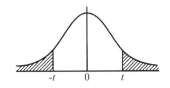

附表 4 *t* 界值表

自由度 (ν)		概率(P)									
	单侧	0.25	0.20	0.10	0.05	0.025	0.01	0.005	0.002 5	0.001	0.000 5
	双侧	0.50	0.40	0.20	0.10	0.05	0.02	0.01	0.005	0.002	0.001
1		1.000	1.376	3.078	6.314	12.706	31.821	63.657	127.321	318.309	636.619
2		0.816	1.061	1.886	2.920	4.303	6.965	9.925	14.089	22.327	31.599
3		0.765	0.978	1.638	2.353	3.182	4.541	5.841	7.453	10.215	12.924
4		0.741	0.941	1.533	2.132	2.776	3.747	4.604	5.598	7.173	8.610
5		0.727	0.920	1.476	2.015	2.571	3.365	4.032	4.773	5.893	6.869
6		0.718	0.906	1.440	1.943	2.447	3.143	3.707	4.317	5.208	5.959
7		0.711	0.896	1.415	1.895	2.365	2.998	3.499	4.029	4.785	5.408
8		0.706	0.889	1.397	1.860	2.306	2.896	3.355	3.833	4.501	5.041
9		0.703	0.883	1.383	1.833	2.262	2.821	3.250	3.690	4.297	4.781
10		0.700	0.879	1.372	1.812	2.228	2.764	3.169	3.581	4.144	4.587
11		0.697	0.876	1.363	1.796	2.201	2.718	3.106	3.497	4.025	4.437
12		0.695	0.873	1.356	1.782	2.179	2.681	3.055	3.428	3.930	4.318
13		0.694	0.870	1.350	1.771	2.160	2.650	3.012	3.372	3.852	4.221
14		0.692	0.868	1.345	1.761	2.145	2.624	2.977	3.326	3.787	4.140
15		0.691	0.866	1.341	1.753	2.131	2.602	2.947	3.286	3.733	4.073
16		0.690	0.865	1.337	1.746	2.120	2.583	2.921	3.252	3.686	4.015
17		0.689	0.863	1.333	1.740	2.110	2.567	2.898	3.222	3.646	3.965
18		0.688	0.862	1.330	1.734	2.101	2.552	2.878	3.197	3.610	3.922
19		0.688	0.861	1.328	1.729	2.093	2.539	2.861	3.174	3.579	3.883
20		0.687	0.860	1.325	1.725	2.086	2.528	2.845	3.153	3.552	3.850
21		0.686	0.859	1.323	1.721	2.080	2.518	2.831	3.135	3.527	3.819
22		0.686	0.858	1.321	1.717	2.074	2.508	2.819	3.119	3.505	3.792
23		0.685	0.858	1.319	1.714	2.069	2.500	2.807	3.104	3.485	3.768
24		0.685	0.857	1.318	1.711	2.064	2.492	2.797	3.091	3.467	3.745
25		0.684	0.856	1.316	1.708	2.060	2.485	2.787	3.078	3.450	3.725
26		0.684	0.856	1.315	1.706	2.056	2.479	2.779	3.067	3.435	3.707
27		0.684	0.855	1.314	1.703	2.052	2.473	2.771	3.057	3.421	3.690
28		0.683	0.855	1.313	1.701	2.048	2.467	2.763	3.047	3.408	3.674
29		0.683	0.854	1.311	1.699	2.045	2.462	2.756	3.038	3.396	3.659
30		0.683	0.854	1.310	1.697	2.042	2.457	2.750	3.030	3.385	3.646
31		0.682	0.853	1.309	1.696	2.040	2.453	2.744	3.022	3.375	3.633
32		0.682	0.853	1.309	1.694	2.037	2.449	2.738	3.015	3.365	3.622
33		0.682	0.853	1.308	1.692	2.035	2.445	2.733	3.008	3.356	3.611
34		0.682	0.852	1.307	1.691	2.032	2.441	2.728	3.002	3.348	3.601
35		0.682	0.852	1.306	1.690	2.030	2.438	2.724	3.996	3.340	3.591
36		0.681	0.852	1.306	1.688	2.028	2.434	2.719	2.990	3.333	3.582
37		0.681	0.851	1.305	1.687	2.026	2.431	2.715	2.985	3.326	3.574
38		0.681	0.851	1.304	1.686	2.024	2.429	2.712	2.980	3.319	3.566
39		0.681	0.851	1.304	1.685	2.023	2.426	2.708	2.976	3.313	3.558
40		0.681	0.851	1.303	1.684	2.021	2.423	2.704	2.971	3.307	3.551
50		0.679	0.849	1.299	1.676	2.009	2.403	2.678	2.937	3.261	3.496
60		0.679	0.848	1.296	1.671	2.000	2.390	2.660	2.915	3.232	3.460
70		0.678	0.847	1.294	1.667	1.994	2.381	2.648	2.899	3.211	3.435
80		0.678	0.846	1.292	1.664	1.990	2.374	2.639	2.887	3.195	3.416
90		0.677	0.846	1.291	1.662	1.987	2.368	2.632	2.878	3.183	3.402
100		0.677	0.845	1.290	1.660	1.984	2.364	2.626	2.871	3.174	3.390
200		0.676	0.843	1.286	1.653	1.972	2.345	2.601	2.839	3.131	3.340
500		0.675	0.842	1.283	1.648	1.965	2.334	2.586	2.820	3.107	3.310
1000		0.675	0.842	1.282	1.646	1.962	2.330	2.581	2.813	3.098	3.300
∞		0.674 5	0.841 6	1.281 6	1.644 9	1.960 0	2.326 3	2.575 8	2.807 0	3.090 2	3.290 5

注:表右上角图中的阴影部分表示概率 *P*,后文附表同此。

附表 5　F 界值表(方差分析用)

上行:$P=0.05$　下行:$P=0.01$

分母的自由度(ν_2)	分子的自由度(ν_1)											
	1	2	3	4	5	6	7	8	9	10	11	12
1	161	200	216	225	230	234	237	239	241	242	243	224
	405 2	499 9	540 3	562 5	576 4	585 9	592 8	598 1	602 2	605 6	608 2	610 6
2	18.51	19.00	19.16	19.25	19.30	19.33	19.36	19.37	19.38	19.39	19.40	19.41
	98.49	99.00	99.17	99.25	99.30	99.33	99.34	99.36	99.38	99.40	99.41	99.42
3	10.13	9.55	9.28	9.12	9.01	8.94	8.88	8.84	8.81	8.78	8.76	8.74
	34.12	30.82	29.46	28.71	28.24	27.91	27.67	27.49	27.34	27.23	27.13	27.05
4	7.71	6.94	6.59	6.39	6.26	6.16	6.09	6.04	6.00	5.96	5.93	5.91
	21.20	18.00	16.69	15.98	15.52	15.21	14.98	14.80	14.66	14.54	14.45	14.37
5	6.61	5.79	5.41	5.19	5.05	4.95	4.88	4.82	4.78	4.74	4.70	4.68
	16.26	13.27	12.06	11.39	10.97	10.67	10.45	10.27	10.15	10.05	9.96	9.89
6	5.99	5.14	4.76	4.53	4.39	4.28	4.21	4.15	4.10	4.06	4.03	4.00
	13.74	10.92	9.78	9.15	8.75	8.47	8.26	8.10	7.98	7.87	7.79	7.72
7	5.59	4.74	4.35	4.12	3.97	3.87	3.79	3.73	3.68	3.63	3.60	3.57
	12.25	9.55	8.45	7.85	7.46	7.19	7.00	6.84	6.71	6.62	6.54	6.47
8	5.32	4.46	4.07	3.84	3.69	3.58	3.50	3.44	3.39	3.34	3.31	3.28
	11.26	8.65	7.59	7.01	6.63	6.37	6.19	6.03	5.91	5.82	5.74	5.67
9	5.12	4.26	3.86	3.63	3.48	3.37	3.29	3.23	3.18	3.13	3.10	3.07
	10.56	8.02	6.99	6.42	6.06	5.80	5.62	5.47	5.35	5.26	5.18	5.11
10	4.96	4.10	3.71	3.48	3.33	3.22	3.14	3.07	3.02	2.97	2.94	2.91
	10.04	7.56	6.35	5.99	5.64	5.39	5.21	5.06	4.95	4.85	4.78	4.71
11	4.84	3.98	3.59	3.36	3.20	3.09	3.01	2.95	2.90	2.86	2.82	2.79
	9.65	7.20	6.22	5.67	5.32	5.07	4.88	4.74	4.63	4.54	4.46	4.40
12	4.75	3.88	3.49	3.26	3.11	3.00	2.92	2.85	2.80	2.76	2.72	2.69
	9.33	6.93	5.95	5.41	5.06	4.82	4.65	4.50	4.39	4.30	4.22	4.16
13	4.67	3.80	3.41	3.18	3.02	2.92	2.84	2.77	2.72	2.67	2.63	2.60
	9.07	6.70	5.74	5.20	4.86	4.62	4.44	4.30	4.19	4.10	4.02	3.96
14	4.60	3.74	3.34	3.11	2.96	2.85	2.77	2.70	2.65	2.60	2.56	2.53
	8.86	6.51	5.56	5.03	4.69	4.46	4.28	4.14	4.03	3.94	3.86	3.80
15	4.54	3.68	3.29	3.06	2.90	2.79	2.70	2.64	2.59	2.55	2.51	2.48
	8.68	6.36	5.42	4.89	4.56	4.32	4.14	4.00	3.89	3.80	3.73	3.67
16	4.49	3.63	3.24	3.01	2.85	2.74	2.66	2.59	2.54	2.49	2.45	2.42
	8.53	6.23	5.29	4.77	4.44	4.20	4.03	3.89	3.78	3.69	3.61	3.55
17	4.45	3.59	3.20	2.96	2.81	2.70	2.62	2.55	2.50	2.45	2.41	2.38
	8.40	6.11	5.18	4.67	4.34	4.10	3.93	3.79	3.68	3.59	3.52	3.45
18	4.41	3.55	3.16	2.93	2.77	2.66	2.58	2.51	2.46	2.41	2.37	2.34
	8.28	6.01	5.09	4.58	4.25	4.01	3.85	3.71	3.60	3.51	3.44	3.37
19	4.38	3.52	3.13	2.90	2.74	2.63	2.55	2.48	2.43	2.38	2.34	2.31
	8.18	5.93	5.01	4.50	4.17	3.94	3.77	3.63	3.52	3.43	3.36	3.30
20	4.35	3.49	3.10	2.87	2.71	2.60	2.52	2.45	2.40	2.35	2.31	2.28
	8.10	5.85	4.94	4.43	4.10	3.87	3.71	3.56	3.45	3.37	3.30	3.23
21	4.32	3.47	3.07	2.84	2.68	2.57	2.49	2.42	2.37	2.32	2.28	2.25
	8.02	5.78	4.87	4.37	4.04	3.81	3.65	3.51	3.40	3.31	3.24	3.17
22	4.30	3.44	3.05	2.82	2.66	2.55	2.47	2.40	2.35	2.30	2.26	2.23
	7.94	5.72	4.82	4.31	3.99	3.76	3.59	3.45	3.35	3.26	3.18	3.12
23	4.28	3.42	3.03	2.80	2.64	2.53	2.45	2.38	2.32	2.28	2.24	3.20
	7.88	5.66	4.76	4.26	3.94	3.71	3.54	3.41	3.30	3.21	3.14	3.07
24	4.26	3.40	3.01	2.78	2.62	2.51	2.43	2.36	2.30	2.26	2.22	2.18
	7.82	5.61	4.72	4.22	3.90	3.67	3.50	3.36	3.25	3.17	3.09	3.03
25	4.24	3.38	2.99	2.76	2.60	2.49	2.41	2.34	2.28	2.24	2.20	2.16
	7.77	5.57	4.68	4.18	3.86	3.63	3.46	3.32	3.21	3.13	3.05	2.99

分母的自由度（ν_2）	分子的自由度（ν_1）											
	14	16	20	24	30	40	50	75	100	200	500	∞
1	245 614 2	246 616 9	248 620 8	249 623 4	250 625 8	251 628 6	252 630 2	253 632 3	253 633 4	254 635 2	254 636 1	254 636 6
2	19.42 99.43	19.43 99.44	19.44 99.45	19.45 99.46	19.46 99.47	19.47 99.48	19.47 99.48	19.48 99.49	19.49 99.49	19.49 99.49	19.50 99.50	19.50 99.50
3	8.71 26.92	8.69 26.83	8.66 26.69	8.64 26.60	8.62 26.50	8.60 26.41	8.58 26.35	8.57 26.27	8.56 26.23	8.54 26.18	8.54 26.14	8.53 26.12
4	5.87 14.24	5.84 14.15	5.80 14.02	5.77 13.93	5.74 13.83	5.71 13.74	5.70 13.69	5.68 13.61	5.66 13.57	5.65 13.52	5.64 13.48	5.63 13.46
5	4.64 9.77	4.60 9.68	4.56 9.55	4.53 9.47	4.50 9.38	4.46 9.29	4.44 9.24	4.42 9.17	4.40 9.13	4.38 9.07	4.37 9.04	4.36 9.02
6	3.96 7.60	3.92 7.52	3.87 7.39	3.84 7.31	3.81 7.23	3.77 7.14	3.75 7.09	3.72 7.02	3.71 6.99	3.69 6.94	3.68 6.90	3.67 6.88
7	3.52 6.35	3.49 6.27	3.44 6.15	3.41 6.07	3.38 5.98	3.34 5.90	3.32 5.85	3.29 5.78	3.28 5.75	3.25 5.70	3.24 5.67	3.23 5.65
8	3.23 5.56	3.20 5.48	3.15 5.36	3.12 5.28	3.08 5.20	3.05 5.11	3.03 5.06	3.00 5.00	2.98 4.96	2.96 4.91	2.94 4.88	2.93 4.86
9	3.02 5.00	2.98 4.92	2.93 4.80	2.90 4.73	2.86 4.64	2.82 4.56	2.80 4.51	2.77 4.45	2.76 4.41	2.73 4.36	2.72 4.33	2.71 4.31
10	2.86 4.60	2.82 4.52	2.77 4.41	2.74 4.33	2.70 4.25	2.67 4.17	2.64 4.12	2.61 4.05	2.59 4.01	2.56 3.96	2.55 3.93	2.54 3.91
11	2.74 4.29	2.70 4.21	2.65 4.10	2.61 4.02	2.57 3.94	2.53 3.86	2.50 3.80	2.47 3.74	2.45 3.70	2.42 3.66	2.41 3.62	2.40 3.60
12	2.64 4.05	2.60 3.98	2.54 3.86	2.50 3.78	2.46 3.70	2.42 3.61	2.40 3.56	2.36 3.49	2.35 3.46	2.32 3.41	2.31 3.38	2.30 3.36
13	2.55 3.85	2.51 3.78	2.46 3.67	2.42 3.59	2.38 3.51	2.34 3.42	2.32 3.37	2.28 3.30	2.26 3.27	2.24 3.21	2.22 3.18	2.21 3.16
14	2.48 3.70	2.44 3.62	2.39 3.51	2.35 3.43	2.31 3.34	2.27 3.26	2.24 3.21	2.21 3.14	2.19 3.11	2.16 3.06	2.14 3.02	2.13 3.00
15	2.43 3.56	2.39 3.48	2.33 3.36	2.29 3.29	2.25 3.20	2.21 3.12	2.18 3.07	2.15 3.00	2.12 2.97	2.10 2.92	2.08 2.89	2.07 2.87
16	2.37 3.45	2.33 3.37	2.28 3.25	2.24 3.18	2.20 3.10	2.16 3.01	2.13 2.96	2.09 2.89	2.07 2.86	2.04 2.80	2.02 2.77	2.01 2.75
17	2.33 3.35	2.29 3.27	2.33 3.16	2.19 3.08	2.15 3.00	2.11 2.92	2.08 2.86	2.04 2.79	2.02 2.76	1.99 2.70	1.97 2.67	1.96 2.65
18	2.29 3.27	2.25 3.19	2.19 3.07	2.15 3.00	2.11 2.91	2.07 2.83	2.04 2.78	2.00 2.71	1.98 2.68	1.95 2.62	1.93 2.59	1.92 2.57
19	2.26 3.19	2.21 3.12	2.15 3.00	2.11 2.92	2.07 2.84	2.02 2.76	2.00 2.70	1.96 2.63	1.94 2.60	1.91 2.54	1.90 2.51	1.88 2.49
20	2.23 3.13	2.18 3.05	2.12 2.94	2.08 2.86	2.04 2.77	1.99 2.69	1.96 2.63	1.92 2.56	1.90 2.53	1.87 2.47	1.85 2.44	1.84 2.42
21	2.20 3.07	2.15 2.99	2.09 2.88	2.05 2.80	2.00 2.72	1.96 2.63	1.93 2.58	1.89 2.51	1.87 2.47	1.84 2.42	1.82 2.38	1.81 2.36
22	2.18 3.02	2.13 2.94	2.07 2.83	2.03 2.75	1.98 2.67	1.93 2.58	1.91 2.53	1.87 2.46	1.84 2.42	1.81 2.37	1.80 2.33	1.78 2.31
23	2.14 2.97	2.10 2.89	2.04 2.78	2.00 2.70	1.96 2.62	1.91 2.53	1.88 2.48	1.84 2.41	1.82 2.37	1.79 2.32	1.77 2.28	1.76 2.26
24	2.13 2.93	2.09 2.85	2.02 2.74	1.98 2.66	1.94 2.58	1.89 2.49	1.86 2.44	1.82 2.36	1.80 2.33	1.76 2.27	1.74 2.23	1.73 2.21
25	2.11 2.89	2.06 2.81	2.00 2.70	1.96 2.62	1.92 2.54	1.87 2.45	1.84 2.40	1.80 2.32	1.77 2.29	1.74 2.23	1.72 2.19	1.71 2.17

分母的自由度（ν_2）	分子的自由度（ν_1）											
	1	2	3	4	5	6	7	8	9	10	11	12
26	4.22	3.37	2.98	2.74	2.59	2.47	2.39	2.32	2.27	2.22	2.18	2.15
	7.72	5.53	4.64	4.14	3.82	3.59	3.42	3.29	3.17	3.09	3.02	2.96
27	4.21	3.35	2.96	2.73	2.57	2.46	2.37	2.30	2.25	3.20	2.16	2.13
	7.68	5.49	4.60	4.11	3.79	3.56	3.39	3.26	3.14	3.06	2.98	2.93
28	4.20	3.34	2.95	2.71	2.56	2.44	2.36	2.29	2.24	2.19	2.15	2.12
	7.64	5.45	4.57	4.07	3.76	3.53	3.36	3.23	3.11	3.03	2.95	2.90
29	4.18	3.33	2.93	2.70	2.54	2.43	2.35	2.28	2.22	2.18	2.14	2.10
	7.60	5.42	4.54	4.04	3.73	3.50	3.33	3.20	3.08	3.00	2.92	2.87
30	4.17	3.32	2.92	2.69	2.53	2.42	2.34	2.27	2.21	2.16	2.12	2.09
	7.56	5.39	4.51	4.02	3.70	3.47	3.30	3.17	3.06	2.98	2.90	2.84
32	4.15	3.30	2.90	2.67	2.51	2.40	2.32	2.25	2.19	2.14	2.10	2.07
	7.50	5.34	4.46	3.97	3.66	3.42	3.25	3.12	3.01	2.94	2.86	2.80
34	4.13	3.28	2.88	2.65	2.49	2.38	2.30	2.23	2.17	2.12	2.08	2.05
	7.44	5.29	4.42	3.93	3.61	3.38	3.21	3.08	2.97	2.89	2.82	2.76
36	4.11	3.26	2.86	2.63	2.48	2.36	2.28	2.21	2.15	2.10	2.06	2.03
	7.39	5.25	4.38	3.89	3.58	3.35	8.18	3.04	2.94	2.86	2.78	2.72
38	4.10	3.25	2.85	2.62	2.46	2.35	2.26	2.19	2.14	2.09	2.05	2.02
	7.35	5.21	4.34	3.86	3.54	3.32	3.15	3.02	2.91	2.82	2.75	2.69
40	4.08	3.23	2.84	2.61	2.45	2.34	2.25	2.18	2.12	2.07	2.04	2.00
	7.31	5.18	4.31	3.83	3.51	3.29	3.12	2.99	2.88	2.80	2.73	2.66
42	4.07	3.22	2.83	2.59	2.44	2.32	2.24	2.17	2.11	2.06	2.02	1.99
	7.27	5.15	4.29	3.80	3.49	3.26	3.10	2.96	2.86	2.77	2.70	2.64
44	4.06	3.21	2.82	2.58	2.43	2.31	2.23	2.16	2.10	2.05	2.01	1.98
	7.24	5.12	4.26	3.78	3.46	3.24	3.07	2.94	2.84	2.75	2.68	2.02
46	4.05	3.20	2.81	2.57	2.42	2.30	2.22	2.14	2.09	2.04	2.00	1.97
	7.21	5.10	4.24	3.76	3.44	3.22	3.05	2.92	2.82	2.73	2.66	2.60
48	4.04	3.19	2.80	2.56	2.41	2.30	2.21	2.14	2.08	2.03	1.99	1.96
	7.19	5.08	4.22	3.74	3.42	3.20	3.04	2.90	2.80	2.71	2.64	2.58
50	4.03	3.18	2.79	2.56	2.40	2.29	2.20	2.13	2.07	2.02	1.98	1.95
	7.17	5.06	4.20	3.72	3.41	3.18	3.02	2.88	2.78	2.70	2.62	2.56
60	4.00	3.15	2.76	2.52	2.37	2.25	2.17	2.10	2.04	1.99	1.95	1.92
	7.08	4.98	4.13	3.65	3.34	3.12	2.95	2.82	2.72	2.63	2.56	2.50
70	3.98	3.13	2.74	2.50	2.35	2.23	2.14	2.07	2.01	1.97	1.93	1.89
	7.01	4.92	4.08	3.60	3.29	3.07	2.91	2.77	2.67	2.59	2.51	2.45
80	3.96	3.11	2.72	2.48	2.33	2.21	2.12	2.05	1.99	1.95	1.91	1.88
	6.96	4.88	4.04	3.56	3.25	3.04	2.87	2.74	2.64	2.55	2.48	2.41
100	3.94	3.09	2.70	2.46	2.30	2.19	2.10	2.03	1.97	1.92	1.88	1.85
	6.90	4.82	3.98	3.51	3.20	2.99	2.82	2.69	2.59	2.51	2.43	2.36
125	3.92	3.07	2.68	2.44	2.29	2.17	2.08	2.01	1.95	1.90	1.86	1.83
	6.84	4.78	3.94	3.47	3.17	2.95	2.79	2.65	2.56	2.47	2.40	2.33
150	3.91	3.06	2.67	2.43	2.27	2.16	2.07	2.00	1.94	1.89	1.85	1.82
	6.81	4.75	3.91	3.44	3.14	2.92	2.76	2.62	2.53	2.44	2.37	2.30
200	3.89	3.04	2.65	2.41	2.26	2.14	2.05	1.98	1.92	1.87	1.83	1.80
	6.76	4.71	3.88	3.41	3.11	2.90	2.73	2.60	2.50	2.41	2.34	2.28
400	3.86	3.02	2.62	2.39	2.23	2.12	2.03	1.96	1.90	1.85	1.81	1.78
	6.70	4.66	3.83	3.36	3.06	2.85	2.69	2.55	2.46	2.37	2.29	2.23
1 000	3.85	3.00	2.61	2.38	2.22	2.10	2.02	1.95	1.89	1.84	1.80	1.76
	6.66	4.62	3.80	3.34	3.04	2.82	2.66	2.53	2.43	2.34	2.26	2.20
∞	3.84	2.99	2.60	2.37	2.21	2.09	2.01	1.94	1.88	1.83	1.79	1.75
	6.64	4.60	3.78	3.32	3.02	2.80	2.64	2.51	2.41	2.32	2.24	2.18

分母的自由度（ν_2）	分子的自由度（ν_1）											
	14	16	20	24	30	40	50	75	100	200	500	∞
26	2.10	2.05	1.99	1.95	1.90	1.85	1.82	1.78	1.76	1.72	1.70	1.69
	2.86	2.77	2.66	2.58	2.50	2.41	2.36	2.28	2.25	2.19	2.15	2.13
27	2.08	2.03	1.97	1.93	1.88	1.84	1.80	1.76	1.74	1.71	1.68	1.67
	2.83	2.74	2.63	2.55	2.47	2.38	2.33	2.25	2.21	2.16	2.12	2.10
28	2.06	2.02	1.96	1.91	1.87	1.81	1.78	1.75	1.72	1.69	1.67	1.65
	2.80	2.71	2.60	2.52	2.44	2.35	2.30	2.22	2.18	2.13	2.09	2.06
29	2.05	2.00	1.94	1.90	1.85	1.80	1.77	1.73	1.71	1.68	1.65	1.64
	2.77	2.68	2.57	2.49	2.41	2.32	2.27	2.19	2.15	2.10	2.06	2.03
30	2.04	1.99	1.93	1.89	1.84	1.79	1.76	1.72	1.69	1.66	1.64	1.62
	2.74	2.66	2.55	2.47	2.38	2.29	2.24	2.16	2.13	2.07	2.03	2.01
32	2.02	1.97	1.91	1.86	1.82	1.76	1.74	1.69	1.67	1.64	1.61	1.59
	2.70	2.62	2.51	2.42	2.34	2.25	2.20	2.12	2.08	2.02	1.98	1.96
34	2.00	1.95	1.89	1.84	1.80	1.74	1.71	1.67	1.64	1.61	1.59	1.57
	2.66	2.58	2.47	2.38	2.30	2.21	2.15	2.08	2.04	1.98	1.94	1.91
36	1.98	1.93	1.87	1.82	1.78	1.72	1.69	1.65	1.62	1.59	1.56	1.55
	2.62	2.54	2.43	2.35	2.26	2.17	2.12	2.04	2.00	1.94	1.90	1.87
38	1.96	1.92	1.85	1.80	1.76	1.71	1.67	1.63	1.60	1.57	1.54	1.53
	2.59	2.51	2.40	2.32	2.22	2.14	2.08	2.00	1.97	1.90	1.86	1.84
40	1.95	1.90	1.84	1.79	1.74	1.69	1.66	1.61	1.59	1.55	1.53	1.51
	2.56	2.49	2.37	2.29	2.20	2.11	2.05	1.97	1.94	1.88	1.84	1.81
42	1.94	1.89	1.82	1.78	1.73	1.68	1.64	1.60	1.57	1.54	1.51	1.49
	2.54	2.46	2.35	2.26	2.17	2.08	2.02	1.94	1.91	1.85	1.80	1.78
44	1.92	1.88	1.81	1.76	1.72	1.66	1.63	1.58	1.56	1.52	1.50	1.48
	2.52	2.44	2.32	2.24	2.15	2.06	2.00	1.92	1.88	1.82	1.78	1.75
46	1.91	1.87	1.80	1.75	1.71	1.65	1.62	1.57	1.54	1.51	1.48	1.46
	2.50	2.42	2.30	2.22	2.13	2.04	1.98	1.90	1.86	1.80	1.76	1.72
48	1.90	1.86	1.79	1.74	1.70	1.64	1.61	1.56	1.53	1.50	1.47	1.45
	2.48	2.40	2.28	2.20	2.11	2.02	1.96	1.88	1.84	1.78	1.73	1.70
50	1.90	1.85	1.78	1.74	1.69	1.63	1.60	1.55	1.52	1.48	1.46	1.44
	2.46	2.39	2.26	2.18	2.10	2.00	1.94	1.86	1.82	1.76	1.71	1.68
60	1.86	1.81	1.75	1.70	1.65	1.59	1.56	1.50	1.48	1.44	1.41	1.39
	2.40	2.32	2.20	2.12	2.03	1.93	1.87	1.79	1.74	1.68	1.63	1.60
70	1.84	1.79	1.72	1.67	1.62	1.56	1.53	1.47	1.45	1.40	1.37	1.35
	2.35	2.28	2.15	2.07	1.98	1.88	1.82	1.74	1.69	1.62	1.56	1.53
80	1.82	1.77	1.70	1.65	1.60	1.54	1.51	1.45	1.42	1.38	1.35	1.32
	2.32	2.24	2.11	2.03	1.94	1.84	1.78	1.70	1.65	1.57	1.52	1.49
100	1.79	1.75	1.68	1.63	1.57	1.51	1.48	1.42	1.39	1.34	1.30	1.28
	2.26	2.19	2.06	1.98	1.89	1.79	1.73	1.64	1.59	1.51	1.46	1.43
125	1.77	1.72	1.65	1.60	1.55	1.49	1.45	1.39	1.36	1.31	1.27	1.25
	2.23	2.15	2.03	1.94	1.85	1.75	1.68	1.59	1.54	1.46	1.40	1.37
150	1.76	1.71	1.64	1.59	1.54	1.47	1.44	1.37	1.34	1.29	1.25	1.22
	2.20	2.12	2.00	1.91	1.83	1.72	1.66	1.56	1.51	1.43	1.37	1.33
200	1.74	1.69	1.62	1.57	1.52	1.45	1.42	1.35	1.32	1.26	1.22	1.19
	2.17	2.09	1.97	1.88	1.79	1.69	1.62	1.53	1.48	1.39	1.33	1.28
400	1.72	1.67	1.60	1.54	1.49	1.42	1.38	1.32	1.28	1.22	1.16	1.13
	2.12	2.04	1.92	1.84	1.74	1.64	1.57	1.47	1.42	1.32	1.24	1.19
1 000	1.70	1.65	1.58	1.53	1.47	1.41	1.36	1.30	1.26	1.19	1.13	1.08
	2.09	2.01	1.89	1.81	1.71	1.61	1.54	1.44	1.38	1.28	1.19	1.11
∞	1.69	1.64	1.57	1.52	1.46	1.40	1.35	1.28	1.24	1.17	1.11	1.00
	2.07	1.99	1.87	1.79	1.69	1.59	1.52	1.41	1.36	1.25	1.15	1.00

附表 6　**Dunnett-t** 检验 q 界值表(双侧)

上行 $P=0.05$,下行 $P=0.01$

误差的自由度(ν)	处理数(不包括对照组)(T)								
	1	2	3	4	5	6	7	8	9
5	2.57	3.03	3.29	3.48	3.62	3.73	3.82	3.90	3.97
	4.03	4.63	4.98	5.22	5.41	5.56	5.69	5.80	5.89
6	2.45	2.86	3.10	3.26	3.39	3.49	3.57	3.64	3.71
	3.71	4.21	4.51	4.70	14.87	5.00	5.10	5.20	5.28
7	2.36	2.75	2.97	3.12	3.24	3.33	3.41	3.47	3.53
	3.50	3.95	4.21	4.39	4.53	4.64	4.74	4.82	4.89
8	2.31	2.67	2.88	3.02	3.13	3.22	3.29	3.35	3.41
	3.36	3.77	4.00	4.17	4.29	4.40	4.48	4.56	4.62
9	2.26	2.61	2.81	2.95	3.05	3.14	3.20	3.26	3.32
	3.25	3.63	3.85	4.01	4.12	4.22	4.30	4.37	4.43
10	2.23	2.57	2.76	2.89	2.99	3.07	3.14	3.19	3.24
	3.17	3.53	3.74	3.88	3.99	4.08	4.16	4.22	4.28
11	2.20	2.53	2.72	2.84	2.94	3.02	3.08	3.14	3.19
	3.11	3.45	3.65	3.79	3.88	3.98	4.05	4.11	4.16
12	2.18	2.50	2.68	2.81	2.90	2.98	3.04	3.09	3.14
	3.05	3.39	3.58	3.71	3.81	3.89	3.96	4.02	4.07
13	2.16	2.48	2.65	2.78	2.87	2.94	3.00	3.06	3.10
	3.01	3.33	3.52	3.65	3.74	3.82	3.89	3.94	3.99
14	2.14	2.46	2.63	2.75	2.84	2.91	2.97	3.02	3.07
	2.98	3.29	3.47	3.59	3.69	3.76	3.83	3.88	3.93
15	2.13	2.44	2.61	2.73	2.82	2.89	2.95	3.00	3.04
	2.95	3.25	3.43	3.55	3.64	3.71	3.78	3.83	3.88
16	2.12	2.42	2.59	2.71	2.80	2.87	2.92	2.97	3.02
	2.92	3.22	3.39	3.51	3.60	3.67	3.73	3.78	3.83
17	2.11	2.41	2.58	2.69	2.78·	2.85	2.90	2.95	3.00
	2.90	3.19	3.36	3.47	3.56	3.63	3.69	3.74	3.79
18	2.10	2.40	2.56	2.68	2.76	2.83	2.89	2.94	2.98
	2.88	3.17	3.33	3.44	3.53	3.60	3.66	3.71	3.75
19	2.09	2.39	2.55	2.66	2.75	2.81	2.87	2.92	2.96
	2.86	3.15	3.31	3.42	3.50	3.57	3.63	3.68	3.72
20	2.09	2.38	2.54	2.65	2.73	2.80	2.86	2.90	2.95
	2.85	3.13	3.29	3.40	3.48	3.55	3.60	3.65	3.69
24	2.06	2.35	2.51	2.61	2.70	2.76	2.81	2.86	2.90
	2.80	3.07	3.22	3.32	3.40	3.47	3.52	3.57	3.61
30	2.04	2.32	2.47	2.58	2.66	2.72	2.77	2.82	2.86
	2.75	3.01	3.15	3.25	3.33	3.39	3.44	3.49	3.52
40	2.02	2.29	2.44	2.54	2.62	2.68	2.73	2.77	2.81
	2.70	2.95	3.09	3.19	3.26	3.32	3.37	3.41	3.44
60	2.00	2.27	2.41	2.51	2.58	2.64	2.69	2.73	2.77
	2.66	2.90	3.03	3.12	3.19	3.25	3.29	3.33	3.37
120	1.98	2.24	2.38	2.47	2.55	2.60	2.65	2.69	2.73
	2.62	2.85	2.97	3.06	3.12	3.18	3.22	3.26	3.29
∞	1.96	2.21	2.35	2.44	2.51	2.57	2.61	2.65	2.69
	2.58	2.79	2.92	3.00	3.06	3.11	3.15	3.19	3.22

附表 7　q 界值表（Newman-Keuls 法用）

上行：$P=0.05$　下行：$P=0.01$

ν	组数（a）								
	2	3	4	5	6	7	8	9	10
5	3.64	4.60	5.22	5.67	6.03	6.33	6.58	6.80	6.99
	5.70	6.98	7.80	8.42	8.91	9.32	9.67	9.97	10.24
6	3.46	4.34	4.90	5.30	5.63	5.90	6.12	6.32	6.49
	5.24	6.33	7.03	7.56	7.97	8.32	8.61	8.87	9.10
7	3.34	4.16	4.68	5.06	5.36	5.61	5.82	6.00	6.16
	4.95	5.92	6.54	7.01	7.37	7.68	7.94	8.17	8.37
8	3.26	4.04	4.53	4.89	5.17	5.40	5.60	5.77	5.92
	4.75	5.64	6.20	6.62	6.96	7.24	7.47	7.68	7.86
9	3.20	3.95	4.41	4.76	5.02	5.24	5.43	5.59	5.74
	4.60	5.43	5.96	6.35	6.66	6.91	7.13	7.33	7.49
10	3.15	3.88	4.33	4.65	4.91	5.12	5.30	5.46	5.60
	4.48	5.27	5.77	6.14	6.43	6.67	6.87	7.05	7.21
12	3.08	3.77	4.20	4.51	4.75	4.95	5.12	5.27	5.39
	4.32	5.05	5.50	5.84	6.10	6.32	6.51	6.67	6.81
14	3.03	3.70	4.11	4.41	4.64	4.83	4.99	5.13	5.25
	4.21	4.89	5.32	5.63	5.88	6.08	6.26	6.41	6.54
16	3.00	3.65	4.05	4.33	4.56	4.74	4.90	5.03	5.15
	4.13	4.79	5.19	5.49	5.72	5.92	6.08	6.22	6.35
18	2.97	3.61	4.00	4.28	4.49	4.67	4.82	4.96	5.07
	4.07	4.70	5.09	5.38	5.60	5.79	5.94	6.08	6.20
20	2.95	3.58	3.96	4.23	4.45	4.62	4.77	4.90	5.01
	4.02	4.64	5.02	5.29	5.51	5.69	5.84	5.97	6.09
30	2.89	3.49	3.85	4.10	4.30	4.46	4.60	4.72	4.82
	3.89	4.45	4.80	5.05	5.24	5.40	5.54	5.65	5.76
40	2.86	3.44	3.79	4.04	4.23	4.39	4.52	4.63	4.73
	3.82	4.37	4.70	4.93	5.11	5.26	5.39	5.50	5.60
60	2.83	3.40	3.74	3.98	4.16	4.31	4.44	4.55	4.65
	3.76	4.28	4.59	4.82	4.99	5.13	5.25	5.36	5.45
120	2.80	3.36	3.68	3.92	4.10	4.24	4.36	4.47	4.56
	3.70	4.20	4.50	4.71	4.87	5.01	5.12	5.21	5.30
∞	2.77	3.31	3.63	3.86	4.03	4.17	4.29	4.39	4.47
	3.64	4.12	4.40	4.60	4.76	4.88	4.99	5.08	5.16

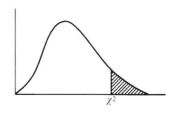

附表8 χ^2 界值表

自由度	概率(P)												
(ν)	0.995	0.990	0.975	0.950	0.900	0.750	0.500	0.250	0.100	0.050	0.025	0.010	0.005
1					0.02	0.10	0.45	1.32	2.71	3.84	5.02	6.63	7.88
2	0.01	0.02	0.05	0.10	0.21	0.58	1.39	2.77	4.61	5.99	7.38	9.21	10.60
3	0.07	0.11	0.22	0.35	0.58	1.21	2.37	4.11	6.25	7.81	9.35	11.34	12.84
4	0.21	0.30	0.48	0.71	1.06	1.92	3.36	5.39	7.78	9.49	11.14	13.28	14.86
5	0.41	0.55	0.83	1.15	1.61	2.67	4.35	6.63	9.24	11.07	12.83	15.09	16.75
6	0.68	0.87	1.24	1.64	2.20	3.45	5.35	7.84	10.64	12.59	14.45	16.81	18.55
7	0.99	1.24	1.69	2.17	2.83	4.25	6.35	9.04	12.02	14.07	16.01	18.48	20.28
8	1.34	1.65	2.18	2.73	3.49	5.07	7.34	10.22	13.36	15.51	17.53	20.09	21.95
9	1.73	2.09	2.70	3.33	4.17	5.90	8.34	11.39	14.68	16.92	19.02	21.67	23.59
10	2.16	2.56	3.25	3.94	4.87	6.74	9.34	12.55	15.99	18.31	20.48	23.21	25.19
11	2.60	3.05	3.82	4.57	5.58	7.58	10.34	13.70	17.28	19.68	21.92	24.72	26.76
12	3.07	3.57	4.40	5.23	6.30	8.44	11.34	14.85	18.55	21.03	23.34	26.22	28.30
13	3.57	4.11	5.01	5.89	7.04	9.30	12.34	15.98	19.81	22.36	24.74	27.69	29.82
14	4.07	4.66	5.63	6.57	7.79	10.17	13.34	17.12	21.06	23.68	26.12	29.14	31.32
15	4.60	5.23	6.26	7.26	8.55	11.04	14.34	18.25	22.31	25.00	27.49	30.58	32.80
16	5.14	5.81	6.91	7.96	9.31	11.91	15.34	19.37	23.54	26.30	28.85	32.00	34.27
17	5.70	6.41	7.56	8.67	10.09	12.79	16.34	20.49	24.77	27.59	30.19	33.41	35.72
18	6.26	7.01	8.23	9.39	10.86	13.68	17.34	21.60	25.99	28.87	31.53	34.81	37.16
19	6.84	7.63	8.91	10.12	11.65	14.56	18.34	22.72	27.20	30.14	32.85	36.19	38.58
20	7.43	8.26	9.59	10.85	12.44	15.45	19.34	23.83	28.41	31.41	34.17	37.57	40.00
21	8.03	8.90	10.28	11.59	13.24	16.34	20.34	24.93	29.62	32.67	35.48	38.93	41.40
22	8.64	9.54	10.98	12.34	14.04	17.24	21.34	26.04	30.81	33.92	36.78	40.29	42.80
23	9.26	10.20	11.69	13.09	14.85	18.14	22.34	27.14	32.01	35.17	38.08	41.64	44.18
24	9.89	10.86	12.40	13.85	15.66	19.04	23.34	28.24	33.20	36.42	39.36	42.98	45.56
25	10.52	11.52	13.12	14.61	16.47	19.94	24.34	29.34	34.38	37.65	40.65	44.31	46.93
26	11.16	12.20	13.84	15.38	17.29	20.84	25.34	30.43	35.56	38.89	41.92	45.64	48.29
27	11.81	12.88	14.57	16.15	18.11	21.75	26.34	31.53	36.74	40.11	43.19	46.96	49.64
28	12.46	13.56	15.31	16.93	18.94	22.66	27.34	32.62	37.92	41.34	44.46	48.28	50.99
29	13.12	14.26	16.05	17.71	19.77	23.57	28.34	33.71	39.09	42.56	45.72	49.59	52.34
30	13.79	14.95	16.79	18.49	20.60	24.48	29.34	34.80	40.26	43.77	46.98	50.89	53.67
40	20.71	22.16	24.43	26.51	29.05	33.66	39.34	45.62	51.81	55.76	59.34	63.69	66.77
50	27.99	29.71	32.36	34.76	27.69	42.94	49.33	56.33	63.17	67.50	71.42	76.15	79.49
60	35.53	37.48	40.48	43.19	46.46	52.29	59.33	66.98	74.40	79.08	83.30	88.38	91.95
70	43.28	45.44	48.76	51.74	55.33	61.70	69.33	77.58	85.53	90.53	95.02	100.42	104.22
80	51.17	53.54	57.15	60.39	64.28	71.14	79.33	88.13	96.58	101.88	106.63	112.33	116.32
90	59.20	61.75	65.65	69.13	73.29	80.62	89.33	98.65	107.56	113.14	118.14	124.12	128.30
100	67.33	70.06	74.22	77.93	82.36	90.13	99.33	109.14	118.50	124.34	129.56	135.81	140.17

附表 9 *T* 界值表(配对比较的符号秩和检验用)

N	单侧:0.05 双侧:0.10	0.025 0.05	0.01 0.02	0.005 0.010
5	0—15	—	—	—
6	2—19	0—21	—	—
7	3—25	2—26	0—28	—
8	5—31	3—33	1—35	0—36
9	8—37	5—40	3—42	1—44
10	10—45	8—47	5—50	3—52
11	13—53	10—56	7—59	5—61
12	17—61	13—65	9—69	7—71
13	21—70	17—74	12—79	9—82
14	25—80	21—84	15—90	12—93
15	30—90	25—95	19—101	15—105
16	35—101	29—107	23—113	19—117
17	41—112	34—119	27—126	23—130
18	47—124	40—131	32—139	27—144
19	53—137	46—144	37—153	32—158
20	60—150	52—158	43—167	37—173
21	67—164	58—173	49—182	42—189
22	75—178	65—188	55—198	48—205
23	83—193	73—203	62—214	54—222
24	91—209	81—219	69—231	61—239
25	100—225	89—236	76—249	68—257
26	110—241	98—253	84—267	75—276
27	119—259	107—271	92—286	83—295
28	130—276	116—290	101—305	91—315
29	140—295	126—309	110—325	100—335
30	151—314	137—328	120—345	109—356
31	163—333	147—349	130—366	118—378
32	175—353	159—369	140—388	128—400
33	187—374	170—391	151—410	138—423
34	200—395	182—413	162—433	148—447
35	213—417	195—435	173—457	159—471
36	227—439	208—458	185—481	171—495
37	241—462	221—482	198—505	182—521
38	256—485	235—506	211—530	194—547
39	271—509	249—531	224—556	207—573
40	286—534	264—556	238—582	220—600
41	302—559	279—582	252—609	233—628
42	319—584	294—609	266—637	247—656
43	336—610	310—636	281—665	261—685
44	353—637	327—663	296—694	276—714
45	371—664	343—692	312—723	291—744
46	389—692	361—720	328—753	307—774
47	407—721	378—750	345—783	322—806
48	426—750	396—780	362—814	339—837
49	446—779	415—810	379—846	355—870
50	466—809	434—841	397—878	373—902

附表 10　T 界值表（两样本比较的秩和检验用）

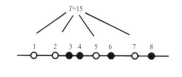

	单侧	双侧
1 行	P＝0.05	P＝0.10
2 行	P＝0.025	P＝0.05
3 行	P＝0.01	P＝0.02
4 行	P＝0.005	P＝0.01

n_1（较小 n）	0	1	2	3	4	5	6	7	8	9	10
2				3—13	3—15	3—17	4—18	4—20	4—22	4—24	5—25
							3—19	3—21	3—23	3—25	4—26
3	6—15	6—18	7—20	8—22	8—25	9—27	10—29	10—32	11—34	11—37	12—39
			6—21	7—23	7—26	8—28	8—31	9—33	9—36	10—38	10—41
					6—27	6—30	7—32	7—35	7—38	8—40	8—43
							6—33	6—36	6—39	7—41	7—44
4	11—25	12—28	13—31	14—34	15—37	16—40	17—43	18—46	19—49	20—52	21—55
	10—26	11—29	12—32	13—35	14—38	14—42	15—45	16—48	17—51	18—54	19—57
		10—30	11—33	11—37	12—40	13—43	13—47	14—50	15—53	15—57	16—60
			10—34	10—38	11—41	11—45	12—48	12—52	13—55	13—59	14—62
5	19—36	20—40	21—44	23—47	24—51	26—54	27—58	28—62	30—65	31—69	33—72
	17—38	18—42	20—45	21—49	22—53	23—57	24—61	26—64	27—68	28—72	29—76
	16—39	17—43	18—47	19—51	20—55	21—59	22—63	23—67	24—71	25—75	26—79
	15—40	16—44	16—49	17—53	18—57	19—61	20—65	21—69	22—73	22—78	23—82
6	28—50	29—55	31—59	33—63	35—67	37—71	38—76	40—80	42—84	44—88	46—92
	26—52	27—57	29—61	31—65	32—70	34—74	35—79	37—83	38—88	40—92	42—96
	24—54	25—59	27—63	28—68	29—73	30—78	32—82	33—87	34—92	36—96	37—101
	23—55	24—60	25—65	26—70	27—75	28—80	30—84	31—89	32—94	33—99	34—104
7	39—66	41—71	43—76	45—81	47—86	49—91	52—95	54—100	56—105	58—110	61—114
	36—69	38—74	40—79	42—84	44—89	46—94	48—99	50—104	52—109	54—114	56—119
	34—71	35—77	37—82	39—87	40—93	42—98	44—103	45—109	47—114	49—119	51—124
	32—73	34—78	35—84	37—89	38—95	40—100	41—106	43—111	44—117	45—122	47—128
8	51—85	54—90	56—96	59—101	62—106	64—112	67—117	69—123	72—128	75—133	77—139
	49—87	51—93	53—99	55—105	58—110	60—116	62—122	65—127	67—133	70—138	72—144
	45—91	47—97	49—103	51—109	53—115	56—120	58—126	60—132	62—138	64—144	66—150
	43—93	45—99	47—105	49—111	51—117	53—123	54—130	56—136	58—142	60—148	62—154
9	66—105	69—111	72—117	75—123	78—129	81—135	84—141	87—147	90—153	93—159	96—165
	62—109	65—115	68—121	71—127	73—134	76—140	79—146	82—152	84—159	87—165	90—171
	59—112	61—119	63—126	66—132	68—139	71—145	73—152	76—158	78—165	81—171	83—178
	56—115	58—122	61—128	63—135	65—142	67—149	69—156	72—162	74—169	76—176	78—183
10	82—128	86—134	89—141	92—148	96—154	99—161	103—167	106—174	110—180	113—187	117—193
	78—132	81—139	84—146	88—152	91—159	94—166	97—173	100—180	103—187	107—193	110—200
	74—136	77—143	79—151	82—158	85—165	88—172	91—179	93—187	96—194	99—201	102—208
	71—139	73—147	76—154	79—161	81—169	84—176	86—184	89—191	92—198	94—206	97—213

附表 11 H 界值表(三样本比较的秩和检验用)

n	n_1	n_2	n_3	P	
				0.05	0.01
7	3	2	2	4.71	
	3	3	1	5.14	
8	3	3	2	5.36	
	4	2	2	5.33	
	4	3	1	5.21	
	5	2	1	5.00	
9	3	3	3	5.60	7.20
	4	3	2	5.44	6.44
	4	4	1	4.97	6.67
	5	2	2	5.16	6.53
	5	3	1	4.96	
10	4	3	3	5.73	6.75
	4	4	2	5.45	7.04
	5	3	2	5.25	6.82
	5	4	1	4.99	6.95
11	4	4	3	5.60	7.14
	5	3	3	5.65	7.08
	5	4	2	5.27	7.12
	5	5	1	5.13	7.31
12	4	4	4	5.69	7.65
	5	4	3	5.63	7.44
	5	5	2	5.34	7.27
13	5	4	4	5.62	7.76
	5	5	3	5.71	7.54
14	5	5	4	5.64	7.79
15	5	5	5	5.78	7.98

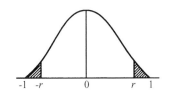

附表 12　　*r* 界值表

自由度	单侧：	0.25	0.10	0.05	0.025	0.01	0.005	0.002 5	0.001	0.000
(ν)	双侧：	0.50	0.20	0.10	0.05	0.02	0.01	0.005	0.002	0.001
1		0.707	0.951	0.988	0.997	1.000	1.000	1.000	1.000	1.000
2		0.500	0.800	0.900	0.950	0.980	0.990	0.995	0.998	0.999
3		0.404	0.687	0.805	0.878	0.934	0.959	0.974	0.986	0.991
4		0.347	0.608	0.729	0.811	0.882	0.917	0.942	0.963	0.974
5		0.309	0.551	0.669	0.755	0.833	0.875	0.906	0.935	0.951
6		0.281	0.507	0.621	0.707	0.789	0.834	0.870	0.905	0.925
7		0.260	0.472	0.582	0.666	0.750	0.798	0.836	0.875	0.898
8		0.242	0.443	0.549	0.632	0.715	0.765	0.805	0.847	0.872
9		0.228	0.419	0.521	0.602	0.685	0.735	0.776	0.820	0.847
10		0.216	0.398	0.497	0.576	0.658	0.708	0.750	0.795	0.823
11		0.206	0.380	0.476	0.553	0.634	0.684	0.726	0.772	0.801
12		0.197	0.365	0.457	0.532	0.612	0.661	0.703	0.750	0.780
13		0.189	0.351	0.441	0.514	0.592	0.641	0.683	0.730	0.760
14		0.182	0.338	0.426	0.497	0.574	0.623	0.664	0.711	0.742
15		0.176	0.327	0.412	0.482	0.558	0.606	0.647	0.694	0.725
16		0.170	0.317	0.400	0.468	0.542	0.590	0.631	0.678	0.708
17		0.165	0.308	0.389	0.456	0.529	0.575	0.616	0.662	0.693
18		0.160	0.299	0.378	0.444	0.515	0.561	0.602	0.648	0.679
19		0.156	0.291	0.369	0.433	0.503	0.549	0.589	0.635	0.665
20		0.152	0.284	0.360	0.423	0.492	0.537	0.576	0.622	0.652
21		0.148	0.277	0.352	0.413	0.482	0.526	0.565	0.610	0.640
22		0.145	0.271	0.344	0.404	0.472	0.515	0.554	0.599	0.629
23		0.141	0.265	0.337	0.396	0.462	0.505	0.543	0.588	0.618
24		0.138	0.260	0.330	0.388	0.453	0.496	0.534	0.578	0.607
25		0.136	0.255	0.323	0.381	0.445	0.487	0.524	0.568	0.597
26		0.133	0.250	0.317	0.374	0.437	0.479	0.515	0.559	0.588
27		0.131	0.245	0.311	0.367	0.430	0.471	0.507	0.550	0.579
28		0.128	0.241	0.306	0.361	0.423	0.463	0.499	0.541	0.570
29		0.126	0.237	0.301	0.355	0.416	0.456	0.491	0.533	0.562
30		0.124	0.233	0.296	0.349	0.409	0.449	0.484	0.526	0.554
31		0.122	0.229	0.291	0.344	0.403	0.442	0.477	0.518	0.546
32		0.120	0.225	0.287	0.339	0.397	0.436	0.470	0.511	0.539
33		0.118	0.222	0.283	0.334	0.392	0.430	0.464	0.504	0.532
34		0.116	0.219	0.279	0.329	0.386	0.424	0.458	0.498	0.525
35		0.115	0.216	0.275	0.325	0.381	0.418	0.452	0.492	0.519
36		0.113	0.213	0.271	0.320	0.376	0.413	0.446	0.486	0.513
37		0.111	0.210	0.267	0.316	0.371	0.408	0.441	0.480	0.507
38		0.110	0.207	0.264	0.312	0.367	0.403	0.435	0.474	0.501
39		0.108	0.204	0.261	0.308	0.362	0.398	0.430	0.469	0.495
40		0.107	0.202	0.257	0.304	0.358	0.393	0.425	0.463	0.490
41		0.106	0.199	0.254	0.301	0.354	0.389	0.420	0.458	0.484
42		0.104	0.197	0.251	0.297	0.350	0.384	0.416	0.453	0.479
43		0.103	0.195	0.248	0.294	0.346	0.380	0.411	0.449	0.474
44		0.102	0.192	0.246	0.291	0.342	0.376	0.407	0.444	0.469
45		0.101	0.190	0.243	0.288	0.338	0.372	0.403	0.439	0.465
46		0.100	0.188	0.240	0.285	0.335	0.368	0.399	0.435	0.460
47		0.099	0.186	0.238	0.282	0.331	0.365	0.395	0.431	0.456
48		0.098	0.184	0.235	0.279	0.328	0.361	0.391	0.427	0.451
49		0.097	0.182	0.233	0.276	0.325	0.358	0.387	0.423	0.447
50		0.096	0.181	0.231	0.273	0.322	0.354	0.384	0.419	0.443

附表 13 r_s 界值表

n	单侧:	0.25	0.10	0.05	0.025	0.01	0.005	0.002 5	0.001	0.000 5
	双侧:	0.50	0.20	0.10	0.05	0.02	0.01	0.005	0.002	0.001
4		0.600	1.000	1.000						
5		0.500	0.800	0.900	1.000	1.000				
6		0.371	0.657	0.829	0.886	0.943	1.000	1.000		
7		0.321	0.571	0.714	0.786	0.893	0.929	0.964	1.000	1.000
8		0.310	0.524	0.643	0.738	0.833	0.881	0.905	0.952	0.976
9		0.267	0.483	0.600	0.700	0.783	0.833	0.867	0.917	0.933
10		0.248	0.455	0.564	0.648	0.745	0.794	0.830	0.879	0.903
11		0.236	0.427	0.536	0.618	0.709	0.755	0.800	0.845	0.873
12		0.217	0.406	0.503	0.587	0.678	0.727	0.769	0.818	0.846
13		0.209	0.385	0.484	0.560	0.648	0.703	0.747	0.791	0.824
14		0.200	0.367	0.464	0.538	0.626	0.679	0.723	0.771	0.802
15		0.189	0.354	0.446	0.521	0.604	0.654	0.700	0.750	0.779
16		0.182	0.341	0.429	0.503	0.582	0.635	0.679	0.729	0.762
17		0.176	0.328	0.414	0.485	0.566	0.615	0.662	0.713	0.748
18		0.170	0.317	0.401	0.472	0.550	0.600	0.643	0.695	0.728
19		0.165	0.309	0.391	0.460	0.535	0.584	0.628	0.677	0.712
20		0.161	0.299	0.380	0.447	0.520	0.570	0.612	0.662	0.696
21		0.156	0.292	0.370	0.435	0.508	0.556	0.599	0.648	0.681
22		0.152	0.284	0.361	0.425	0.496	0.544	0.586	0.634	0.667
23		0.148	0.278	0.353	0.415	0.486	0.532	0.573	0.622	0.654
24		0.144	0.271	0.344	0.406	0.476	0.521	0.562	0.610	0.642
25		0.142	0.265	0.337	0.398	0.466	0.511	0.551	0.598	0.630
26		0.138	0.259	0.331	0.390	0.457	0.501	0.541	0.587	0.619
27		0.136	0.255	0.324	0.382	0.448	0.491	0.531	0.577	0.608
28		0.133	0.250	0.317	0.375	0.440	0.483	0.522	0.567	0.598
29		0.130	0.245	0.312	0.368	0.433	0.475	0.513	0.558	0.589
30		0.128	0.240	0.306	0.362	0.425	0.467	0.504	0.549	0.580
31		0.126	0.236	0.301	0.356	0.418	0.459	0.496	0.541	0.571
32		0.124	0.232	0.296	0.350	0.412	0.452	0.489	0.533	0.563
33		0.121	0.229	0.291	0.345	0.405	0.446	0.482	0.525	0.554
34		0.120	0.225	0.287	0.340	0.399	0.439	0.475	0.517	0.547
35		0.118	0.222	0.283	0.335	0.394	0.433	0.468	0.510	0.539
36		0.116	0.219	0.279	0.330	0.388	0.427	0.462	0.504	0.533
37		0.114	0.216	0.275	0.325	0.382	0.421	0.456	0.497	0.526
38		0.113	0.212	0.271	0.321	0.378	0.415	0.450	0.491	0.519
39		0.111	0.210	0.267	0.317	0.373	0.410	0.444	0.485	0.513
40		0.110	0.207	0.264	0.313	0.368	0.405	0.439	0.479	0.507
41		0.108	0.204	0.261	0.309	0.364	0.400	0.433	0.473	0.501
42		0.107	0.202	0.257	0.305	0.359	0.395	0.428	0.468	0.495
43		0.105	0.199	0.254	0.301	0.355	0.391	0.423	0.463	0.490
44		0.104	0.197	0.251	0.298	0.351	0.386	0.419	0.458	0.484
45		0.103	0.194	0.248	0.294	0.347	0.382	0.414	0.453	0.479
46		0.102	0.192	0.246	0.291	0.343	0.378	0.410	0.448	0.474
47		0.101	0.190	0.243	0.288	0.340	0.374	0.405	0.443	0.469
48		0.100	0.188	0.240	0.285	0.336	0.370	0.401	0.439	0.465
49		0.098	0.186	0.238	0.282	0.333	0.366	0.397	0.434	0.460
50		0.097	0.184	0.235	0.279	0.329	0.363	0.393	0.430	0.456

参 考 文 献

［1］陈启光，陈炳为. 医学统计方法［M］. 3 版. 南京：东南大学出版社，2013.

［2］金丕焕，陈峰. 医学统计方法［M］. 3 版. 上海：复旦大学出版社，2009 .

［3］陆守曾. 医学统计学［M］. 北京：中国统计出版社，2002.

［4］颜艳，王彤. 医学统计学［M］. 5 版. 北京：人民卫生出版社，2020.

［5］茆诗松，周纪芗. 概率论与数理统计［M］. 2 版. 北京：中国统计出版社，2000.

［6］倪宗瓒. 医学统计学［M］. 北京：人民卫生出版社，1998.

［7］陈平雁，安胜利. IBM SPSS 统计软件应用［M］. 北京：人民卫生出版社，2020.

［8］宇传华. 诊断医学统计学［M］. 北京：人民卫生出版社，2005.

［9］国家药品监督管理局药品审评中心. 药物临床试验数据管理与统计分析计划指导原则［R］，2021.

［10］国家药品监督管理局药品审评中心. 国家市场监督管理总局令（第 27 号）：药品注册管理办法［R］，2020.

［11］国家药品监督管理局药品审评中心. 药物临床试验非劣效设计指导原则［R］，2020.

［12］国家药品监督管理局. 药物临床试验质量管理规范［R］，2020.

［13］国家药品监督管理局. 药物临床试验适应性设计指导原则（试行）［R］，2021.

［14］国家药品监督管理局. 生物等效性研究的统计学指导原则［R］，2018.

［15］CCTS 工作组. 临床试验中多重性问题的统计学考虑［J］. 中国卫生统计，2012，29（3）：445 - 450.

［16］HOSMER D W，LEMESHOW S. Applied logistic regression［M］. 2nd ed. New Jersey：John Wiley & Sons，2000.

［17］NEWMAN S C. Biostatistical methods in epidemiology［M］. New Jersey：John Wiley & Sons，2001.

［18］MAKKER V，COLOMBO N，CASADO HERRÁEZ A，et al. Lenvatinib plus pembrolizumab for advanced endometrial cancer［J］. New England Journal of Medicine，2022，386（5）：437 - 448.

［19］LIN Z，ZHAO D，NI A，et al. Statistical methods of indirect comparison with real-world data for survival endpoint under nonproportional hazards［J］. Journal of Biopharmaceutical Statistics，2022，32（4）：582 - 599.